全国中医药行业高等职业教育"十四五"规划教材

全国高等医药职业院校规划教材（第六版）

# 药 理 学

（第三版）

（供中医学、针灸推拿、中医骨伤、口腔医学、药学、护理等专业用）

主编　李全斌　卫昊

全国百佳图书出版单位

中国中医药出版社

·北 京·

**图书在版编目（CIP）数据**

药理学 / 李全斌，卫昊主编 . -- 3 版 . -- 北京：
中国中医药出版社，2025. 3. -- ( 全国中医药行业高等
职业教育"十四五"规划教材 ).
ISBN 978-7-5132-9402-7

Ⅰ . R96

中国国家版本馆 CIP 数据核字第 202500ZL94 号

## 融合教材服务说明

全国中医药行业职业教育"十四五"规划教材为新形态融合教材，各教材配套数字教材和相关数字化
教学资源（PPT 课件、视频、复习思考题答案等）仅在全国中医药行业教育云平台"医开讲"发布。

## 资源访问说明

到"医开讲"网站（jh.e-lesson.cn）或扫描教材内任意二维码注册登录后，输入封底"激活码"进行
账号绑定后即可访问相关数字化资源（注意：激活码只可绑定一个账号，为避免不必要的损失，请您
刮开序列号立即进行账号绑定激活）。

## 联系我们

如您在使用数字资源的过程中遇到问题，请扫描右侧二维码联系我们。

**中国中医药出版社出版**

北京经济技术开发区科创十三街 31 号院二区 8 号楼
邮政编码　100176
传真　010-64405721
廊坊市祥丰印刷有限公司印刷
各地新华书店经销

开本 850×1168　1/16　印张 17　字数 454 千字
2025 年 3 月第 3 版　2025 年 3 月第 1 次印刷
书号　ISBN 978 - 7 - 5132 - 9402 - 7

定价　69.00 元
网址　www.cptcm.com

**服 务 热 线**　010-64405510
**购 书 热 线**　010-89535836
**维 权 打 假**　010-64405753

**微信服务号**　zgzyycbs
**微商城网址**　https://kdt.im/LIdUGr
**官 方 微 博**　http://e.weibo.com/cptcm
**天猫旗舰店网址**　https://zgzyycbs.tmall.com

如有印装质量问题请与本社出版部联系（010-64405510）

全国中医药行业高等职业教育"十四五"规划教材
全国高等医药职业院校规划教材（第六版）

# 《药理学》编委会

**主　编**

李全斌（湖北中医药高等专科学校）　　　　卫　昊（陕西中医药大学）

**副主编**

史永恒（陕西中医药大学）　　　　　　　　廖文娟（湖北中医药高等专科学校）

张永慧（重庆三峡医药高等专科学校）　　　甘椿椿（衢州职业技术学院）

张旭强（保山中医药高等专科学校）　　　　邹艳萍（四川中医药高等专科学校）

**编　委**（以姓氏笔画为序）

于宜平（山东中医药高等专科学校）　　　　马正东（广东江门中医药职业学院）

王冰微（南京中医药大学）　　　　　　　　王琳琳（河南中医药大学）

文　雯（山西卫生健康职业学院）　　　　　冯翠娟（甘肃卫生职业学院）

华金丹（濮阳医学高等专科学校）　　　　　李荣华（河南推拿职业学院）

陈云龙（天津中医药大学）　　　　　　　　郑佳莉（江西中医药高等专科学校）

唐瑰琦（湖南中医药高等专科学校）　　　　曾颖虹（广西中医药大学附设中医学校）

**秘书**

吴　娜（湖北中医药高等专科学校）

全国中医药行业高等职业教育"十四五"规划教材
全国高等医药职业院校规划教材（第六版）

# 《药理学》
# 融合出版数字化资源编创委员会

# 前　言

　　"全国中医药行业高等职业教育'十四五'规划教材"是为贯彻党的二十大精神和习近平总书记关于职业教育工作和教材工作的重要指示批示精神，落实《中医药发展战略规划纲要（2016—2030年）》（以下简称《纲要》）等文件精神，在国家中医药管理局领导和全国中医药职业教育教学指导委员会指导下统一规划建设的，旨在提升中医药职业教育对全民健康和地方经济的贡献度，提高职业技术院校学生的实践操作能力，实现职业教育与产业需求、岗位胜任能力严密对接，突出新时代中医药职业教育的特色。鉴于由中医药行业主管部门主持编写的"全国高等医药职业院校规划教材"（三版以前称"统编教材"）在2006年后已陆续出版第三版、第四版、第五版，故本套"十四五"行业规划教材为第六版。

　　中国中医药出版社是全国中医药行业规划教材唯一出版基地，为国家中医、中西医结合执业（助理）医师资格考试大纲和细则、实践技能指导用书，全国中医药专业技术资格考试大纲和细则唯一授权出版单位，与国家中医药管理局中医师资格认证中心建立了良好的战略伙伴关系。

　　本套教材由50余所开展中医药高等职业教育的院校及相关医院、医药企业等单位，按照教育部公布的《高等职业学校专业教学标准》内容，并结合全国中医药行业高等职业教育"十三五"规划教材建设实际联合组织编写。本套教材供中医学、中药学、针灸推拿、中医骨伤、中医康复技术、中医养生保健、护理、康复治疗技术8个专业使用。

　　本套教材具有以下特点：

　　1.坚持立德树人，融入课程思政内容和党的二十大精神。把立德树人贯穿教材建设全过程、各方面，体现课程思政建设新要求，发挥中医药文化的育人优势，推进课程思政与中医药人文的融合，大力培育和践行社会主义核心价值观，健全德技并修、工学结合的育人机制，努力培养德智体美劳全面发展的社会主义建设者和接班人。

　　2.加强教材编写顶层设计，科学构建教材的主体框架，打造职业行动能力导向明确的金教材。教材编写落实"三个面向"，始终围绕中医药职业教育技术技能型、应用型中医药人才培养目标，以学生为中心，以岗位胜任力、产业需求为导向，内容设计符合职业院校学生认知特点和职业教育教学实际，体现了先进的职业教育理念，贴近学生、贴近岗位、贴近社会，注重科学性、先进性、针对性、适用性、实用性。

　　3.突出理论与实践相结合，强调动手能力、实践能力的培养。鼓励专业课程教材融入中医药特色产业发展的新技术、新工艺、新规范、新标准，满足学生适应项目学习、案例学习、模块化学习等不同学习方式的要求，注重以典型工作任务、案例等为载体组织教学单元，有效地激发学生的学习兴趣和创新潜能。同时，编写队伍积极吸纳了职业教育"双师型"教师。

4. 强调质量意识，打造精品示范教材。将质量意识、精品意识贯穿教材编写全过程。教材围绕"十三五"行业规划教材评价调查报告中指出的问题，以问题为导向，有针对性地对上一版教材内容进行修订完善，力求打造适应中医药职业教育人才培养需求的精品示范教材。

5. 加强教材数字化建设。适应新形态教材建设需求，打造精品融合教材，探索新型数字教材。将新技术融入教材建设，丰富数字化教学资源，满足中医药职业教育教学需求。

6. 与考试接轨。编写内容科学、规范，突出职业教育技术技能人才培养目标，与执业助理医师、药师、护士等执业资格考试大纲一致，与考试接轨，提高学生的执业考试通过率。

本套教材的建设，得到国家中医药管理局领导的指导与大力支持，凝聚了全国中医药行业职业教育工作者的集体智慧，体现了全国中医药行业齐心协力、求真务实的工作作风，代表了全国中医药行业为"十四五"期间中医药事业发展和人才培养所做的共同努力，谨此向有关单位和个人致以衷心的感谢。希望本套教材的出版，能够对全国中医药行业职业教育教学发展和中医药人才培养产生积极的推动作用。需要说明的是，尽管所有组织者与编写者竭尽心智，精益求精，本套教材仍有一定的提升空间，敬请各教学单位、教学人员及广大学生多提宝贵意见和建议，以便修订时进一步提高。

国家中医药管理局教材办公室

全国中医药职业教育教学指导委员会

2024 年 12 月

# 编写说明

为深入贯彻党的二十大精神以及习近平总书记关于职业教育工作和教材工作的重要指示批示精神，在中国中医药出版社的积极推动下，在国家中医药管理局人教司、全国中医药执业教育教学指导委员会的悉心指导下，第三轮全国中医药行业高等和中等职业教育规划教材《药理学》的编写工作顺利启动。

本教材在编写进程中，高度注重遵循专业培养的目标要求。始终坚持以体现"三基""五性""三特定"为根本，在满足岗位需要、学教需要、社会需要的基础上，紧密围绕高职高专相关专业的培养目标，切实贯彻理论联系实际的原则，以实用、够用为准则，全力贴近专业人才培养目标与专业岗位需求。力求推动专业设置与产业需求精准对接、课程内容与岗位需求紧密契合、教学过程与生产过程深度融合、毕业证书与职业资格证书有效衔接、职业教育与终身学习有机对接。具有极强的针对性和指导性，形成了以服务行业发展为宗旨、以促进就业为导向，适应现代技术进步、生产方式变革以及社会公共服务需求的良好态势，努力为培养高素质劳动者和技术技能人才贡献力量。

《药理学》教材（第3版）对第2版的章节体例进行了大胆创新，改为模块、项目形式，全书共涵盖八个模块、四十四个项目。该教材不仅包含纸质教材，还配备了丰富的数字化资源，如案例导入、动画、教学视频、课后思考题及答案、课程思政及视频等，可充分开展线上线下混合式教学。其内容广泛涵盖执业助理医师、执业药师、执业护师及继续教育考试的知识点，实用性极为突出。本书内容参考了《中华人民共和国药典》（2020年版）、《陈新谦新编药物学》（第18版）、本套教材第2版《药理学》以及最新修订的相关疾病治疗指南等，紧紧跟随着医药学的最新理论和实际发展步伐。对部分项目的逻辑结构进行了合理调整，充分遵循学生的认知规律和学习特点，循序渐进，使学生易学易懂。认真修改了第2版教材中存在的错误，规范了术语，删除了常用制剂及其用法，汰除陈旧知识及药物，同时增加了案例导入，修订、增补了知识拓展，使教材结构更加科学、内容更加准确。此外，本书高度注重对学生思政素质的培养，在每个模块中引入思政案例设计或课程思政视频，为师生的教学提供了有力的思政引领。

本次教材修订工作自2024年5月起便精心筹备。为全面提升教材的学术水平与知识覆盖面，我们从全国18所院校中严格遴选出25位德才兼备的教师共同参与此次编写任务。本教材编写具体分工如下：李全斌编写项目一、二、附录，吴娜编写项目三、四，卫昊编写项目五，史永恒编写项目六、七，邹艳萍编写项目八、九，冯翠娟编写项目十～十二，文雯编写项目十三、十四，郑佳莉编写项目十五、十六，甘椿椿编写项目十七、十八，曾颖虹编写项目十九，于宜平编写项目二十、二十一，张旭强编写项目二十二、二十三，马正东编写项目二十四，李荣华编写项目二十五、二十六，唐瑰琦编写项目二十七、二十八，张永慧编写项目二十九、三十，华金丹编写项目三十一、三十二，王琳琳编写项目三十三、三十四，廖文娟编写项目三十五～三十七，王冰微编写项目四十、四十一，陈云龙编写项目三十八、三十九、四十二～四十四，全书由李全斌、卫昊统稿完成。在漫长的编写过程中，各位教师不辞辛劳，查阅了大量专业资料，全力确保教材内容的准确性、前沿性与权威性。同时，本教材的编写工作能够顺利推进，离不开各位编委所在单位的大力支持。他们在人力、物力等方面给予了极大的帮助，为教材的高质量完成奠定了坚实基础。在此，我们向这些单位致以最诚挚的感谢。

在数字化资源制作阶段，湖北中医药高等专科学校临床2306班的方王泽同学表现格外突出。他为了完成动画制作，投入了大量宝贵的时间和精力，以高度的责任感和专业精神，为教材的数字化呈现增添了一抹绚丽的色彩。在此，我们对他一并表示衷心的感谢。

本书内容丰富、实用性强，可供中医学、针灸推拿、中医骨伤、口腔医学、药学、护理等多个专业的学生使用，同时也能为函授、自学等相关人员提供参考。

需要强调的是，本教材各药物的应用仅供参考，具体使用应严格按照《中华人民共和国药典》的规定和药品说明书等要求进行。

值此付梓之际，我们深感自身学识和水平有限，加之时间紧迫，疏漏之处在所难免。恳请药理学前辈、专家、同行及广大读者提出宝贵意见，以便本教材不断完善、持续提高。在此，我们深表谢意。

《药理学》编委会

2025 年 1 月

# 目 录

扫一扫，查看
本教材全部配
套数字资源

# 模块一　总论

## 项目一　绪言

【学习目标】

　　掌握：药理学、药物效应动力学、药物代谢动力学的概念。

　　熟悉：药物、毒物、药品的概念；药物与毒物的关系；药理学的研究任务；我国对现代药学的贡献。

　　了解：药物的发现与药理学的发展简史；新药的研究。

### 案例导入

今天是药理学的第一次课，老师拿出十多份药品说明书，分发给同学们，并向同学们介绍说明书上的一些内容。

**请思考：**

1. 在你用药的经历中，是否完整地阅读过一份药品说明书？

2. 结合所学的专业，请你谈谈说明书中哪些知识是将来工作中所必需的。

## 任务一　药理学的性质与研究内容

药物（drug）是指可以改变或者查明机体的生理功能及病理状态，用以预防、诊断、治疗疾病的化学物质。按其来源可分为天然药物、人工合成药物和基因工程药物三大类。毒物（toxicant）是指在一定条件下，以较小剂量进入机体就能干扰正常的生化过程或生理功能，引起暂时或永久性的病理改变，甚至危及生命的化学物质。药物与毒物之间并无严格的界限，药物在适当的剂量下可用于治疗疾病，但剂量过高或使用不当时，也可能产生毒性反应。

药品指用于预防、诊断、治疗人的疾病，有目的地调节人的生理机能并规定有适应证或者功能主治、用法和用量的物质，包括中药、化学药和生物制品等。药品具备商品的使用价值，其特殊属性主要表现为双重性、专属性、质量重要性。

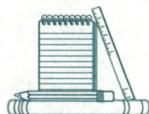

知识链接

**假药和劣药的界定**

《中华人民共和国药品管理法》禁止生产（包括配制）、销售、使用假药、劣药。

1. 有下列情形之一的，为假药：

（1）药品所含成分与国家药品标准规定的成分不符；

（2）以非药品冒充药品或者以他种药品冒充此种药品；

（3）变质的药品；

（4）药品所标明的适应证或者功能主治超出规定范围。

2. 有下列情形之一的，为劣药：

（1）药品成分的含量不符合国家药品标准；

（2）被污染的药品；

（3）未标明或者更改有效期的药品；

（4）未注明或者更改产品批号的药品；

（5）超过有效期的药品；

（6）擅自添加防腐剂、辅料的药品；

（7）其他不符合药品标准的药品。

禁止未取得药品批准证明文件生产、进口药品；禁止使用未按照规定审评、审批的原料药、包装材料和容器生产药品。

药理学（pharmacology）是研究药物与机体（包括病原体）之间相互作用及作用规律的一门学科。其主要研究内容包括药物效应动力学（pharmacodynamics，简称药效学）和药物代谢动力学（pharmacokinetics，简称药动学）。前者主要研究药物对机体的作用与作用机制，以阐明药物防治疾病的规律，涵盖药物的药理作用、作用机制、临床应用、不良反应等；后者研究机体对药物的作用及作用规律，包括药物在体内的吸收、分布、代谢、排泄等动态过程及血药浓度随时间变化的动态规律。

药理学是基础医学与临床医学，以及医学与药学之间的桥梁学科。它以生理学、生物化学、病理学、微生物学、免疫学、分子生物学等基础医学和药物化学、药剂学等药学的基本理论和技术为基础，与内科学、外科学等临床医学密切相关。

# 任务二　药物的发现与药理学发展简史

自远古时代开始，人类在生产与生活实践中，在与疾病抗争的过程里，历经"实践 - 认识 - 再实践"的循环，逐步积累了丰富的药物知识和防病治病经验，其中有许多流传至今，例如饮酒止痛、大黄导泻、麻黄平喘、青蒿截疟、楝实驱虫等。然而，当时人类对药物治疗疾病仍缺乏系统且科学的认识。

药理学学科的建立与发展和近现代科学技术的进步紧密相连，大致可分为三个阶段。

## 一、传统本草学阶段

本草学是古代中国对药物学的研究领域。《神农本草经》是我国现存最早的药物学专著，大

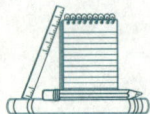

约成书于公元 1 世纪前后。它分为三卷，收载药物 365 种，并按药物的功效和毒性进行了分类，其中不少药物至今仍在沿用。公元 659 年，唐代的《新修本草》共收载药物 844 种，是我国第一部由政府组织编纂的药典，也是世界上最早的国家药典，比欧洲最早的药典《纽伦堡药典》（成书于 1546 年）早了 887 年。明代杰出的药物学家李时珍历经 27 年，于 1578 年编著出了闻名于世的巨著《本草纲目》。全书共 52 卷，约 190 万字，收载药物 1892 种，插图 1160 幅，药方 11096 首，达到了本草学发展的辉煌阶段。《本草纲目》是我国传统医学的经典著作，先后被译成日、朝、拉丁、英、法、德、俄等七种文字，在世界范围内广泛传播，至今仍是世界上最重要的药物学文献之一，对推动我国和世界医药的发展做出了巨大贡献。

## 二、近代药理学阶段

药理学是建立在药物学基础之上的，药理学的出现与发展与现代科学技术的进步息息相关。18 世纪，意大利生理学家 F.Fontana 对千余种药物进行动物实验以测试其毒性，他认为天然药物皆含有活性成分，这些活性成分会选择性地作用于机体特定部位，进而引发特定的生理反应。

19 世纪初，化学（尤其是有机化学）和实验生理学的发展为药理学的开端奠定了基础。首先，化学的发展使得从古老的、成分复杂的粗制剂能分离得到活性成分纯度较高的药物。德国化学家 F.W.Sertürner 从罂粟中分离得到吗啡（1804 年），并用犬证明吗啡有镇痛作用。随后许多生物碱被相继提取出来，如依米丁（1817 年）、咖啡因（1819 年）、奎宁（1820 年）、可待因（1832 年）、阿托品（1833 年）、罂粟碱（1848 年）、可卡因（1860 年）等。其次，实验生理学的发展推动了药理学的建立和发展。1819 年，法国生理学家 F.Magendie 首次观察到士的宁（从马钱子中提取的一种生物碱）有强烈的致惊厥作用，并用青蛙证实其作用部位在脊髓。1842 年，B.Claude 发现箭毒作用的部位在神经与肌肉接头处，阐明了箭毒的作用机制。前人对药物作用的观察和实验，为药理学的发展提供了可靠的实验方法和理论基础，有力地推动了药理学作为一门科学学科的成熟。

1847 年，R.Buchheim（1820—1879）建立了首个药理学实验室，并编写了第一本药理学教科书，标志着近代药理学阶段的开启，对药理学的发展产生了极为深远的影响。1878 年，他的学生 O.Schmiedeberg（1838—1921）进一步充实和拓展了实验药理学，采用动物实验方法，深入研究药物对机体的作用，剖析药物作用的部位，创立了器官药理学，为药理学的发展作出了重大贡献。O.Schmiedeberg 于 1872 年被任命为世界上首位药理学教授。1878 年，英国生理学家 J.N.Langley（1852—1925）研究了阿托品和毛果芸香碱对猫唾液分泌的拮抗作用，首次提出了受点（receptive site）的概念，这成为后来"受体"（receptor）理论的雏形。依据这一理论，药物的作用是通过与细胞上的特定受点结合而实现的，这些受点对药物具有高度的选择性。这一概念是现代药理学受体理论的基石，也为后续的药理学研究和药物开发奠定了坚实基础。

## 三、现代药理学阶段

现代药理学的起源可以追溯到 19 世纪末到 20 世纪初，19 世纪末对药物作用机制的初步研究，以及 20 世纪初利用人工合成的化合物及改造天然有效成分的分子结构作为新的药物来源，发展新的、更有效的药物成为这个时期药物研究的突出特点。

1909 年，德国人 P.Ehrlich 从众多有机砷化合物中筛选出治疗梅毒的有效药物胂凡纳明，这被认为是化学疗法的开端。1932 年 G.Domagk 发现百浪多息（prontosil）可治疗细菌感染，标

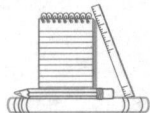

志着现代抗菌药时代的开始。1940 年，澳大利亚裔英国人 H.W.Florey 在 A.Fleming 研究的基础上，从青霉菌培养液中提取出青霉素，开创了抗生素治疗感染性疾病的新纪元。随着化学制药技术的不断发展及药物的构效关系的逐步阐明，20 世纪中叶是化学药物研发的黄金时期，如今临床上广泛应用的许多药物，如抗病原微生物药、维生素类药、镇痛药、抗精神失常药、抗组胺药、激素类药物等均在这一时期被研发出来，它们在防治疾病、维护人类生命健康方面发挥了巨大作用。

随着现代科学技术的迅猛发展以及基础学科之间的相互融合、相互促进，药理学的发展可谓日新月异。它已从过去单一的与生理学有联系的学科，转变为与生物物理学、生物化学、分子生物学、遗传学、临床医学等多学科紧密相连、相互渗透的综合学科。在这种形势下，药理学的发展更为迅速。对药物作用机制的研究也逐渐从宏观向微观深入，从最初的系统、器官、细胞、亚细胞水平不断向分子和量子水平迈进。由此，药理学衍生出许多各具特色的分支学科，如神经精神药理学、心血管药理学、免疫药理学、生殖药理学、内分泌药理学和化学治疗学等。同时，对药物作用机制的研究也逐步从原来的经典药理学，向生化药理学、细胞药理学、分子药理学和量子药理学等现代药理学方向拓展。这些分支学科的建立与发展，极大地丰富了药理学的研究内容，使药理学几乎渗透到了生命科学的所有领域，从不同的深度和广度阐明了药物与机体间相互作用的规律及机制。

# 任务三　药理学的任务及新药研发

药理学的任务主要涵盖以下三个重要方面：其一，阐明药物的作用及其机制，进而为临床合理用药、充分发挥药物的最佳疗效以及防止不良反应提供坚实的理论依据。其二，专注于新药的研发以及挖掘药物的新用途。其三，为其他生命科学的研究探索提供关键的科学依据与研究方法。

根据《中华人民共和国药品管理法实施条例》规定，新药是指未曾在中国境内上市销售的药品，其中包括具有全新化学结构的药物、生物制品或者新的治疗用途的药物。对于已经生产上市的药品，若改变剂型、给药途径、增加新的适应证或者制成新的复方制剂，也属于新药范畴，需按照新药的管理流程进行审批。新药研发是一个极为严格且复杂的过程，它持续为人们发现并提供安全、高效且适应疾病谱的药物，对于保障人民健康以及推动国民经济发展具有至关重要的意义。现代科学技术的进步有力地推动了医药工业的发展，显著提升了新药研制水平，同时也加快了新药研发的速度。

新药研究过程通常分为三个阶段，即临床前研究、临床研究以及上市后药物监测。

临床前研究主要包括药物的制备工艺、理化性质、质量控制标准等方面，同时以实验动物为研究对象，开展药效学、药动学以及毒理学研究。

新药的临床研究分为四期临床试验。Ⅰ期临床试验一般选取 20 至 30 例健康成年志愿者，进行初步的临床药理学以及人体安全性评价试验。Ⅱ期临床试验观察病例不少于 100 例，采用随机、双盲、对照的临床试验形式，对新药的有效性和安全性进行初步评价。Ⅲ期临床试验观察的病例一般不少于 300 例，按照随机对照原则进行扩大的多中心临床试验，其目的在于进一步评价新药的有效性和安全性。只有通过Ⅲ期临床试验后，新药才能够被批准生产和上市。Ⅳ期临床试验为上市后监测（售后调研），即在社会人群大范围中继续对受试新药的安全性和有

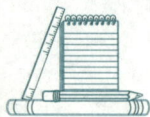

效性进行评价，在广泛使用的条件下考察其疗效和不良反应，病例数不少于 2000 例。目前，在研发领域提出了 0 期临床试验（概念阶段），即在完成临床前研究但尚未进入临床试验之前进行的探索性研究，其目的是评价药物的安全性和药动学特征。该阶段具有小剂量、短周期、少量受试者以及非疗效评价等特点。

### 复习思考题

结合实际谈谈药物、食物与毒物三者之间的关系。

扫一扫，查阅复习思考题答案

扫一扫，查阅本项目数字资源

# 项目二　药物效应动力学

【学习目标】

掌握：不良反应、副作用、毒性反应、变态反应、耐受性、耐药性、停药反应、后遗效应、继发反应、效能、效价强度、治疗指数、激动药、拮抗药等概念。

熟悉：药物作用的选择性、局部作用、吸收作用、治疗作用、治疗效果、对因治疗、对症治疗、精神依赖性、躯体依赖性、剂量、部分激动药、量 – 效曲线、半数致死量、半数有效量、亲和力、内在活性、受体脱敏、受体增敏的概念。

了解：其他概念；受体学说、药物作用机制。

## 案例导入

患者，女，56 岁，既往有高血压病史，长期服用可乐定治疗，后因没及时购药而终止服药，致头痛、出汗及心悸入院 1 天，查体 36.8℃，血压 78/125mmHg，心率 115 次 /min。

请思考：

1. 上述现象属于哪种不良反应？产生上述不良反应的机制是什么？
2. 对这类不良反应如何处理？

## 任务一　药物作用的基本规律

### 一、药物作用与药物效应

**1. 药物作用与药物效应**　药物作用（drug action）是指药物对机体所产生的初始作用，是动因，涉及机体细胞及其内外环境、生物分子等因素。药物效应（drug effect）则是药物对机体产生初始作用后，所引起的机体生理、生化功能和 / 或形态发生的变化，是结果，也是机体反应的表现，习惯上称为药理效应（pharmacological effect），简称为效应（effect）。例如，肾上腺素对血管的初始作用是激动 α 肾上腺素受体，其药物效应则是引起血管收缩、血压上升。药物作用与药物效应虽有紧密联系，但意义不同，在研究和应用中通常需要进行区分。当二者同时使用

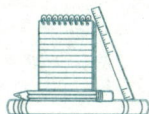

时，需体现先后次序。

**2. 药物效应的基本类型**　兴奋（excitation）和抑制（inhibition）是药物效应的两种基本类型。使机体原有生理、生化功能增强的作用称为兴奋，比如毛果芸香碱能促进唾液腺的分泌；使机体原有生理、生化功能减弱的作用称为抑制，例如地西泮具有镇静催眠作用。当机体生理、生化功能失调时会引起病理状态，从治疗学角度来看，药物通过将机体病理状态调整到正常或接近正常生理状态而发挥治疗作用。因此，对于机体功能低下的患者，适宜选用具有兴奋作用的药物；反之，对于机体功能亢进的患者，则应选用具有抑制作用的药物。通过药物的作用，使机体达到正常的平衡状态。

## 二、药物作用的方式

**1. 局部作用与吸收作用**　局部作用（local action）是指药物在吸收入血之前，在用药部位所产生的作用。如口服抗酸药具有中和胃酸的局部作用。吸收作用（absorption action）指药物从给药部位吸收入血后，分布到机体各组织、器官所产生的作用，也称为全身作用（general action）。如硝酸甘油舌下给药发挥抗心绞痛作用就是吸收作用。

**2. 直接作用和间接作用**　直接作用（direct action）指药物对其所接触的部位直接产生的作用。间接作用（indirect action）是由药物直接作用所引发的其他作用。例如，地高辛增强心肌收缩力、改善心力衰竭症状属于直接作用，而因其强心作用改善循环后所产生的利尿作用则为间接作用。

**3. 药物作用的选择性（selectivity）**　指药物对机体不同组织器官在作用性质或强度方面存在的差异。一般而言，这种选择性与药物在体内的分布、机体组织器官的结构及生化功能等方面的差异相关，并取决于药物与组织的亲和力及组织细胞对药物的反应性。

药物的选择性决定了药物效应的范围。选择性高的药物通常药理活性较高，作用范围窄，应用时针对性强，不良反应相对较少；而选择性低的药物则情况相反。药物作用的选择性是相对的，随着用药剂量的增大，药物的选择性会降低，作用范围会变得广泛。例如，洋地黄中毒时会产生视觉障碍等毒性反应。药物作用的选择性与药物作用的特异性二者并不一定平行。比如，阿托品特异性地拮抗 M 胆碱受体。

药物作用的选择性具有重要意义。在理论上，它可作为药物分类的基础；在临床上，可作为选择药物和拟定给药剂量的依据。

## 三、药物作用的两重性

药物具有防病、治病的作用，但对机体而言，药物既可能产生有利的结果，也可能给患者带来不适或危害，故药物作用具有两重性，即治疗作用和不良反应，二者往往同时存在。

### （一）治疗作用与治疗效果

治疗作用（therapeutic action）指药物引起的符合用药目的的作用，是有利于防病、治病的作用。在药物的理想使用条件下，特定人群中患有特定疾病的个体接受药物治疗后可能获得的效益，称为治疗效果（therapeutic effect），也称为疗效（efficacy）。按治疗的目的不同，治疗作用可分下面几种：

**1. 对因治疗（etiological treatment）**　用药目的在于消除原发致病因子，从而彻底治愈疾病的疗法。例如，用抗菌药杀死敏感病原菌以治疗感染性疾病。

**2. 对症治疗（symptomatic treatment）**　用药目的在于缓解或消除疾病症状的疗法，比如布

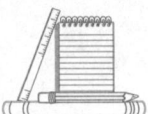

洛芬用于退热。

对因治疗与对症治疗是两种不同的治疗策略，其重要性是相对的，在很多情况下，二者需要同时进行。但在某些情况下，对症治疗是必不可少甚至更为迫切的，若病因未明或暂时无法祛除时，对症治疗是必不可少的。对一些严重危及患者生命的症状如休克、哮喘、惊厥、心力衰竭、高热、剧痛等，对症治疗比对因治疗更为迫切。临床上需要把握二者的辩证关系，在实践中应遵循"急则治其标、缓则治其本、标本兼治"的原则。

**3. 替代治疗（replacement therapy）或补充治疗（supplementary therapy）** 用药目的在于补充体内营养物质或代谢物质的不足，从而来改善机体功能的一种治疗方法。例如，铁剂治疗缺铁性贫血；通过补充外源性雌激素，以缓解自身体内雌激素分泌不足所致的相关症状。补充治疗既不能消除病因，也不直接针对症状治疗。

### （二）不良反应

在正常用法和用量的条件下产生的、与用药目的无关且给患者带来不适甚至危害的反应被称为不良反应（adverse reaction，ADR）。多数不良反应是药物本身固有的效应，在一般情况下是可以预知的，但不一定能够避免。药物或药物相互作用所引起的与治疗目的无关的不良反应，致使机体某一个或几个器官或局部组织产生功能性或器质性损害，并出现相应临床症状的疾病，称为药源性疾病（drug-induced disease）。一般来说，药源性疾病较严重且难恢复，例如氯霉素引起再生障碍性贫血、顺铂引起肾小管坏死、含马兜铃酸的中药（青木香、关木通等）引起肾间质纤维化等。药物的不良反应主要有以下几类：

**1. 副作用（side effect）** 指药物在治疗剂量时与治疗效果同时出现的、与用药目的无关的作用，又称副反应。其产生的原因是药物的选择性低。副作用具有如下性质：①一般较为轻微，危害不大，会给患者带来不适，停药后副作用通常会消失。②副作用与治疗作用可随用药目的的不同而相互转化。例如，阿托品可松弛平滑肌（用于缓解胃肠绞痛）和抑制腺体分泌（用于麻醉前给药），当其中一种作用被作为治疗目的时，药物的另一作用就成为了副作用。③是药物固有的作用，可预测并可设法纠正，但难以避免。比如，麻黄碱治疗支气管哮喘时可兴奋中枢而致失眠，此时同时服用镇静催眠药可对其进行纠正。

**2. 毒性反应（toxic reaction）** 指因用药剂量过大或用药时间过长而引发的不良反应。毒性反应一般较为严重，对患者危害较大，但具有可预知性，应尽力避免其发生。毒性反应可以表现为药理学、病理学、基因毒性等方面。例如，巴比妥类药物过量引起的中枢神经系统过度抑制属于药理学毒性；对乙酰氨基酚引起的肝脏损害属于病理学毒性，而由氮芥的细胞毒性作用导致的机体损伤则为基因毒性（基因损伤）。

毒性反应可分为急性毒性反应和慢性毒性反应。急性毒性反应多损害呼吸、循环和中枢神经系统；慢性毒性反应则多损害肝脏、肾脏、骨髓、血液和内分泌系统。毒性反应通常与给药剂量和用药时间相关，因此减少给药剂量或缩短用药时间可在一定程度上防止毒性反应的发生。当然，如果毒性反应部位的药物浓度未超出太多，毒性反应一般是可逆的。药理学毒性常可因药物的代谢和排泄而消除，病理学和基因毒性也可能在一定程度上得到修复。

慢性毒性还可表现为致畸、致癌和致突变，这三种反应合称"三致反应"，是药物引起的三种特殊毒性反应，均是药物与遗传物质（或遗传物质在细胞中的表达产物）相互作用的结果。在早期，"三致反应"不易被发现，且因其表现可能与非药源性疾病相似，很难将其与引起该反应的药物联系起来，故应特别予以关注。

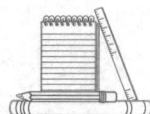

知识链接

### "反应停"事件

20世纪50年代至60年代初，曾发生过人类化学药物史上严重的胎儿致畸事件——沙利度胺（商品名：反应停）事件。

沙利度胺是德国一家制药公司研发生产的，起初用于治疗癫痫、抗过敏，但效果不理想。后来，研究人员在研发过程中意外地发现，此药有镇静安眠作用，对孕妇的妊娠呕吐疗效极佳。于是，在缺乏足够的临床安全试验的情况下，这家制药公司便迫不及待地在1957年10月1日将沙利度胺推向市场并获得相关的新药专利，不久又被推广到十几个国家。沙利度胺并没有出口到中国。值得称道的是美国食品和药品管理局发现此药在猴子试验中有致畸作用，因此采取了谨慎态度，禁止了此药的进口，也避免了这场灾难。沙利度胺事件在全球共造成12000多名海豹肢畸形儿，这是20世纪规模最大的、世界性的、最悲惨的药物灾难。它给世人敲响了必须重视药品安全性的警钟。

3. 变态反应（allergic reaction）　是机体对某些抗原初次应答致敏后，再次接受相同抗原刺激时，发生的一种以机体生理功能紊乱或组织细胞损伤为主的特异性免疫应答。致敏原可以是药物本身、药物的代谢产物，以及药物制剂中的杂质、辅料或添加剂。其特点如下：①常见于少数过敏体质患者；②是否发生与剂量无关，且难以预知；③反应性质与药理作用毫无关联，用药理性拮抗药解救无效；④反应严重程度个体差异极大，从轻微的皮疹、发热到造血功能障碍、肝肾损害、哮喘、休克，甚至危及生命；⑤结构相似的药物可能存在交叉过敏反应。因此，对于易致敏的药物，用药前应详细询问患者用药过敏史，并进行皮试，阳性反应者禁用，但需注意仍有少数假阳性或假阴性反应存在。

过敏反应（anaphylactic response）指已免疫的机体在再次接受相同物质刺激时所发生的反应。所接触的物质通常指无害的外来物质（过敏原）。这些反应可表现为打喷嚏、眼睛流泪、皮肤发痒、皮疹等症状，并且可能包括更严重的超敏反应。其特点为发作迅速、反应强烈、消退较快；一般不会破坏组织细胞，也不会引起组织损伤，具有明显的遗传倾向和个体差异。超敏反应（hypersensitivity reaction）是一种特别严重且迅速发展的过敏反应，可能危及生命。超敏反应通常不会在第一次接触过敏原后发生，而是在再次接触过敏原后出现，并且可能包括广泛的瘙痒、荨麻疹、肿胀、呼吸困难等症状。

总的来说，过敏反应是变态反应的一种表现形式，而超敏反应则是过敏反应中特别严重的一种类型。变态反应则是一个更为广泛的概念，涵盖了不同类型的免疫介导的病理过程。这三个术语在医学上有时可以互换使用，但在严格的医学定义上存在一定区别。

知识链接

### 变态反应的类型

变态反应根据其发生机制和特点可以分为四型：

Ⅰ型（速发型过敏反应）：最常见，由IgE介导。已致敏机体再次接触抗原后数分钟内发生局部或全身反应，如哮喘、花粉症（又名枯草热）和食物过敏等。涉及肥大细胞和嗜碱性粒细胞释放组胺等介质，引起小血管及毛细血管扩张、平滑肌收缩等症状。

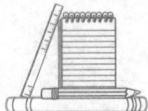

Ⅱ型（细胞毒型）：抗体直接作用于细胞或组织上的抗原，在补体、巨噬细胞和 NK 细胞参与下造成损伤，如自身免疫性溶血性贫血和新生儿溶血病。

Ⅲ型（免疫复合物型）：抗原与抗体结合形成免疫复合物，沉着于血管壁或组织中，激活补体和炎症免疫细胞，产生炎症反应和组织损伤，如急性肾小球肾炎、系统性红斑狼疮等。

Ⅳ型（迟发型）：由特异性致敏 T 细胞介导，反应较慢，在再次接触抗原 24 ～ 48h 后出现高峰反应，常见于接触性皮炎、移植排斥反应和结核菌素试验等，主要表现为局部炎症变化。

变态反应的发生需要特应性体质和与抗原接触两个条件，特应性体质由先天遗传决定，接触抗原可致敏，有特异性体质者再次接触同一抗原可能引发变态反应。

**4. 后遗效应（residual effect）**：指停药后血药浓度已降至阈浓度以下时仍残存的药物效应。药物的后遗效应可能短暂，也可能持久。前者如睡前服用巴比妥类药物，在次日清晨引起的"宿醉"现象；后者如长期应用肾上腺皮质激素，一旦停药，可能引起肾上腺皮质功能减退。

**5. 继发反应（secondary reaction）**：指在药物治疗作用之后出现的不良反应，是治疗剂量下治疗作用本身所带来的后果。例如，长期应用广谱抗生素，可使敏感菌群受到抑制，不敏感菌趁机生长繁殖，从而产生新的感染，称为二重感染。

**6. 停药反应（withdrawal reaction）**：指长期使用某些药物，突然停药后使原有疾病症状迅速重现或加重的现象，也称反跳现象（rebound）。如长期应用普萘洛尔治疗高血压，突然停药会导致血压升高发作，需重新开始治疗。在停药时应逐渐减量后再停药。

**7. 特异质反应（idiosyncratic reaction）**：少数特异体质的患者对某些药物反应特别敏感，这是由于先天遗传异常所致的反应。其反应性质与药物固有的药理作用基本一致，反应的严重程度与剂量成正比。例如，葡萄糖 –6– 磷酸脱氢酶缺乏者，在服用磺胺类或伯氨喹时可发生严重的溶血性贫血。

**8. 耐受性（tolerance）和耐药性（drug resistance）**：耐受性是指连续用药后，机体对药物的反应性降低，需要增加剂量才能达到原有的药物效应。通常停药后可恢复敏感性，例如硝酸甘油。当药物在短时间内反复使用后，耐受性在数分钟内快速形成的现象，被称为快速耐受性（tachyphylaxis），如麻黄碱等。若机体对某一药物产生耐受性后，对另一药物的敏感性也降低，这种现象称为交叉耐受性（cross tolerance）。耐药性是指病原体或肿瘤细胞对反复应用的化学治疗药物的敏感性下降或消失的现象，也称为抗药性。

**9. 依赖性** 指长期使用某种药物后，患者在主观和 / 或客观上产生对该药物连续用药的需求。可分为：①躯体依赖性（physical dependence），也称为生理依赖性。指反复用药使身体对某种药物产生适应状态，需定期使用该药物。一旦中断用药，可出现强烈的戒断症状（abstinence symptom），表现为精神和躯体方面一系列特有的生理功能紊乱。②精神依赖性，也称为心理依赖性（psychic dependence）。指患者用药后机体产生欣快感，停药会造成主观上的不适感，渴望再次用药，继而引发强迫使用行为，以获得满足感的状态。一般不出现戒断症状。绝大多数具有依赖性的药物兼有躯体和精神依赖性。

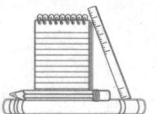

# 任务二　药物的剂量与效应关系

药物的剂量 – 效应关系（dose-effect relationship）指药物效应与剂量在一定范围内呈现一定的关系，简称量 – 效关系。通过量 – 效关系的研究，可定量分析和阐明药物剂量与效应之间的规律，为临床合理用药提供依据。

## 一、药物的量 – 效曲线

药物的量 – 效关系可用量 – 效曲线表示。量 – 效曲线（dose-effect curve）是以药物效应强度为纵坐标、以药物的剂量或浓度为横坐标作图所得的曲线。药物效应按性质可分为量反应和质反应两种情况。

**1.量反应型量效关系**　量 – 效曲线药物效应的强弱随着药物的剂量或浓度的增减呈连续性量的变化，可用具体的数量或最大效应的百分率表示者称为量反应，如血压、心率、尿量、血糖浓度、酶的活性等。如以药物剂量或血药浓度为横坐标、以效应强度为纵坐标作图，可得到直方双曲线，一条先陡峭后平缓的曲线［图2-1（A）］；如以对数剂量或对数浓度为横坐标、以效应强度为纵坐标作图，则呈典型的对称S形曲线，这就是所说的量反应型量 – 效关系曲线［图2-1（B）］。

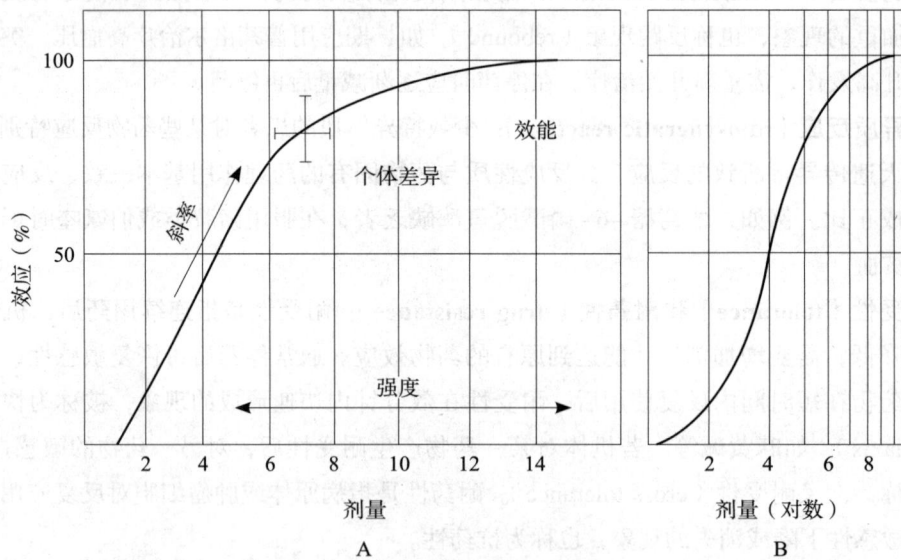

**图2-1　量反应型量 – 效关系曲线**

**2.质反应型量效关系**　量 – 效曲线药物效应的强弱随着药物剂量或浓度的增减不呈连续性量的变化，而表现为反应性质的变化，药物效应是用全或无、阳性或阴性表示者称为质反应，如存活与死亡、清醒与睡眠等。如以阳性反应发生频数为纵坐标、对数剂量或对数浓度为横坐标作图，则为正态分布曲线；当纵坐标采用累加阳性发生频率时，其曲线也呈典型对称S形曲线（图1-2）。

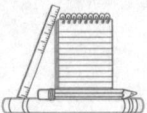

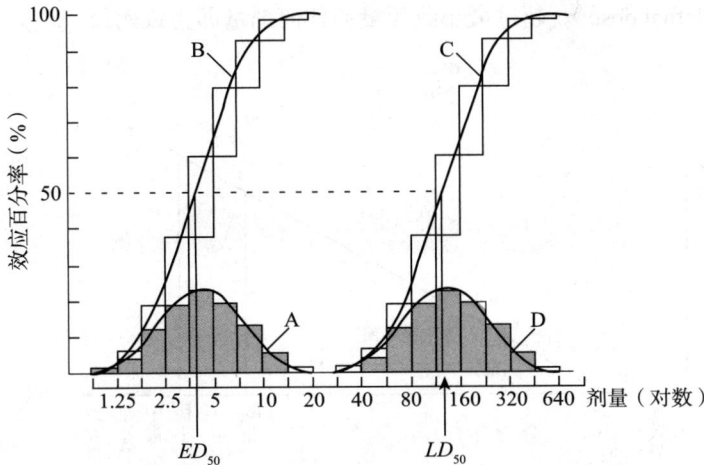

A. 频率分布曲线：如产生某种效应的 100 人的有效剂量分布情况

B. 累加量效曲线：在某一剂量下产生某种效应的动物数的百分率

C、D 是以死亡率为效应，其余同 A、B

**图 2-2 质反应型量 - 效关系曲线**

## 二、反映量 - 效关系的药物效应动力学参数

### （一）描述给药的剂量

剂量，即一次给药后产生治疗作用的药物数量。量 - 效曲线表明，药物剂量大小是决定药物效应强度的重要因素。按药物效应强度，剂量可分为以下几种（图 2-3）。

**1. 无效量** 指药物剂量过小，在体内达不到有效浓度，不足以产生治疗效果的剂量。在药物剂量 - 效应曲线中，无效量位于曲线的起始部分，即低于最小有效量。

**2. 最小有效量（minimum effective dose，MED）** 指药物产生期望治疗效果所需的最小剂量。在量 - 效曲线上，最小有效量对应于效应开始显著增加的点，也称为阈剂量（threshold dose），对应的药物浓度称为最小有效浓度或阈浓度。

**3. 极量（maximal dose）** 指人体所能耐受的最大治疗量。有"一次极量"和"一日极量"，应予区别。药典常会规定极量，以确保药物使用的安全性，超过极量会有中毒的风险。临床上除特殊需要时，一般不会使用极量。

**4. 治疗窗（therapeutic window）** 指最低有效浓度与最低中毒浓度之间的血药浓度范围。在此范围内，药物能够产生疗效而不出现不可接受毒性，它也可以是进行长时间治疗时应考虑的给药剂量和频度范围。治疗窗是依据药物效应及毒性的量 - 效曲线提出的量化安全性指标。治疗窗的大小（即治疗浓度的范围）反映了药物的安全性，治疗窗越宽（该范围的高低限比值如超过 5），该药的安全性就越高。

**5. 安全范围（margin of safety）** 药物最小有效量与最小中毒量之间的剂量范围。安全范围越大，则用药越安全，因为这意味着在达到毒性剂量之前，有较大的剂量空间。

**6. 最小中毒量和中毒量** 药物引起实验动物个体出现中毒症状的最小剂量称为最小中毒量（minimum toxic dose）。在量 - 效曲线上，这个点标志着从治疗效果到毒性反应的过渡。能产生中毒症状和反应但未致死的有毒物质的剂量（介于最小中毒量和最小致死量之间的剂量）为中毒量（toxic dose）。

**7. 最小致死量和致死量** 以死亡为阳性指标时，药物引起实验动物死亡的最小剂量为最小

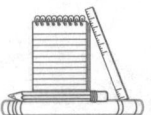

致死量（minimum lethal dose）。超过最小致死量的任何剂量即为致死量。

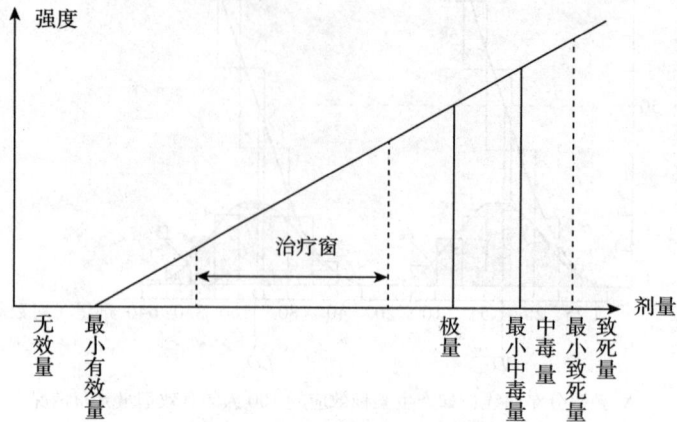

图2-3　药物剂量与效应的关系

### （二）量－效曲线的意义

**1. 效能（efficacy）**　指药物所能产生的最大效应（maximal effect，Emax）。在量反应中，随着药物剂量或浓度的增加，药物效应相应增强。当效应增强到一定程度后，即便再增加药物剂量或浓度，效应也不再继续增强，此时这一药物效应的极限便称为药物的最大效应。高效能的药物所产生的效应是低效能的药物无论使用多大剂量都无法达成的。例如，吗啡可用于剧痛的缓解，而吲哚美辛对钝痛有效，但对剧痛的效果较差。

**2. 效价强度（potency）**　指引起等效反应（一般采用50%效应量）所需的药物相对浓度或剂量。对于药物效应性质相同的两种药物，其效价强度之比称为效价比，效价比大小与等效剂量成反比，即达到相同药物效应时所需药物剂量小者效价高。例如，10mg吗啡的镇痛作用与100mg哌替啶的镇痛作用相当，那么吗啡的效价强度为哌替啶的10倍。

效能与效价强度之间并无直接相关性，二者反映了药物的不同性质，具有不同的临床意义。比如，以每日排钠量为效应指标对利尿药进行比较时，呋塞米的效能大于氢氯噻嗪，而氢氯噻嗪的效价强度大于呋塞米（图2-4）。在临床用药时，药物的效价强度与效能可以作为选择药物和确定药物剂量的重要依据。

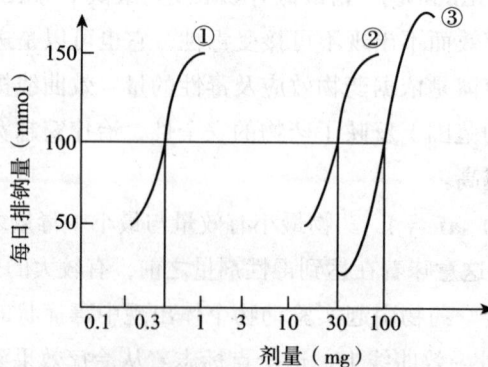

①环戊氯噻嗪；②氢氯噻嗪；③呋塞米

图2-4　利尿药效能和效价强度比较

**3. 斜率（slope）**　量－效曲线中效应量的16%至84%区段大致呈直线，该段直线与横坐标夹角的正切值被称为量－效曲线的斜率。斜率反映了剂量变化对效应变化的敏感程度。斜率较

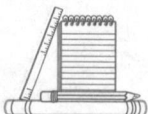

大意味着药物效应对剂量变化较为敏感，即较小的剂量变化就能引起药效发生明显改变，提示药物效应较强；斜率较小则表明药物效应对剂量变化不太敏感，这可能意味着药物在一定剂量范围内具有较好的安全性，提示药物效应较为温和。在临床实践中，量－效曲线的斜率有助于临床医生合理选择药物、确定给药剂量，从而获得最佳治疗效果。

### （三）评价药物安全性

**1. 半数有效量（50% effective dose，$ED_{50}$）**　指能引起半数实验动物发生阳性反应（质反应）或产生 50% 最大效应（量反应）的药物剂量。$ED_{50}$ 是反映药物治疗效应的重要参数之一。

**2. 半数致死量（50% lethal dose，$LD_{50}$）**　指能引起半数实验动物死亡的药物剂量。$LD_{50}$ 是反映药物毒性大小的重要指标。

**3. 治疗指数（therapeutic index，TI）**　指药物的半数致死量与半数有效量的比值，即 $TI=LD_{50}/ED_{50}$。治疗指数可用于评价药物的安全性，其值越大，通常安全性越高，但这仅适用于治疗效应和致死效应的量－效曲线相平行的药物。对于两条曲线不平行的药物，还应适当参考 1% 致死量（$LD_1$）和 99% 有效量（$ED_{99}$）的比值，或者 5% 致死量（$LD_5$）和 95% 有效量（$ED_{95}$）之间的距离来衡量药物的安全性。

## 任务三　药物作用机制

药物作用机制是阐明药物如何对机体（细胞及其内外环境、生物分子）发挥作用的，这是药效学研究的重要内容。其有助于理解药物的治疗作用和不良反应的本质，为提高药物疗效、避免或减少不良反应、实现临床安全合理用药以及新药研发提供理论基础。

### 一、药物作用机制的分类

大多数药物的作用来自药物与机体生物分子之间的相互作用，这种相互作用引起机体生理、生化功能或形态的改变。能与药物结合并产生效应的生物分子称为药物作用的靶点（target），根据药物是否具有特异性作用的靶点，将药物作用机制分为以下两类：

**1. 非特异性药物作用机制**　少数药物并非通过与靶点结合来发挥作用，而是与药物的理化性质相关，如酸碱中和、氧化还原、水解、络合、渗透压改变、离子交换、吸附、脂溶等作用。这些药物通过改变细胞内外环境的理化性质而发挥非特异性药物效应。例如，碳酸氢钠可通过中和胃酸来缓解胃酸过多的症状，甘露醇静脉滴注能够降低颅内压，从而缓解或消除脑水肿症状。

**2. 特异性药物作用机制**　大多数药物是通过参与或干扰靶器官（细胞）的特定生化过程而发挥特异性作用。药物作用的靶点有受体、离子通道、酶、核酸、载体、基因等。其作用机制主要与药物的化学结构相关，是通过药物分子自身结构的特异性与机体特定生物分子的功能基团结合，从而引发一系列生物效应。

（1）参与或干扰细胞代谢过程　有些药物通过补充生命代谢物质，参与机体正常代谢过程以治疗相应缺乏症。例如，铁剂可治疗缺铁性贫血，胰岛素可治疗糖尿病。还有些药物的化学结构与正常代谢物相似，通过干扰其代谢而发挥作用。比如，氟尿嘧啶与尿嘧啶结构相似，可掺入恶性肿瘤细胞的 DNA 及 RNA 中，干扰蛋白质合成而发挥抗癌作用。

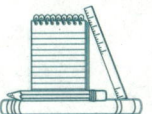

（2）影响体内活性物质　有些药物通过影响神经递质、激素、自体活性物质等体内活性物质的合成、转运、释放而发挥作用。例如，大剂量碘剂可抑制甲状腺激素的释放而发挥抗甲状腺作用；阿司匹林可抑制环氧合酶，使前列腺素的生成减少而发挥解热作用；麻黄碱可促进去甲肾上腺素的释放等。

（3）影响载体或离子通道的作用　许多物质的转运需要载体，药物可干扰载体的转运而产生效应，如呋塞米、氢氯噻嗪具有利尿作用。有些药物直接作用于离子通道，通过影响离子跨膜转运而发挥作用，如硝苯地平。

（4）对酶的影响　有些药物以酶为作用靶点，产生激活、诱导、抑制或复活酶的作用。例如，尿激酶可激活血浆纤溶酶原；苯巴比妥可诱导肝药酶；奥美拉唑可抑制胃壁细胞 $H^+$-$K^+$-ATP 酶；氯解磷定可复活胆碱酯酶。有些药物本身就是酶，如胃蛋白酶。

（5）影响免疫功能　某些药物本身就是免疫系统中的抗体（如丙种球蛋白）或抗原（如疫苗），可直接或间接增强机体的免疫功能。环孢素通过选择性抑制 T 细胞的增殖与分化，用于器官移植后的排斥反应。

（6）作用于受体　许多药物是通过与受体结合而发挥药理作用的（详见药物作用的受体理论）。

## 二、药物与受体的作用

**1. 受体和配体的概念**

（1）受体（receptor）　是存在于细胞膜、细胞内的一类特殊蛋白质，个别情况下也可以是糖脂。它能够特异识别配体并与之结合，进而引发生物学效应。

（2）配体（ligand）　指能与受体特异性结合的物质，也被称为第一信使。配体分为内源性配体（如神经递质、激素、自体活性物质等）和外源性配体（如药物和毒物等）。

---

**知识链接**

**根据受体的结构及功能特点将受体分类**

①含离子通道的受体。这类受体蛋白变构使跨细胞膜的离子通道开放或关闭，从而改变细胞膜离子流动状态，产生效应，如 N 乙酰胆碱受体。②G 蛋白耦联受体。大量的神经递质受体和多肽类激素受体属于 G 蛋白耦联受体。通过受体与 G 蛋白的耦联，将细胞外配体携带的信号通过第二信使传递到细胞内效应器，产生效应，如 M 乙酰胆碱受体。③具酪氨酸激酶活性的受体。这类受体镶嵌于细胞膜上，受体内段具有酪氨酸激酶活性，能催化各种底物蛋白的酪氨酸残基磷酸化，进而将细胞外的信息传递到细胞内，如胰岛素受体。④细胞内受体。大多数甾体激素受体位于细胞质内，当受体与激素结合后，即释放热休克蛋白并显露 DNA 结合部位，于是激素进入细胞核并与 DNA 紧密结合，调节其表达过程。

---

**2. 受体的特性**

（1）特异性　受体对其配体具有高度的识别能力，能够精准地与结构相适应的配体特异性结合。

（2）敏感性　受体只需与极低浓度的配体相结合，就能引发显著的效应。

（3）饱和性　受体的数量是有限的，当受体与配体结合时，存在饱和现象。作用于同一受

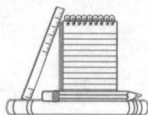

体的不同配体之间存在竞争性抑制。

（4）可逆性　在一般情况下，受体与配体的结合是可逆的。配体－受体复合物可以解离，并且配体与受体的结合可被其他特异性配体置换。

（5）多样性　同一种受体可以广泛分布于不同的细胞，从而产生不同的效应。受体的多样性是受体亚型分类的重要基础。

**3. 药物与受体间相互作用的化学键**　大多数药物通过分子间的化学键与受体结合。其中，分子间引力、氢键、离子键的键能较小，容易解离；共价键则与之相反，键能较大，不易解离。药物与受体的结合方式决定了药物作用持续的时间长短。例如，短效 α 肾上腺素受体拮抗药酚妥拉明主要以氢键、离子键与受体结合，其作用时间维持在 1.5h 左右；而长效 α 肾上腺素受体拮抗药酚苄明则以共价键与受体结合，作用可持续 3～4 天。

**4. 受体激动药和拮抗药**

药物与受体结合产生效应，需具备两个条件：一是药物与受体结合的能力，即亲和力（affinity）；二是药物与受体结合后激动受体产生效应的能力，即内在活性（intrinsic activity），又称效应力（efficacy）。与受体结合的药物通常都具有较强的亲和力，根据药物的内在活性不同，可将作用于受体的药物分为两类：

（1）激动药（agonist）　指与受体既有亲和力又有内在活性的药物。激动药能与受体结合并激动受体从而产生药物效应。根据药物对受体的亲和力以及内在活性的大小，激动药可分为完全激动药（full agonist）和部分激动药（partial agonist）。完全激动药对受体有较强亲和力和较强的内在活性（即能产生最大效应）。当完全激动药与受体结合后，能引起受体的完全激活，产生最大的药理效应，如肾上腺素。部分激动药指药物具有一定的亲和力，但内在活性弱，单用时与受体结合后只能产生较弱的激动效应，即使浓度再增加也不能达到完全激动药那样的最大效应，且与完全激动药并用时，还可能表现出拮抗作用。例如，喷他佐辛为阿片受体的部分激动药。

（2）拮抗药（antagonist）　指能与受体结合，具有较强亲和力但无内在活性的药物。拮抗药能与受体结合却不激动受体，反而能拮抗激动药的效应。根据药物与受体的结合特性以及对激动药效应的影响，拮抗药可分为完全拮抗药（full antagonist）和部分拮抗药（partial antagonist）。完全拮抗药是指与受体结合后，具有较强亲和力而内在活性为“0”的药物。部分拮抗药以拮抗作用为主，还有一定内在活性，即具有激动受体的效应的药物。例如，普萘洛尔为 β 肾上腺素受体拮抗药，与异丙肾上腺素并用时可拮抗异丙肾上腺素的药理作用。又比如 β 肾上腺素受体拮抗药氧烯洛尔。

按拮抗药与受体结合是否可逆，可将拮抗药分为两类：①竞争性拮抗药（competitive antagonist）与激动药可逆性地竞争同一受体，其结合是可逆的。与激动药联合用药时，其药物效应取决于药物的浓度和亲和力的大小。②非竞争性拮抗药（non-competitive antagonist）与受体的结合相对不可逆，结合牢固，可引起受体构型改变，从而阻碍激动药与同一受体的结合并改变效应器的反应性。激动药不能竞争性地拮抗非竞争性拮抗药的作用。

**5. 受体调节**　受体虽是遗传获得的固有蛋白，但并非固定不变，其数目、亲和力和效应力可受生理、病理及药物等因素影响而发生改变。受体的调节是维持机体内环境稳定的重要因素，存在受体脱敏和受体增敏两种调节方式。

（1）受体脱敏（receptor desensitization）　指长期使用一种激动药后，组织或细胞对该激动药的敏感性和反应性下降的现象。例如，长期使用 β 肾上腺素受体激动药治疗哮喘时所出现的耐

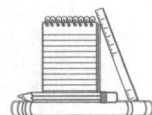

受性。

（2）受体增敏（receptor hypersensitization）　指在受体激动药的水平降低或长期应用拮抗药的情况下，组织或细胞对激动药的敏感性和反应性提高的现象，这与受体脱敏恰好相反。比如，长期使用β肾上腺素受体拮抗药后突然停药所产生的反跳现象。

如受体增敏和脱敏仅涉及受体密度的变化，则分别称之为向上调节（up regulation）和向下调节（down regulation）。

扫一扫，查阅
复习思考题
答案

### 复习思考题

1. 简述竞争性拮抗药和非竞争性拮抗药的特点。
2. 简述特异性药物的作用机制。
3. 请解释效能和效价强度，并说明二者的关系。

扫一扫，查阅
本项目数字
资源

# 项目三　药物代谢动力学

【学习目标】

　　掌握：首过消除、药酶诱导剂、药酶抑制剂、肠肝循环、一级速率过程、零级速率过程、稳态血药浓度、生物利用度、肝肠循环的概念。

　　熟悉：吸收、分布、代谢、排泄的概念及影响因素。

　　了解：表观分布容积、时效关系、时量关系、清除率、房室模型。

## 案例导入

患者，女，58岁，人工心脏瓣膜置换术后1年，正在口服华法林2.5mg/d，因发作性左面部疼痛就诊。诊断为左侧三叉神经痛、人工心脏瓣膜置换术后，予卡马西平0.1g/d。在接下来的几周内，患者的INR（国际标准化比率）值不断下降，表明其血液凝固性升高，无法有效预防血栓形成。

请思考：

1. 该患者的INR（国际标准化比率）值不断下降的可能原因是什么？
2. 应如何调整给药方案？

药物代谢动力学研究药物的体内过程（包括吸收、分布、代谢和排泄），并运用数学原理和方法阐释体内药物浓度随时间变化的动态规律。确定给药剂量和间隔时间的依据是药物在作用部位能否达到安全有效的浓度，而药物作用部位的浓度受到药物体内过程的影响而呈现动态的变化。

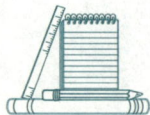

## 任务一 药物的跨膜转运

药物在吸收、分布、代谢和排泄时通过生物膜的过程称为药物的跨膜转运，包括被动转运和主动转运两种方式。

### 一、被动转运

被动转运（passive transport）是指药物由高浓度一侧向低浓度一侧转运，转运时不消耗能量。被动转运包括简单扩散、滤过和易化扩散。

**1. 简单扩散（simple diffusion）** 又称脂溶扩散，是指脂溶性药物溶解于细胞膜的脂质中从而通过细胞膜的过程，它是药物跨膜转运的主要方式。扩散速度除了取决于膜的性质、面积以及膜两侧的浓度梯度之外，还与药物的理化性质密切相关。分子量小、脂溶性高且极性小的药物更容易通过生物膜。多数药物呈弱酸性或弱碱性，在体液中会有一定程度的解离，以解离型和非解离型两种形式存在。非解离型药物极性小、脂溶性高，易于跨膜转运；而解离型药物极性大、脂溶性低，不易跨膜转运。改变体液环境的 pH 能够影响药物的解离度，进而影响其跨膜转运。一般来说，弱酸性药物在酸性环境中不易解离，主要以非解离型存在，容易实现跨膜转运；而在碱性环境中易解离，主要以解离型存在，跨膜转运较为困难。弱碱性药物则与之相反，在酸性环境中易解离，不易通过生物膜；在碱性环境中不易解离，容易跨膜转运。

**2. 滤过（filtration）** 又称为膜孔扩散（pore diffusion）或水溶扩散（aqueous diffusion），是指直径小于膜孔的水溶性小分子药物，借助膜两侧的流体静压和渗透压差被水携带至低压侧的过程。细胞膜的膜孔较小，只有小分子药物能够通过。毛细血管壁的膜孔较大，多数药物可由此通过。肾小球的膜孔更大，药物及其代谢产物均可通过肾小球的滤过而被排泄出去。例如，乙醇、乳酸等水溶性物质可通过膜孔滤过。

**3. 易化扩散（facilitated diffusion）** 包括载体转运和离子通道转运。载体转运是指某些不溶于脂质但与机体生理代谢有关的物质，如葡萄糖、氨基酸、核苷酸等借助细胞膜上的载体蛋白进行转运，有高度特异性、饱和现象以及竞争性抑制等特点。离子通道转运指一些离子（如 $Na^+$、$K^+$、$Ca^{2+}$、$Cl^-$ 等）可通过细胞膜上特定的蛋白质通道进行转运。

### 二、主动转运

主动转运（active transport）是指药物由低浓度一侧向高浓度一侧转运，转运过程中消耗能量。与易化扩散类似，主动转运也需要载体，因而也具有高度特异性、饱和现象、竞争性抑制等特点。这类转运主要存在于神经元、肾小管和肝细胞内。例如，青霉素自肾小管的分泌就属于主动转运。

## 任务二 药物体内过程

药物体内过程包括吸收、分布、代谢和排泄（图3-1），其中药物在体内的吸收、分布和排泄过程称为药物转运，药物代谢过程称为生物转化，药物代谢和药物排泄过程合称为药物消除。

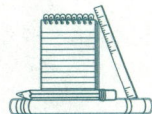

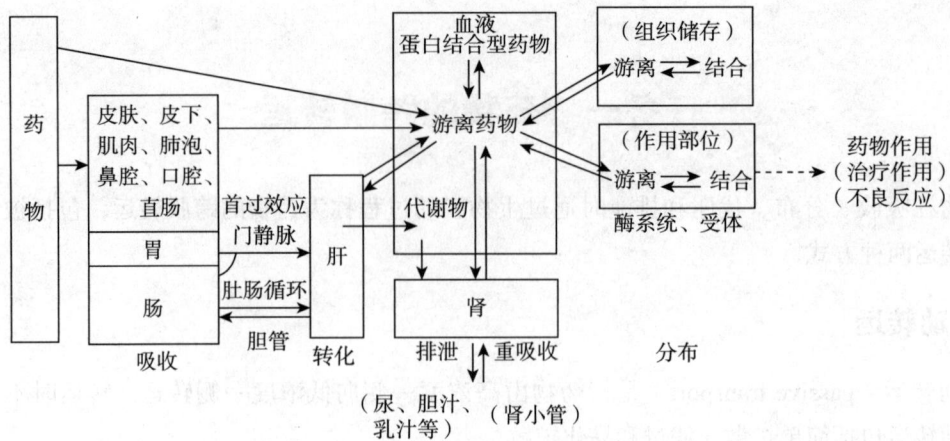

**图 3-1 药物体内过程**

## 一、药物吸收

药物吸收（absorption）指药物从给药部位进入血液循环的过程。多数药物通过被动转运吸收，少数药物经主动转运吸收。药物吸收的速度和程度直接影响着药物效应出现的快慢和强弱。除静脉注射和静脉滴注无吸收过程外，给药途径、药物的理化性质及吸收环境等因素均能影响药物吸收。

**1. 消化道给药**

（1）口服给药　是最常用的给药途径。大多数药物以简单扩散的方式通过胃肠道黏膜吸收。胃液的 pH 值为 0.9 ～ 1.5，有利于弱酸性药物的吸收，但由于胃黏膜的吸收面积小，排空迅速，所以药物在胃内吸收的药量较少。小肠吸收面积大，血流丰富，pH 值为 4.8 ～ 8.2，弱酸性药物和弱碱性药物均易吸收，是主要吸收部位。其他还有药物的理化性质、药物的剂型、胃排空速度、胃肠内容物等众多因素影响药物在胃肠道的吸收。

口服药物通过胃肠道黏膜吸收后，经门静脉进入肝脏。有些药物首次通过肠黏膜及肝脏时，部分被代谢灭活，使进入体循环的有效药量减少、效应降低的现象，称为首过消除（first pass elimination），又称首过效应（first pass effect）。首过消除高的药物一般不宜口服，如硝酸甘油的首过消除率达 90%，可采用舌下给药。

（2）舌下给药　舌下黏膜血流丰富，药物被吸收可直接进入血液循环，故吸收迅速，且可避开首过消除，但吸收面积小，仅适用于脂溶性较高、用量较小的药物。如硝酸甘油可舌下给药控制心绞痛急性发作。

（3）直肠给药　药物经肛门灌肠或使用栓剂进入直肠或结肠，其中直肠下部给药可避免首过消除，但吸收量较口服给药少。直肠给药适用于刺激性强的药物或不能口服药物的患者，如水合氯醛等。

**2. 注射给药**　常用肌内注射、皮下注射、静脉注射和静脉滴注。静脉注射和静脉滴注可使药物迅速而准确地进入体循环，肌内注射及皮下注射的药物须通过毛细血管壁吸收。药物的吸收速度与注射部位的血流量和药物的剂型有关。肌肉组织的血流量明显多于皮下组织，故肌内注射较皮下注射吸收快。水溶液吸收迅速，油剂、混悬剂或植入片可在注射局部形成小型储库，吸收慢，作用持久。静脉给药无吸收过程，剂量准确，起效迅速。

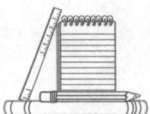

知识链接

## 植入片

植入片指埋植到人体皮下缓慢溶解、吸收的片剂，一般是长度不大于 8mm 的圆柱体，灭菌后单片无菌包装。为灭菌的、用特殊注射器或手术埋植于皮下产生持久效应（长达数月至数年）的片剂。多为剂量小，作用强烈的激素类药。制备时，一般由纯净的药物结晶在无菌条件下压制而成，或制成的片剂进行灭菌而成。

**3. 皮肤、黏膜和呼吸道给药**　皮肤角质层仅能使脂溶性高的药物通过，皮脂腺的分泌物覆盖在皮肤表面，可阻止水溶性药物通过，故完整的皮肤吸收能力较差，只有脂溶性很高的药物可经皮肤吸收，如硝酸甘油，外用时主要发挥局部作用。黏膜的吸收能力远较皮肤强，口腔黏膜、鼻黏膜、阴道黏膜均可吸收药物。呼吸道给药主要由肺泡吸收，肺泡表面积大且血流丰富，吸收极其迅速，适用于气体、挥发性液体和气雾剂。

## 二、药物分布

药物分布（distribution）指药物随血循环转运到各组织器官的过程。多数药物的分布过程属被动转运，少数药物为主动转运。多数药物在体内的分布是不均匀的，存在明显的选择性，其影响因素主要有：

**1. 药物与血浆蛋白的结合**　多数药物进入血液循环后能不同程度地与血浆蛋白呈可逆性结合，与血浆蛋白结合的药物称为结合型药物，未与血浆蛋白结合的药物称为游离型药物。结合型药物分子量大，不能跨膜转运，故暂时失去药理活性，不被代谢和排泄，成为药物在血液中的一种暂时储存形式；游离型药物分子量小，可跨膜转运，产生药理作用。当血浆中游离型药物的浓度随着其分布和消除降低时，结合型药物可释放出游离型药物，两者始终处于动态平衡状态，故血浆蛋白结合率高的药物起效慢，作用维持时间长。血浆蛋白的结合点有限，药物与血浆蛋白的结合具有饱和性，当血药浓度过高时，结合达到饱和，游离型药物浓度骤升，药物效应增强甚至出现毒性反应。药物与血浆蛋白的结合特异性低，如同时应用两种或两种以上与血浆蛋白结合率高的药物，则可能因竞争同一蛋白而发生置换现象，被置换出的游离型药物浓度增高，药物效应增强或毒性增大，故在联合用药时，应注意避免由此造成的毒性反应。

**2. 药物的理化性质和体液的 pH 值**　脂溶性药物和水溶性小分子药物易通过毛细血管壁进入组织而分布，水溶性大分子药物则不易分布。生理情况下，细胞内液的 pH 值约为 7.0，细胞外液的 pH 值约为 7.4。弱酸性药物在细胞内液解离少，容易跨膜转运进入细胞外液，故在细胞外液的浓度略高于细胞内液；弱碱性药物则相反。改变体液 pH 值可改变药物的分布。提高血液 pH 值，可使弱酸性药物向细胞外转运，弱碱性药物向细胞内转运。如弱酸性药物（如苯巴比妥）中毒时，使用碳酸氢钠碱化血液和尿液，可促使药物由组织细胞向血液中转运并可加速药物从尿排出。

**3. 药物与组织的亲和力**　有些药物与某组织有特殊的亲和力，可使药物在该组织浓度明显高于其他组织。如碘主要分布在甲状腺，氯喹在肝中的浓度可达血浆的 700 倍。

**4. 器官血流量**　组织器官的血流量与药物分布的快慢有关。药物在血流量较多的肝、肾、心、肺和脑组织分布速度快，在血流量较少的肌肉、皮肤、脂肪和大多数内脏分布速度慢。脂肪组织的血流量虽少，但其面积大，与脂溶性药物的亲和力高，是脂溶性药物的巨大储库。如

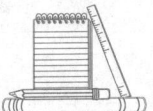

静脉注射脂溶性很高的硫喷妥钠，首先分布于血液流动丰富且富含类脂质的脑组织，呈现麻醉作用，脂肪组织的血流量虽少，但数量远多于脑组织，故硫喷妥钠可迅速从脑组织向脂肪组织转移，麻醉作用很快消失，形成药物在体内的再分布。

**5. 特殊屏障**　药物在血液与器官组织之间转运时所受到的阻碍称为屏障。机体某些组织对药物的通透有特殊的屏障作用。

（1）血脑屏障（blood-brain barrier）　指由紧密连接的毛细血管内皮细胞并由神经胶质细胞包裹其外而形成的血液与脑组织之间的屏障，以及由脉络膜形成的血液与脑脊液之间的屏障。只有脂溶性较高、分子较小及少数水溶性药物可通过。婴幼儿血脑屏障发育不完善，中枢神经系统易受某些药物的影响。脑膜炎症时，血脑屏障的通透性增加，如青霉素不易透过正常人的血脑屏障，但脑膜炎时在脑脊液中可达到有效治疗浓度。

（2）胎盘屏障（placental barrier）　是胎盘绒毛与子宫血窦之间的屏障。其通透性与一般生物膜类似，几乎所有药物都能穿透胎盘屏障进入胚胎循环，故妊娠期用药应谨慎，以防造成胎儿中毒或畸形。

（3）血眼屏障（blood-eye barrier）　血液与视网膜、房水、玻璃体之间的屏障称为血眼屏障。脂溶性或小分子药物比水溶性或大分子药物易于通过。故吸收入血的药物在房水、晶状体和玻璃体等组织的浓度远低于血液。作用于眼的药物多采取局部滴眼或眼周边给药，包括结膜下注射、球后注射及结膜囊给药等。

## 三、药物代谢

药物代谢（metabolism）指药物在体内发生的化学结构的变化，又称为药物的生物转化。代谢可改变药物的药理活性。大多数药物是由活性药物代谢为无活性或活性低的代谢物，称为灭活；少数药物由无活性或活性低的药物代谢为有活性或活性高的药物，称为活化；还有少数药物由无毒或毒性小的药物转化为毒性代谢物。肝是药物代谢的主要器官，其次是肠、肾、肺和血浆等。

**1. 药物代谢方式和步骤**　药物在体内的代谢有氧化、还原、水解、结合四种方式，分为两个时相。Ⅰ相反应为氧化、还原或水解反应，在药物分子结构中引入或使之暴露出极性基团，生成极性增高的代谢物。这些代谢物多数是无活性的，但也有少数是有活性或毒性的。若Ⅰ相反应的代谢物具有足够的极性，则易被肾脏排泄。但许多Ⅰ相反应的代谢物并不能迅速被排泄，而是进入Ⅱ相反应。Ⅱ相反应为结合反应，是原形药物或Ⅰ相反应代谢物的极性基团与体内的葡萄糖醛酸、硫酸、甘氨酸、谷胱甘肽结合以及乙酰化、甲基化结合的结合反应。其中甲基化、乙酰化结合反应使代谢物的水溶性降低，不利于排泄，其余四种结合反应会使代谢物水溶性提高，易经肾排泄。大多数药物的代谢是先经过Ⅰ相反应、再经过Ⅱ相反应连续进行的。

**2. 药物代谢酶**　药物代谢必须在酶的催化下才能完成。体内药物代谢酶根据存在部位分为微粒体酶系和非微粒体酶系两类。

（1）微粒体酶系　属于非特异性酶，指存在于肝细胞微粒体中的混合功能氧化酶系，为促进药物生物转化的主要酶系统，简称肝药酶或药酶。其主要的氧化酶为细胞色素 P-450 酶系。其特点是：①选择性低，能催化许多药物的代谢；②个体差异大，受遗传、年龄、病理状态等多种因素的影响；③活性易受某些药物的影响，出现增强或减弱现象。

（2）非微粒体酶系　属于特异性酶，是存在于血浆、细胞浆和线粒体中的多种酶系，如胆

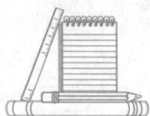

碱酯酶、单胺氧化酶、乙酰转移酶等，可对水溶性较大、脂溶性较小的药物及结构与体内正常代谢物类似的物质进行代谢。

**3.肝药酶的诱导与抑制**　肝药酶的活性和含量易受某些药物的影响。

（1）**药酶诱导剂**　凡能使肝药酶的活性增强或合成加速的药物称为药酶诱导剂，如苯巴比妥、苯妥英钠、利福平等，它们可加速药物自身和其他药物的代谢，使效应减弱。如苯巴比妥的药酶诱导作用很强，连续用药能加速自身的代谢，也能加速联合用药的抗凝血药华法林的代谢，使效应减弱。

（2）**药酶抑制剂**　凡能使肝药酶活性降低或合成减少的药物称为药酶抑制剂，如氯霉素、异烟肼、西咪替丁等，能减慢其他药物的代谢，使效应增强。如氯霉素与苯妥英钠联合用药，可减慢苯妥英钠的代谢，使药效增强，甚至出现毒性反应。

## 四、药物排泄

药物排泄（excretion）指药物以原形或代谢物排出体外的过程。肾是排泄的主要器官，胆道、肠道、肺、乳腺、唾液腺、汗腺、泪腺、胃等也可排泄某些药物。

**1.肾脏排泄**　药物及其代谢物经肾脏排泄，包括肾小球滤过、肾小管重吸收及肾小管分泌三种方式。

（1）**肾小球滤过**　由于肾小球毛细血管的膜孔较大，血流丰富，滤过压高，除了与血浆蛋白结合的药物外，游离型药物及其代谢物均可滤过。

（2）**肾小管重吸收**　经肾小球滤过进入肾小管的药物，可有不同程度的重吸收，主要通过简单扩散进行。脂溶性药物重吸收多，排泄慢；水溶性药物重吸收少，排泄快。尿量和尿液 pH 值可影响药物重吸收。尿量增加可降低尿液中药物浓度，使药物的重吸收减少，排泄增加。弱酸性和弱碱性药物排泄的多少，与尿液 pH 值相关。尿液呈酸性时，弱酸性药物解离少，重吸收多，排泄少；弱碱性药物解离多，重吸收少，排泄多。尿液呈碱性时则相反。临床上可利用改变尿液 pH 值的方法加速药物排泄，以解救药物中毒。如弱酸性药物巴比妥类中毒时，可碱化尿液以促进药物排泄。

（3）**肾小管分泌**　少数药物通过肾小管主动转运分泌。因载体转运系统选择性不高，若两种药物经同一载体转运时，可产生竞争性抑制。如丙磺舒与青霉素联合用药，丙磺舒可竞争性抑制青霉素的主动分泌，提高青霉素的血药浓度，延长作用时间。

**2.胆汁的排泄**　许多药物及其代谢物可经胆汁排泄进入肠道，随粪便排出。有些药物经胆汁排泄进入肠腔，部分可再经小肠上皮细胞吸收经肝脏进入血液循环，形成肠肝循环（enterohepatic circulation）。肠肝循环可使药物作用时间延长，如洋地黄毒苷、地高辛等。某些抗菌药如红霉素、四环素经胆汁排泄，在胆道内浓度高，利于治疗胆道感染。

**3.乳汁的排泄**　有些药物以简单扩散的方式经乳汁排泄。乳汁的 pH 值略低于血浆，乳汁呈弱酸性，且富含脂质，所以脂溶性高的药物和弱碱性药物如吗啡、阿托品等可自乳汁排出，故哺乳期妇女用药应慎重，以免对婴幼儿引起不良反应。

**4.其他**　有些药物还可以经唾液、汗液、泪液等排出，挥发性药物可通过肺呼气排出。苯妥英钠可以从唾液排出，且由于唾液容易采集，临床上可以使用唾液代替血液标本进行血药浓度监测，这种监测方法特别适用于需要长期药物治疗且具有窄治疗窗的药物。如某些局部使用的脂溶性的类固醇药物，可以通过汗腺以汗液形式排出。眼部使用的某些药物，例如用于治疗青光眼的 β 肾上腺素受体拮抗药或前列腺素类似物，可能通过泪液排出。吸入性麻醉药（如异

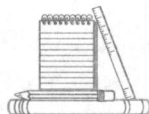

氟醚和恩氟醚）、治疗哮喘的某些吸入性药物（如沙美特罗或福莫特罗）可通过肺的呼吸作用排出。

## 任务三　血药浓度变化的时间过程和药物代谢动力学的基本参数

药物在体内吸收、分布、代谢和排泄过程中，始终伴随着血药浓度随时间变化而变化的动态过程，药物代谢动力学参数能定量反映药物在体内的这种动态变化规律，是临床制定和调整给药方案的重要依据。

### 一、血药浓度变化的时间过程

#### 1. 血药浓度－时间曲线

浓度－时间曲线（concentration-time curve），给药后药物浓度随时间迁移发生变化，以药物浓度（或对数浓度）为纵坐标，以时间为横坐标绘出的曲线图，又称药－时曲线（图3-2）。当药物的吸收速度大于消除速度时曲线上升，故曲线的升段反映药物的吸收分布过程，吸收快的药物曲线上升快；给药后达到的最高血药浓度称为峰浓度（peak concentration，$C_{max}$），其与药物剂量成正比；单次给药后达到最高血药浓度的时间称为达峰时间（peak time，$T_{max}$），此时药物的吸收速度等于消除速度；当药物的消除速度大于吸收速度时曲线下降，故曲线的下降段反映药物的消除过程，消除速度快的药物曲线下降快。

药－时曲线可分为三期：潜伏期、持续期和残留期。潜伏期指用药后到开始出现作用的时间，主要反映药物的吸收并到达作用部位的过程，静脉注射给药一般无潜伏期。持续期指维持有效血药浓度的时间，其与药物的吸收及消除速度有关。残留期指血药浓度已降至最小有效浓度以下，但尚未自体内完全消除的时间，其长短与药物的消除速度有关。

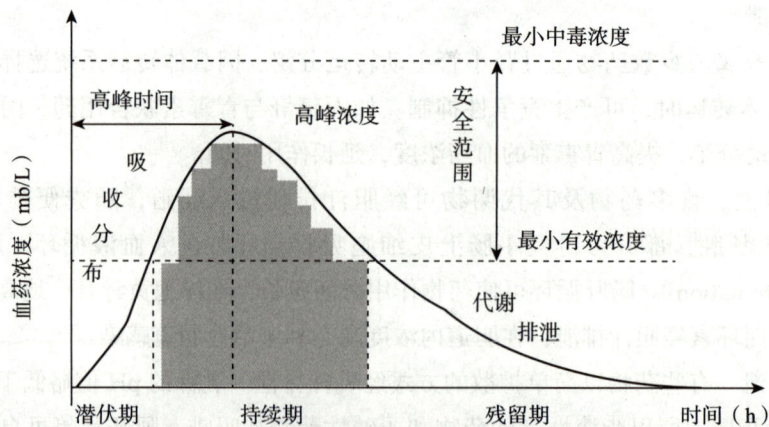

图3-2　单次非静脉给药时的药－时曲线

#### 2. 药－时曲线的意义

坐标轴和药时曲线围成的面积称为曲线下面积（area under the curve，AUC）。AUC反映进入体循环药物的相对量，与吸收进入体循环的药量成正比。

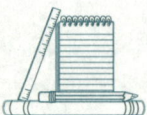

## 二、药物代谢动力学的基本参数及意义

### （一）房室模型

房室模型是将机体视作一个系统所建立的数学模型。根据药物跨过生物膜的转运速率差异，在该系统内划分出一个或若干个房室。处于中心位置的房室为中央室，能与其他房室进行可逆的药物转运，其余房室统称为外周室。假定药物消除仅在中央室发生，且吸收、分布及消除过程均遵循一级动力学。

房室是抽象概念，不同于解剖学和生理学概念，它是人为地将机体内药物转运速率及分布相似的部位归为同一房室，属理论上的空间组合。房室的划分取决于药物与组织的亲和力、蛋白结合率以及组织、器官的血流量、生物膜的通透性等因素。一般而言，中央室包括血液及血液流动丰富的组织和器官，如肝、肾、心、脑及腺体等；外周室包括脂肪、皮肤及静止状态的肌肉组织等血流相对不丰富的组织和器官。对于脑组织，若药物脂溶性高可视为中央室，反之，若脂溶性低，则划分为外周室。

房室模型主要有以下类型：

**1. 一室模型** 药物进入全身循环后，能迅速分布到机体各部位，使血液浓度和全身各组织器官部位浓度立即达动态平衡，即将整个机体作为一个隔室处理。

**2. 二室模型** 药物在血浆中和组织中的分布平衡速度不同，分为中央室和周边室。药物先进入中央室（血液供应丰富的组织，如血液、肝、肾等）并均匀分布，后缓慢分布到周边室（血液供应较少或血流较慢的组织，如脂肪、皮肤、骨骼等）。药物转运符合一级速率过程，消除只在中央室发生。多数情况下，二室模型能较准确反映药物在体内的过程特征，呈现体内药物浓度动态变化，在药物代谢动力学研究中应用广泛。

此外，还有三室模型和多室模型。某些药物在特定器官或组织有特殊结合或蓄积时，需用三室模型描述药代动力学过程。多室模型虽能更精细反映药物在体内动态变化，但因复杂性参数估计和计算难度大，实际应用相对较少，仅在深入研究具有特殊药代动力学特征的药物体内过程时才考虑使用。

### （二）消除动力学

药物消除，又称药物清除（drug clearance），是指体内药物原型的减少过程。包括药物以原型或代谢产物排出体外的过程（排泄）及药物生物转化的过程（代谢）。

**1. 一级速率过程（first order process）** 又称一级动力学过程（first-order kinetic process），指单位时间内体内药物以恒定比例进行消除。其特点如下：①药物的消除速率与血药浓度成正比，而与给药剂量无关；②血药浓度的对数与时间呈线性相关；③半衰期恒定，不随血药浓度的变化而变化；④大多数药物在体内按一级动力学消除。

**2. 零级速率过程（zero order process）** 也称为零级动力学过程（zero-order kinetic process），是指药物在体内以恒定的速率消除，即不论血浆药物浓度高低，单位时间内消除的药物量不变的过程。在半对数坐标图上，其药-时曲线呈直线。其特点如下：①消除速率常数为零级速率常数，不随血药浓度变化；②血药浓度与时间呈直线关系；③单位时间内消除的药物量是恒定的。

**3. 非线性速率过程（nonlinear rate process）** 药物的半衰期与剂量有关，但血药浓度-时间曲线下面积与剂量不成正比时的药物代谢速率过程。某些药物在高浓度时可能呈现零级速率过程，在血药浓度下降到最大消除能力以下时，可转化为一级速率过程，这两种混合型速率过

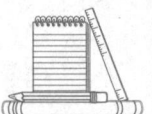

程的微分方程通常是非线性的，故称为非线性速率过程。这种现象可因药物代谢酶或转运体的饱和、药物与血浆蛋白结合的饱和、组织对药物的摄取达到饱和等原因导致，如苯妥英钠、阿司匹林、茶碱、乙酰唑胺、乙醇等。

### （三）药动学的基本参数及意义

**1. 生物利用度（bioavailability，$F$）** 指药物吸收进入体循环的速度和程度。可用药物吸收进入体循环的药量与实际给药量的百分率表示，计算公式为：

$$F（\%）= \frac{A}{D} \times 100\%$$

A 为进入血液循环的药量；D 为实际给药总量，常用血管内给药所得药 - 时曲线下面积表示。药物静脉注射全部进入血液循环，此时生物利用度 $F$ 为 100%。如以血管外给药（如口服）为例，则可得药物的绝对生物利用度和相对生物利用度公式：

$$F =（AUC_{血管外给药}/AUC_{静脉给药}）\times 100\%$$
$$F =（AUC_{受试制剂}/AUC_{标准制剂}）\times 100\%$$

生物利用度具有重要意义：①它是评价药物吸收率、药物制剂质量或生物等效性的一个关键指标；②评价同一药物不同途径给药的吸收程度时可采用绝对生物利用度；③相对生物利用度可用于评估药物剂型对吸收率的影响，能够反映不同厂家同一制剂或同一厂家不同批号的药物吸收情况；④还可反映药物吸收速度对药物效应的影响，当同一药物的不同制剂 AUC 相等时，吸收快的血药浓度达峰时间短，且峰值高。

**2. 表观分布容积（apparent volume of distribution，$V_d$）** 指药物在血浆和组织内分布达到动态平衡时，体内药物总量（A）按此时血药浓度（C）推算，在理论上应占有的体液容积。计算公式为：

$$V_d = \frac{A}{C}$$

$V_d$ 的单位可用 L 或 L·kg$^{-1}$ 表示。

$V_d$ 的意义如下：①所测得的 $V_d$ 并非药物在体内实际占有的体液容积，而仅仅反映药物在组织中分布范围的大小以及结合程度的高低。其大小取决于药物的脂溶性以及与组织的亲和力；②根据 $V_d$ 可推测药物的分布范围。对于一个体重为 70kg 的正常人而言，若 $V_d$=5L 时，相当于血浆的容量，这提示药物主要在血浆分布；若 $V_d$ 为 10 ～ 20L，相当于细胞外液的容量，表明药物在细胞外液分布；若 $V_d$=40L，相当于细胞内、外液容量，说明药物在全身体液分布；若 $V_d$ 为 100 ～ 200L，则提示药物可能在特定器官蓄积，即体内存在"贮库"；③根据 $V_d$ 还可推算体内药物总量、血药浓度、达到某一血药浓度所需的药物剂量以及排泄速度。一般来说，$V_d$ 小的药物排泄相对较快。

**3. 半衰期（half-life time，$t_{1/2}$）** 即血浆半衰期，指血浆药物浓度下降一半所需的时间。它反映了药物在体内的消除速度。绝大多数药物按照一级速率过程方式进行消除时，其 $t_{1/2}$ 是恒定值，不会因给药剂量和给药途径的不同而发生变化。当肝、肾功能不全时，绝大多数药物的 $t_{1/2}$ 会延长，此时应减少给药剂量或延长给药间隔时间。

$t_{1/2}$ 的临床意义如下：①确定给药剂量和给药间隔时间：$t_{1/2}$ 较短时，给药间隔时间应相应缩短；$t_{1/2}$ 较长时，给药间隔时间则较长。$t_{1/2}$ 长的药物在体内的作用时间较长，给药频率较低。②推测连续给药达到稳态血药浓度的时间：对于一级速率过程的药物，以恒定的间隔时间给予恒量的药物，经过 5 个 $t_{1/2}$ 后，可达到稳态血药浓度，此时药物的吸收速度与消除速度达到平

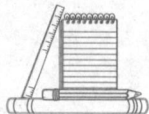

衡。若肝肾功能不全者，绝大多数药物的$t_{1/2}$延长，应调整给药剂量或给药间隔。③预测停药后药物基本消除的时间：对于一级速率过程的药物，停药后经过5个$t_{1/2}$，药物消除96%以上，可认为药物已基本消除。④作为药物分类的依据：可按照$t_{1/2}$的长短，将药物分为长效类、中效类和短效类。

**4. 清除率（clearance，$CL$）**　指单位时间内从体内清除的药物表观分布容积数，即在单位时间内有多少容积血浆中的药物被清除。计算公式为：$CL=k \cdot V_d$。单位可用 mL·min$^{-1}$ 或 L·h$^{-1}$ 表示。

**5. 稳态血药浓度（steady state concentration，$C_{ss}$）**　临床药物治疗常需连续给药以维持有效血药浓度。按一级速率过程消除的药物，按固定间隔时间给予固定剂量，在每次给药时体内总有前次给药存留量，多次给药形成不断蓄积，随着给药次数的增加，体内总药量的蓄积量逐渐增加，直至在剂量间隔内消除的药量等于给药剂量，从而达到平衡时的浓度，称为稳态血药浓度，给药后所能达到的最高血浆浓度为峰浓度（peak concentration，$C_{max}$），两次给药期间的最低浓度为谷浓度（minimum concentration，$C_{min}$），二者之间相对距离为波动幅度（图3-3）。

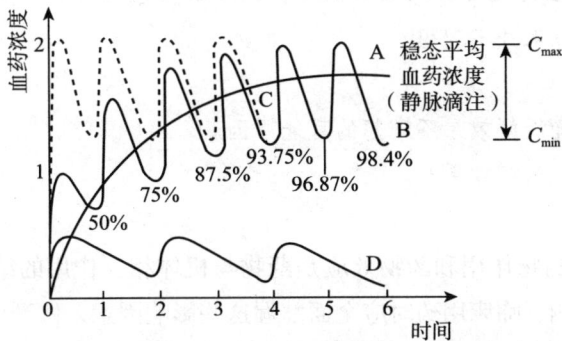

A. 静脉滴注，$D_m/t_{1/2}$；B. 静脉注射，$D_m/t_{1/2}$；

C. 静脉注射，$2D_m \cdots D_m/t_{1/2}$；D. 静脉注射，$\frac{1}{2}D_m/2t_{1/2}$。$D_m$：维持剂量

**图3-3　连续给药的药－时曲线**

按一级速率过程消除的药物，连续恒速或分次恒量给药的药时曲线的意义如下：$C_{ss}$的高低与给药总量成正比；$C_{ss}$的波动幅度与给药剂量成正比；达到$C_{ss}$的时间与$t_{1/2}$成正比。在临床上，若需要立即达到有效血药浓度，可在首次给药时给予负荷剂量（loading dose），再采用维持剂量进行治疗。给予负荷剂量是快速、有效的给药方法，它可以在短时间内使血药浓度迅速升高到治疗水平，但仅适合于安全范围大、起效慢的药物。对于安全范围较小的药物，给予负荷剂量可能会导致药物中毒等不良反应。静脉滴注时，可将第一个$t_{1/2}$内静脉滴注量的1.44倍静脉注射，即可立即达到并维持$C_{ss}$。

总之，了解按一级速率过程消除的药物在连续恒速或分次恒量给药时药－时曲线的意义，对于合理制订给药方案、提高药物治疗效果、减少不良反应具有重要的临床价值。

**复习思考题**

1. 减少首过消除的给药途径有哪些？

2. 简述药-时曲线的临床意义。

3. 简述药物血浆半衰期的概念及临床意义。

扫一扫，查阅
复习思考题
答案

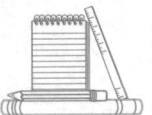

# 项目四　影响药物效应的因素

【学习目标】

掌握：机体方面、药物方面因素对药物效应的影响。

熟悉：配伍禁忌、协同作用、拮抗作用、高敏性的概念。

了解：影响药物作用的其他因素。

## 案例导入

患者，男，55岁，因长期饮酒和饮食不规律导致患脂肪肝。最近，由于胸痛入院检查，诊断为稳定型心绞痛。医生为他开具硝酸甘油片，以缓解心绞痛发作。然而，该患者在口服硝酸甘油片后，心绞痛缓解效果并不理想。

请思考：

1. 分析该患者心绞痛缓解效果不理想的可能原因。

2. 如何提高该患者的治疗效果？

药物在机体产生的药物作用和药物效应是药物与机体相互作用的结果，二者相互作用受药物和机体多种因素的影响，临床用药时应全面掌握这些影响因素，做到用药个体化。

## 任务一　药物方面的因素

### 一、药物的剂量

剂量指用药的分量。剂量的大小决定血药浓度的高低，进而决定药物效应的强弱，故在一定范围内，药物效应随剂量增加而增强。但超过一定范围，随剂量继续增加，血药浓度持续升高，但药物效应并不会随之增加，反而会引起毒性反应。因此，临床用药应注意用药剂量与效应的关系，严格掌握用药剂量。

### 二、药物的剂型

药物的剂型可影响药物的体内过程。同一药物的不同剂型，吸收速度往往不同。口服时液体剂型比固体剂型吸收快，固体剂型吸收由快到慢的顺序为：胶囊剂＞片剂＞丸剂。肌内注射时吸收速度为：水溶液＞混悬剂＞油剂。即使同一药物的同一剂型，由于不同厂家、不同批号的制备工艺和辅料不同，也可影响药物的吸收。临床应用的缓释制剂和控释制剂可使药物缓慢释放，延缓吸收，较长时间维持有效血药浓度而产生稳定持久的疗效，故可减少给药次数。

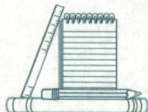

### 三、给药途径

给药途径可影响药物的吸收速度和程度，进而影响药物效应的快慢和强弱。不同给药途径药物效应出现快慢的顺序一般为：静脉注射＞吸入＞舌下给药＞肌内注射＞皮下注射＞口服＞直肠给药＞皮肤给药。但也有例外，如地西泮口服起效比肌内注射快。给药途径有时会影响药物效应的性质，如硫酸镁口服有泻下和利胆作用，肌内注射有抗惊厥和降压作用，外用则有消肿止痛作用。

### 四、给药时间和次数

给药时间可影响某些药物的疗效，应根据病情、药物特点和机体生物节律而定。一般来说，饭前服药吸收较好，起效较快；饭后服药吸收较差，起效较慢，但有刺激性的药物如水杨酸类，宜饭后服用，以减少对胃肠道的刺激；助消化药需在饭时或饭前片刻服；驱肠虫药宜空腹服；降糖药胰岛素应餐前给药；催眠药应睡前服；抗高血压药宜在清晨服。

给药次数应根据病情和药物在体内的消除速度而定。药物的 $t_{1/2}$ 是确定给药次数的重要依据，$t_{1/2}$ 短的药物，给药次数相应增加，$t_{1/2}$ 长的药物，给药次数相应减少。

---

**知识链接**

#### 时辰药理学

时辰药理学是一门从 20 世纪 50 年代开始研究并在近年来迅速发展的边缘学科，它隶属于药理学范畴，同时也是时间生物学的分支。时辰药理学依据时间生物学理论，即人体生理、生化活动随季节和时间呈周期性变化，主要研究不同季节和一日内不同时间对药物的药效学和药动学的影响，包括充分发挥药物治疗效果并减少不良反应，以及探讨常用药物和新药对生物节律的药动学作用。研究证实，许多药物作用与人体生物节律密切相关，同一种药物同等剂量因给药时间不同效果各异。运用时辰药理学知识制订合理给药方案，对提高药物疗效、降低不良反应和减少药物用量具有重要临床价值。

例如，糖皮质激素分泌高峰在早上 7～8 点，此时一次性给予一日总量，对下丘脑－垂体－肾上腺轴的抑制作用最轻，副作用最小；5-羟色胺再摄取抑制药如氟西汀、帕罗西汀等应在清晨服用，与抑郁症暮轻晨重的特点相符。此外，抗高血压药宜早上 7～8 点服用；心绞痛患者最佳服药时间是早晨醒来时；平喘药每晚睡前服药一次的平喘效果显著优于每天两次给药方案。

---

### 五、药物相互作用

药物相互作用指两种或两种以上药物同时或先后使用时，使原有的药物作用与效应发生变化的现象，结果可以是疗效增强（降低）或不良反应减少（增加）。联合用药的目的是提高疗效、减少不良反应、防止耐药性的产生，故联合用药时应注意药物相互作用。药物相互作用包括药物在体外、体内的相互作用，后者又分为药物代谢动力学方面、药物效应动力学方面的相互作用。

**1. 药物在体外的相互作用** 指药物进入机体之前产生的相互作用。在配制药物（尤其是液

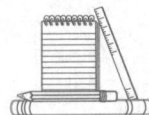

体药物）的过程中，药物与药物、药物与辅料、药物与溶媒之间发生理化反应，可出现混浊、沉淀、气体、变色等，使疗效减低或毒性增强的现象称为配伍禁忌。

在葡萄糖液及生理盐水等溶媒中加入药物是临床常用的给药方法，但应注意配伍禁忌，注射剂之间配制前要认真查对配伍禁忌表。另外，血液、血浆、氨基酸等是特殊性质的输液剂，不允许加入其他药物。

### 2. 药物在体内的相互作用

（1）药物在药物代谢动力学方面的相互作用　包括药物在吸收、分布、代谢、排泄过程中的相互作用，主要表现在影响药物在胃肠道吸收、对血浆蛋白的竞争性抑制、对肝药酶的诱导或抑制、影响肾小管重吸收或分泌等方面，使药物在作用部位的浓度改变，导致药物效应增强或减弱，作用时间延长或缩短。如抗酸药减少氨苄西林的吸收；苯妥英钠从血浆蛋白结合部位置换出华法林，使其抗凝作用增强，甚至引起出血；苯巴比妥加速泼尼松的代谢，使其疗效降低；碳酸氢钠减少阿司匹林在肾小管的重吸收，促进其排泄，从而解救其中毒。

（2）药物在药物效应动力学方面的相互作用　指一种药物对另一种药物的效应的影响，表现为协同作用和拮抗作用。协同作用指药物联合用药时产生的效应大于或等于单用效应的总和，如硝酸异山梨酯与普萘洛尔合用抗心绞痛作用相加，磺胺甲噁唑与甲氧苄啶联合用药抗菌作用增强。拮抗作用指两药联合用药时产生的效应小于它们各自的作用，如纳络酮拮抗吗啡的作用，用于解救吗啡中毒。

# 任务二　机体方面的因素

## 一、年龄

年龄的不同会导致对药物作用的反应存在差异。年龄对药物作用的影响主要集中在小儿和老年人，因为小儿和老年人的生理功能与成年人有所不同，所以对药物的敏感性和反应也各异。

小儿用药与成年人有显著差别。小儿处于生长发育期，尤其是婴幼儿，各种生理功能尚未发育成熟，对药物的代谢和排泄能力较弱，对药物的反应通常较为敏感。例如，新生儿肝脏葡萄糖醛酸结合能力尚未发育完善，使用氯霉素易发生蓄积中毒，进而可能导致灰婴综合征；新生儿肾功能尚未健全，应用氨基糖苷类药物易致蓄积中毒，甚至引发耳聋；两岁以下幼儿血脑屏障发育不完善，对中枢兴奋药与中枢抑制药都格外敏感，容易产生毒性反应，如惊厥或呼吸抑制等，应用吗啡时比成年人更易引起呼吸抑制；小儿体液占体重比例较大，水盐代谢也较快，故对影响水盐代谢和酸碱平衡的药物特别敏感，如使用解热镇痛药易引起脱水，应用利尿药易致水盐代谢紊乱。因此，小儿用药剂量应适当减少，一般根据年龄、体重或体表面积来计算用药量。

老年人各器官功能随着年龄增长逐渐衰退，特别是肝、肾功能减退，对药物的代谢和排泄能力下降，对药物的耐受性也较差，用药剂量通常为成人剂量的四分之三。老年人对中枢神经系统药、心血管系统药、胰岛素、利尿药等反应比较敏感，使用时需特别留意。

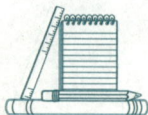

## 二、性别

性别对药物效应无明显差异，但女性在特殊生理时期（如月经、妊娠、分娩、哺乳等时期）用药应注意。在月经期和妊娠期应用泻药、利尿药、抗凝血药可引起盆腔充血、月经过多、流产或早产，应禁用或慎用。除特别需要外，妊娠期一般不应使用药物，尤其在妊娠早期应禁用抗肿瘤药、性激素、苯妥英钠等可能致畸的药物。吗啡等可抑制胎儿的呼吸，临产前禁用。哺乳期用药应注意有些药物如氯霉素、异烟肼、口服降糖药等可进入乳汁对婴儿造成不良影响。

## 三、遗传因素

遗传是影响药物代谢和效应的重要因素。研究发现，同卵双生子对某些药物的代谢速率和效果表现出高度的一致性，而异卵双生子之间的差异较大。由此可见，决定药物代谢酶、药物转运蛋白和药物作用靶点活性与功能表达的结构基础是基因，基因突变可导致所编码的药物代谢酶、转运蛋白和受体蛋白氨基酸残基序列和功能异常。遗传多态性、种族差异、个体差异、特异质反应是遗传因素的重要组成部分。

**1. 遗传多态性** 在一个生物群体中，同时且经常存在两种或多种不连续的变异型、基因型或等位基因。遗传因素可影响药物的药物代谢动力学和药物效应动力学。对药物代谢动力学的影响主要表现为药物体内转化的异常，如肝内乙酰化转移酶可分为快、慢乙酰化型，不同患者在应用异烟肼、磺胺药、甲硫氧嘧啶等药物时，代谢速度会出现明显差异。服用同样剂量时，快乙酰化型血药浓度低、半衰期短。遗传因素对药物效应动力学的影响主要表现在不影响血药浓度的前提下，使机体对药物的反应异常，这是由受体部位异常、组织细胞代谢障碍等因素引起的。例如，某些先天性缺乏高铁血红蛋白还原酶者，应用硝酸酯类、磺胺类等药物，可导致高铁血红蛋白血症。

**2. 种族差异** 种族因素涵盖遗传和环境两方面。不同种族的遗传背景对药物代谢酶的活性和作用靶点的敏感性有显著影响，使得一些药物的代谢和反应存在种族差异。比如，中国人在服用普萘洛尔后可能表现出更强的心血管反应，而黑种人可能表现出较低的敏感性；与白种人相比，中国人对吗啡的胃肠道敏感性较高，而对呼吸抑制和心血管抑制作用的敏感性较低；服用异烟肼后，白种人多为慢代谢者，而黄种人多为快代谢者。

**3. 个体差异** 指在同等受试条件下，不同个体对同一药物的反应在质或量上存在差异。表现形式有高敏性、耐受性、变态反应和特异质反应等，前两者是量的差异，后两者是质的差异。同一种族内的个体差异通常比种族间的差异更为显著。

## 四、病理状态

病理状态既能改变药物的药物代谢动力学，也能改变机体对药物的敏感性，从而影响药物效应。例如，某些慢性疾病引起的低蛋白血症，可使奎尼丁、地高辛、苯妥英钠等药物的血浆蛋白结合率降低，使游离型药物浓度增加，效应增强甚至引发毒性反应；肝、肾功能不全可使经肝转化的药物及经肾排泄的药物消除减慢，半衰期延长，必须适当调整剂量或给药间隔时间；阿司匹林只降低发热者的体温，对正常体温无影响；阿托品解救有机磷中毒的剂量远远超过缓解胃肠绞痛的剂量；磺酰脲类药对胰岛功能完全丧失的糖尿病患者无降血糖作用。另外，应注意某些药物能诱发或加重潜在性疾病，如氢氯噻嗪可能加重糖尿病，长期大剂量应用糖皮质激素可诱发或加重溃疡等。

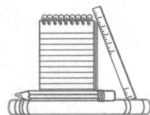

## 五、心理精神因素

药物效应在一定程度上会受到诸多因素的影响，比如患者自身的情绪状态、对药物的信赖程度，以及医护人员的语言表达、表情神态、态度倾向、暗示作用、技术操作的熟练程度和工作经验等。安慰剂效应（placebo effect）在不同的疾病中表现出的明显程度存在差异。相关研究表明，在疼痛类疾病、精神疾病、消化系统疾病以及具有自愈倾向的疾病等领域，安慰剂效应可能表现得更为突出。显然，这种看似的"疗效"并非真正由药物产生的作用，而是心理因素所带来的结果。

---

**知识链接**

**安慰剂和安慰剂效应**

安慰剂（placebo）是一种外观类似药物的制剂，常由无药理活性的物质制成，如乳糖或淀粉。广义的安慰剂包括药物安慰剂和非药物安慰剂（如假手术即假治疗）。安慰剂效应指患者在接受无药理活性的安慰剂后，心理因素出现的主观或客观的积极变化。

患者治疗后的药物效应是药理学效应、非特异性药物效应、非特异性医疗效应和疾病的自然恢复等共同作用的结果，后三者共同构成了安慰剂效应。患者的期望、信念和对医生的信任是安慰剂效应的关键因素；医生对疾病的解释和预后推测可显著影响安慰剂效应的强度。可见，安慰剂效应是影响药物治疗效果的重要因素。

了解和考虑安慰剂效应对于评估治疗效果、提升患者依从性及改善患者体验至关重要。在药物临床试验中，设置安慰剂对照组可排除安慰剂效应的干扰，从而更准确地评估药物实际疗效。尽管安慰剂效应在某些情况下可能有益，但它无法治疗疾病的根本原因，还可能掩盖实际医疗问题。

安慰剂效应是复杂的心理－生理现象，凸显了心理状态在疾病治疗中的重要作用。在临床实践中，医生和研究人员需考虑安慰剂效应，以确保治疗的有效性和患者的最佳利益。

---

因此，医护人员在用药工作中，必须分析患者用药心理，运用掌握的药物知识，耐心细致地介绍药物的治疗效果、不良反应及用药注意事项，并用良好的态度和行为开展工作，消除患者的心理精神因素影响，以便药物发挥更好的疗效。

**复习思考题**

1. 影响药物效应的因素有哪些？
2. 什么是药物相互作用？表现在哪些方面？

扫一扫，查阅
复习思考题
答案

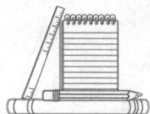

# 模块二　作用于外周神经系统的药物

## 项目五　传出神经系统药理学概论

【学习目标】

掌握：传出神经的受体类型、分布及其效应。

熟悉：传出神经系统递质的分类。传出神经系统药物的分类及药物的作用方式。

了解：传出神经系统递质的生物合成、贮存、释放及消除。

### 案例导入

在课堂上，老师提出了一个问题并随机点到小明回答。刹那间，小明心跳急剧加快，脸颊迅速涨红，手心也冒出了细密的汗珠，大脑一片空白，不知该如何作答。

请思考：

1. 小明出现的这种状况可能与机体哪些神经递质相关联？

2. 试着从递质与受体作用的角度解释上述现象。

神经系统分为中枢神经系统和外周神经系统。其中，中枢神经系统包括脑和脊髓；外周神经系统则涵盖除脑和脊髓以外的神经及神经节。按照功能划分，外周神经系统又可分为传入神经系统和传出神经系统。作用于传出神经系统的药物主要通过影响该系统递质的合成、贮存、释放、失活以及与受体的结合等过程而发挥作用。

## 任务一　传出神经系统的递质与受体

### 一、传出神经的分类

#### （一）传出神经按解剖学分类

传出神经系统包括自主神经（植物神经）系统和运动神经系统。

**1.自主神经系统**　分为交感神经和副交感神经。自主神经自中枢神经系统发出后，先进入

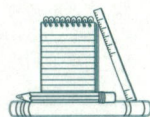

神经节更换神经元，然后到达所支配的效应器（心肌、平滑肌、腺体等），因此有节前纤维和节后纤维之分。

**2. 运动神经系统**　自中枢神经发出后，中途不更换神经元，直接到达所支配的效应器（骨骼肌）。

#### （二）传出神经按末梢释放的递质分类

根据神经末梢释放的主要神经递质不同，可将传出神经元分为胆碱能神经元和去甲肾上腺素能神经元。

**1. 胆碱能神经元**　即能够合成并释放乙酰胆碱的神经元。其中包括交感神经和副交感神经的节前纤维、运动神经、全部副交感神经的节后纤维，此外，还有极少数交感神经节后纤维也属于此类，如支配汗腺分泌和骨骼肌血管舒张的神经。

**2. 去甲肾上腺素能神经元**　能够合成并释放去甲肾上腺素的神经元。在周围神经系统中，绝大多数交感神经的节后纤维都属于这一类型。这些神经元在调节应激反应、情绪、注意力、觉醒以及自主功能等方面发挥着重要作用。

需要注意的是，胆碱能神经元不仅存在于外周神经系统，在中枢神经系统中也广泛分布，如大脑皮层、海马和基底神经节等部位；去甲肾上腺素能神经元同样在中枢神经系统的蓝斑核有分布。

## 二、传出神经系统的递质

传出神经系统的递质主要有去甲肾上腺素（noradrenaline，NA；norepinephrine，NE）、乙酰胆碱（acetylcholine，ACh）以及多巴胺（dopamine，DA）等。药物可通过影响递质的合成、贮存、释放、消除等环节或通过直接与受体结合而产生生物效应。

**1. 乙酰胆碱**　①生物合成：ACh 主要在胆碱能神经末梢形成，由胆碱和乙酰辅酶 A 在胆碱乙酰化酶的催化下合成。②贮存与释放：ACh 形成后，即进入囊泡并与 ATP 等物质共同贮存于囊泡中。当神经冲动到达神经末梢时，细胞外的 $Ca^{2+}$ 内流，促进囊泡与突触前膜融合，形成裂孔，将囊泡内容物经过裂孔以胞裂外排的方式释放到突触间隙。③消除：ACh 作用的消失主要是被神经突触间隙中的胆碱酯酶（AChE）水解成胆碱和乙酸而失效。

**2. 去甲肾上腺素**　①生物合成：NA 主要在去甲肾上腺素能神经末梢合成。酪氨酸从血液进入神经元后，在酪氨酸羟化酶催化下生成多巴，再经多巴脱羧酶的催化，脱羧后生成多巴胺，后者进入囊泡中，经多巴胺 β- 羟化酶的催化，转变为 NA。②贮存与释放：NA 形成后，与 ATP 等物质贮存于囊泡中。当神经冲动到达神经末梢时，细胞外的 $Ca^{2+}$ 内流，将囊泡内容物通过胞裂外排的方式释放到突触间隙。③消除：释放到突触间隙的 NA75%～ 90%被突触前膜上的胺泵再摄取（称为摄取 -1，uptake 1），大部分贮存于囊泡中，以供再次释放。此外，许多非神经组织如心肌、血管、肠道平滑肌也可摄取 NA（称为摄取 -2，uptake 2），未进入囊泡的 NA 可被单胺氧化酶（monoamine oxidase，MAO）及儿茶酚 -O- 甲基转移酶（catechol-O-methyltransferase，COMT）破坏；尚有小部分 NA 从突触间隙扩散到血液，最后被肝、肾等组织中的 COMT 和 MAO 破坏失活。

---

**知识链接**

#### 离体双蛙心灌流实验

1921 年，德国科学家奥托·洛伊（Otto Loewi）进行了著名的离体双蛙心灌流实

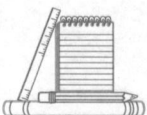

验。该实验首次证明了神经递质的存在和作用，即神经细胞间的信号传递是借助化学物质而非单纯电信号实现的，这对理解神经系统如何通过化学物质进行信号传递具有里程碑意义。

实验过程如下：洛伊解剖了两只青蛙，取出它们的心脏。其中一个心脏与迷走神经保持相连，另一个心脏则将神经剥离或割断。接着，他用导管将两个心脏连接起来并进行灌流实验。他先是电击了第一个心脏所连接的迷走神经，此时观察到第一个心脏的活动受到明显抑制。随后，令人惊奇的是，当第一个心脏的灌注液流入第二个心脏时，第二个心脏的跳动也逐渐变缓。这个结果有力地表明，迷走神经释放了某种化学物质，而这种物质能够传递抑制心脏跳动的信号。

洛伊的这一伟大发现对化学传递学说的发展起到了至关重要的推动作用。正因如此，他与亨利·哈利特·戴尔共同荣获了 1936 年的诺贝尔生理学或医学奖。这一实验不但证实了神经递质的存在，还为日后的神经科学和药理学研究奠定了坚实的基础。

## 三、传出神经系统的受体及其效应

传出神经系统的受体根据能与其选择性结合的递质来命名。能与乙酰胆碱结合的受体称为乙酰胆碱受体（acetylcholine receptor）；能与去甲肾上腺素或肾上腺素结合的受体称为肾上腺素受体（adrenoreceptor）。

### （一）传出神经系统的受体

#### 1. 胆碱受体

（1）毒蕈碱受体（muscarine receptor，M 胆碱受体）　M 胆碱受体可分为 $M_1$、$M_2$、$M_3$、$M_4$ 和 $M_5$ 五种亚型。主要分布于胆碱能神经节后纤维所支配的效应器，如心脏、血管、支气管平滑肌、胃肠平滑肌、瞳孔括约肌和各种腺体。

---

**知识链接**

**M 胆碱受体的亚型分布**

M 胆碱受体的五个亚型在体内分布各异，且与特定生理功能紧密相关。$M_1$ 亚型主要见于中枢神经系统，外周神经元和胃壁细胞也有分布，可介导兴奋作用。$M_2$ 亚型在心脏中表达量高，与心脏的负性变力和负性变时作用有关，同时也分布于平滑肌和内皮细胞。$M_3$ 亚型广泛分布于身体各处，特别是腺体（如唾液腺、支气管腺体）、平滑肌（如血管、肠道平滑肌）及皮肤，能刺激腺体分泌并引起平滑肌收缩。$M_4$ 和 $M_5$ 亚型主要在中枢神经系统，其具体功能和生理作用仍在研究中。

这些分布特点决定了各亚型在不同生理和病理过程中的作用。如 $M_1$ 亚型受体激活可增强胃壁细胞胃酸分泌，$M_2$ 亚型受体激活能减慢心率、扩张血管，$M_3$ 亚型受体因广泛分布而参与多种生理功能调节，包括腺体分泌、血管扩张和平滑肌收缩。了解 M 胆碱受体亚型分布有助于开发针对特定受体的药物，用以治疗心脏病、哮喘、消化性溃疡等相关疾病。

---

（2）烟碱受体（nicotine receptor，N 胆碱受体）　N 胆碱受体又分为 $N_1$（$N_N$）和 $N_2$（$N_M$）

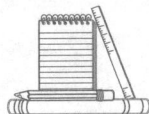

胆碱受体。$N_1$ 胆碱受体主要分布于自主神经节细胞突触后膜、肾上腺髓质等处；$N_2$ 胆碱受体主要分布于骨骼肌上。

---

**知识链接**

### 毒蕈碱与烟碱

毒蕈碱是一种天然生物碱，有毒，主要存在于丝盖伞属和杯伞属的真菌中，粉褶蕈属和小菇属的真菌中也发现含有达到摄入中毒剂量的毒蕈碱。毒蕈碱虽不作为治疗性药物，但有重要的药理活性。

烟碱，俗名尼古丁，是一种存在于茄科植物（茄属）中的生物碱，也是烟草的重要成分，还是 N 胆碱受体激动药的代表，对 $N_1$、$N_2$ 胆碱受体及中枢神经系统均有作用，无临床应用价值。烟碱会使人上瘾或产生依赖性，反复使用可以加快心率和升高血压并降低食欲，严重时可致人死亡。

---

**2. 肾上腺素受体**

（1）α 肾上腺素受体　α 肾上腺素受体分为 $\alpha_1$ 肾上腺素受体和 $\alpha_2$ 肾上腺素受体两种亚型。$\alpha_1$ 肾上腺素受体主要存在于突触后膜，如皮肤、黏膜、内脏血管、虹膜辐射肌及腺体等处；$\alpha_2$ 肾上腺素受体主要存在于去甲肾上腺素能神经末梢突触前膜。

（2）β 肾上腺素受体　β 肾上腺素受体分为 $\beta_1$、$\beta_2$、$\beta_3$ 亚型。$\beta_1$ 肾上腺素受体主要存在于心脏、肾小球旁细胞；$\beta_2$ 肾上腺素受体主要存在于平滑肌（支气管、血管、胃肠道、尿道）、骨骼肌、肝脏等处，去甲肾上腺素能神经突触前膜上亦有 $\beta_2$ 肾上腺素受体；$\beta_3$ 肾上腺素受体主要分布于脂肪细胞上。

**（二）传出神经受体的生理效应**

**1. 胆碱受体的生理效应**

（1）M 样作用　M 胆碱受体激动时主要表现为心脏抑制、血管扩张、平滑肌收缩、腺体分泌、瞳孔缩小等。

（2）N 样作用　$N_1$ 胆碱受体激动时表现为神经节兴奋及肾上腺髓质分泌；$N_2$ 胆碱受体激动时表现为骨骼肌收缩。

**2. 肾上腺素受体的生理效应**

（1）α 型作用　$\alpha_1$ 肾上腺素受体激动时主要表现为皮肤、黏膜及内脏的血管收缩，瞳孔散大，胃肠和膀胱括约肌收缩；$\alpha_2$ 肾上腺素受体激动时可反馈性抑制突触前膜去甲肾上腺素的释放。

（2）β 型作用　$\beta_1$ 肾上腺素受体激动时引起心脏兴奋；$\beta_2$ 肾上腺素受体兴奋时引起骨骼肌及冠脉血管扩张、支气管平滑肌松弛、糖原分解等效应，激动突触前膜 $\beta_2$ 肾上腺素受体可促进 NA 释放；$\beta_3$ 肾上腺素受体激动可引起脂肪分解。

机体多数器官受胆碱能神经纤维和去甲肾上腺素能神经纤维的双重支配，它们的作用效果是相互对立的，但在中枢神经系统的调节下又是统一的。一般来说，心脏和血管以去甲肾上腺素能神经纤维支配为主，胃肠道和膀胱平滑肌等以胆碱能神经纤维支配为主。当两类神经纤维同时兴奋或抑制时，一般表现为优势支配的神经纤维引起的效应增强或减弱（表 5-1）。

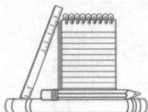

表 5-1 传出神经的受体类型、分布和效应

| 效应器 | | 胆碱能神经元兴奋 | | 肾上腺素能神经元兴奋 | |
|---|---|---|---|---|---|
| | | 受体 | 效应 | 受体 | 效应 |
| 心脏 | 窦房结 | M | 心率减慢 | $\beta_1$ | 心率加快 |
| | 传导系统 | M | 传导减慢 | $\beta_1$ | 传导加快 |
| | 心肌 | M | 收缩性减弱 | $\beta_1$ | 收缩性加强 |
| 血管 | 皮肤、内脏 | | | $\alpha$ | 收缩 |
| | 骨骼肌 | | | $\alpha$、$\beta_2$ | 舒张、收缩 |
| | 冠状动脉 | M | 舒张 | $\beta_2$ | 舒张 |
| 平滑肌 | 支气管 | M | 收缩 | $\beta_2$ | 舒张 |
| | 胃肠道 | M | 收缩 | $\alpha$、$\beta_2$ | 舒张 |
| | 胃肠及膀胱括约肌 | M | 舒张 | $\alpha$ | 收缩 |
| | 膀胱逼尿肌 | M | 收缩 | $\beta_2$ | 舒张 |
| | 胆囊及胆道 | M | 收缩 | $\beta_2$ | 舒张 |
| 眼睛 | 瞳孔括约肌 | M | 收缩 | | |
| | 虹膜辐射肌 | | | $\alpha$ | 收缩 |
| | 睫状肌 | M | 收缩 | $\beta_2$ | 舒张 |
| 腺体 | 汗腺 | M | 分泌增加 | $\alpha_1$ | 手脚心分泌 |
| | 唾液腺 | M | 分泌增加 | $\alpha_1$ | 分泌 |
| | 胃肠及呼吸道 | M | 分泌增加 | | |
| 代谢 | 脂肪组织 | | | $\beta_3$ | 脂肪分解 |
| | 肝 | | | $\beta_2$、$\alpha$ | 肝糖原分解与异生 |
| | 肌肉 | | | $\beta_2$ | 肌糖原分解 |
| 神经节 | | $N_1$ | 兴奋 | | |
| 肾上腺髓质 | | $N_1$ | 分泌 | | |
| 骨骼肌 | | $N_2$ | 收缩 | | |

注：灰色底色的效应表示占优势。

# 任务二 传出神经系统药物的作用方式与分类

## 一、传出神经系统药物的作用方式

### （一）直接作用于受体

许多传出神经系统药物能直接与胆碱受体或肾上腺素受体结合。结合后，如果产生与递质相似的作用，称为激动药或拟似药；药物与受体结合后，不激动该受体，反而占据受体，并能

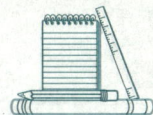

妨碍递质与受体的结合，从而产生与递质相反的作用，称为拮抗药或阻滞药。

### （二）对递质的影响

有些药物不直接作用于受体，而是通过影响递质的合成、贮存、释放或消除等过程而发挥作用。

**1.影响递质的生物合成**　有些药物是通过影响递质的合成而发挥作用的。如宓胆碱通过阻滞胆碱摄取、抑制 ACh 生成发挥作用。

**2.影响递质的释放**　有些药物通过促进递质的释放而发挥拟递质样作用。如麻黄碱和间羟胺可促进 NA 的释放而发挥拟肾上腺素作用；胍乙啶抑制 NA 的释放。

**3.影响递质的转运和贮存**　有些药物可干扰递质 NA 的再摄取，如利血平为典型的囊泡摄取抑制药，从而影响 NA 贮存于囊泡。

**4.影响递质的消除**　ACh 的体内灭活主要是被胆碱酯酶水解，如新斯的明通过与胆碱酯酶结合，抑制胆碱酯酶，从而影响胆碱酯酶水解 ACh，使 ACh 在体内蓄积，呈现拟胆碱样作用。

## 二、传出神经系统药物的分类

根据传出神经系统药物可按其作用性质和对不同类型受体的选择性进行分类（见表 5-2）。

表 5-2　传出神经系统药物的分类

| 拟似药 | 拮抗药 |
| --- | --- |
| （一）胆碱受体激动药 | （一）胆碱受体拮抗药 |
| 1.M、N 胆碱受体激动药（卡巴胆碱） | 1.M 胆碱受体拮抗药 |
| 2.M 胆碱受体激动药（毛果芸香碱） | （1）非选择性 M 胆碱受体拮抗药（阿托品） |
| 3.N 胆碱受体激动药（烟碱） | （2）$M_1$ 胆碱受体拮抗药（哌仑西平） |
| | （3）$M_2$ 胆碱受体拮抗药（戈拉碘铵） |
| | （4）$M_3$ 胆碱受体拮抗药（hexahydrosiladifenidol） |
| | 2.N 胆碱受体拮抗药 |
| | （1）$N_1$ 胆碱受体拮抗药（美卡拉明） |
| | （2）$N_2$ 胆碱受体拮抗药（筒箭毒碱） |
| （二）胆碱酯酶抑制药（新斯的明） | （二）胆碱酯酶复活药（氯解磷定） |
| （三）肾上腺受体激动药 | （三）肾上腺受体拮抗药 |
| 1.α、β 肾上腺素受体激动药（肾上腺素等） | 1.α、β 肾上腺素受体拮抗药（拉贝洛尔） |
| 2.α 肾上腺素受体激动药 | 2.α 肾上腺素受体拮抗药 |
| （1）$\alpha_1$、$\alpha_2$ 肾上腺素受体激动药（去甲肾上腺素） | （1）$\alpha_1$、$\alpha_2$ 肾上腺素受体拮抗药（酚妥拉明） |
| （2）$\alpha_1$ 肾上腺素受体激动药（去氧肾上腺素） | （2）$\alpha_1$ 肾上腺素受体拮抗药（哌唑嗪） |
| （3）$\alpha_2$ 肾上腺素受体激动药（可乐定） | （3）$\alpha_2$ 肾上腺素受体拮抗药（育亨宾） |
| 3.β 肾上腺素体激动药 | 3.β 肾上腺素受体拮抗药 |
| （1）$\beta_1$、$\beta_2$ 肾上腺素受体激动药（异丙肾上腺素） | （1）$\beta_1$、$\beta_2$ 肾上腺素受体拮抗药（普萘洛尔） |
| （2）$\beta_1$ 肾上腺素受体激动药（多巴酚丁胺） | （2）$\beta_1$ 肾上腺素受体拮抗药（阿替洛尔） |
| （3）$\beta_2$ 肾上腺素受体激动药（沙丁胺醇） | |

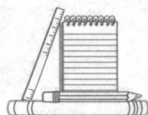

**复习思考题**

1. α 肾上腺素受体和 β 肾上腺素受体激动时会产生哪些效应？

2. 传出神经系统药物按作用性质可分为哪几种类型？

扫一扫，查阅
复习思考题
答案

扫一扫，查阅
本项目数字
资源

# 项目六　拟副交感神经药

【学习目标】

掌握：拟副交感神经药的分类及代表药；新斯的明的药理作用、临床应用、不良反应。有机磷酸酯类的中毒表现和解救。

熟悉：毛果芸香碱对眼的药理作用及临床应用。

了解：溴吡斯的明、毒扁豆碱及加兰他敏的作用特点。

## 案例导入

患者，男，56 岁，两眼发胀，视物模糊 1 年左右，角膜稍有水肿，伴有头痛，视力下降，查眼底有静脉曲张，难见眼底。诊断：慢性单纯性青光眼。使用毛果芸香碱眼药水滴眼后症状有所缓解。

**请思考：**

1. 该患者使用毛果芸香碱眼药水滴眼后症状为何能缓解？

2. 使用毛果芸香碱眼药水滴眼时应注意哪些问题？

拟副交感神经药（parasympathomimetics）是一类能够模拟副交感神经系统作用的药物。根据药物作用方式的不同，分为拟胆碱药（胆碱受体激动药）和胆碱酯酶抑制药。直接作用于胆碱受体，作用类似于内源性乙酰胆碱递质的药物，称为拟胆碱药，如乙酰胆碱和毛果芸香碱等；拟胆碱药可分为 M、N 胆碱受体激动药（如乙酰胆碱），M 胆碱受体激动药（如毛果芸香碱）和 N 胆碱受体激动药（如烟碱）。胆碱酯酶抑制药也称为抗胆碱酯酶药，可分为易逆性胆碱酯酶抑制药（如新斯的明、毒扁豆碱）和难逆性胆碱酯酶抑制药（有机磷酸酯类）。而胆碱酯酶复活药可使被抑制的胆碱酯酶活性恢复，主要用于有机磷酸酯类农药中毒的解救。

## 任务一　拟胆碱药

### 毛果芸香碱

毛果芸香碱（pilocarpine）是从毛果芸香属植物中提取的生物碱，为叔胺类化合物，其水溶液性质稳定，现已能人工合成。

【体内过程】毛果芸香碱易透过角膜，作用温和而短暂，1% 溶液滴眼，10 ～ 30min 后开始缩瞳，持续时间约 4 ～ 8h。眼压降低达峰时间为 75min，维持时间为 4 ～ 14h。

【药理作用】能直接激动 M 胆碱受体，作用广泛，对眼和腺体作用较明显。

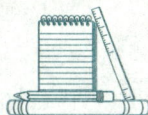

**1. 对眼的作用** 滴眼后能引起缩瞳、降低眼内压和调节痉挛等作用（图 6-1）。

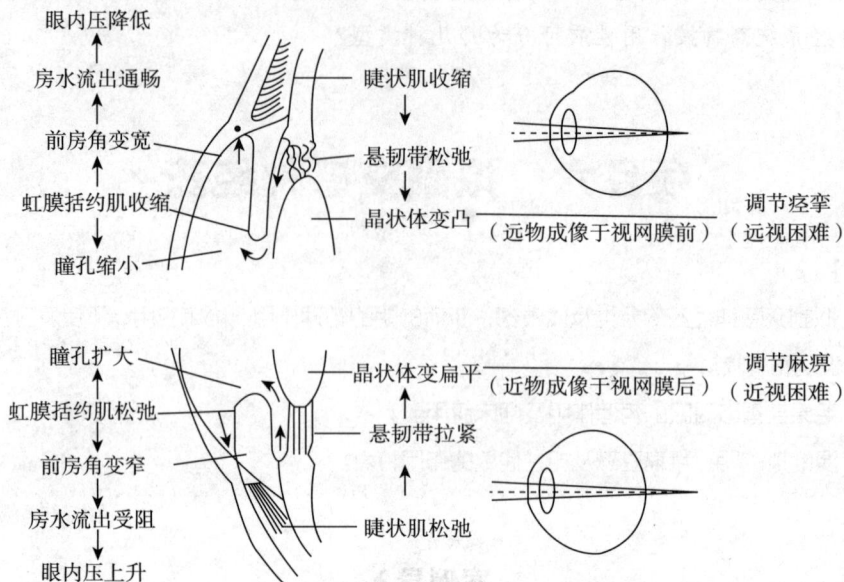

图 6-1 **M 胆碱受体激动药和 M 胆碱受体拮抗药对眼的作用**
上：胆碱受体激动药的作用　下：胆碱受体拮抗药的作用

（1）**缩瞳** 可激动瞳孔括约肌的 M 胆碱受体，表现为瞳孔缩小。局部用药后作用可持续数小时至 1 天。

（2）**降低眼内压** 房水是从睫状体上皮细胞分泌及血管渗出而产生的，经瞳孔流入前房，到达前房角间隙，主要经小梁网（滤帘）流入巩膜静脉窦，最后进入血液循环。毛果芸香碱可通过缩瞳作用使虹膜向中心拉紧，虹膜根部变薄，从而使前房角间隙扩大，房水易于通过小梁网及巩膜静脉窦而进入血液循环，导致眼内压下降。

（3）**调节痉挛** 毛果芸香碱激动睫状肌的 M 胆碱受体，使睫状肌向瞳孔中心方向收缩，使悬韧带放松，晶状体变凸，屈光度增加，视近物清楚，视远物模糊，这种作用称为调节痉挛。

**2. 其他作用** 毛果芸香碱吸收后，激动 M 胆碱受体，可产生腺体分泌增加及平滑肌兴奋等作用，以汗腺和唾液腺分泌增加最明显，但临床应用价值不大。

---

**知识链接**

### 闭角型青光眼与开角型青光眼

青光眼是以视神经萎缩和视野缺损为共同特征的致盲眼病，病理性眼压增高是其主要危险因素之一。

闭角型青光眼是因前房角关闭，致使眼内房水流出受阻，进而眼压升高。分为原发性和继发性两种。原发性闭角型青光眼指不存在其他眼病，患者因眼轴短等眼球解剖结构异常或情绪激动等诱发因素所致。继发性闭角型青光眼则是由其他眼病（如虹膜睫状体炎瞳孔后粘连）引发。

开角型青光眼通常为原发性，发作时眼压升高，且有特征性的视乳头变化和视野缺损，但前房角始终保持开放状态，最终可致失明。该病起病隐匿，进展缓慢，早期多数患者无明显自觉症状，仅有少数人会出现虹视、眼胀等表现，往往病变发展到晚期视野严重缺损时才被发现。

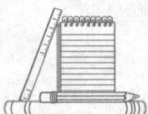

【临床应用】

**1. 治疗青光眼**　治疗闭角型青光眼效果好，对开角型青光眼的早期也有一定疗效。用 1%～2% 滴眼液滴眼后，数分钟内患者眼内压迅速降低，青光眼症状得以缓解或消除。

**2. 治疗虹膜睫状体炎**　与扩瞳药交替应用，可防止虹膜与晶状体粘连。

**3. 解救 M 胆碱受体拮抗药中毒**　阿托品等药物中毒时，可皮下注射以缓解中毒症状。

【不良反应】过量或吸收过多可出现 M 胆碱受体过度兴奋症状，如流涎、出汗、呕吐等，可用阿托品对症处理。滴眼时应压迫内眦，避免药物吸收引起全身症状。

# 任务二　胆碱酯酶抑制药

胆碱酯酶抑制药与 AChE 结合，抑制其活性，导致胆碱能神经末梢释放的 ACh 大量堆积，产生 M 样作用和 N 样作用。根据药物与 AChE 结合后水解速度的快慢，胆碱酯酶抑制药分为易逆性胆碱酯酶抑制药和难逆性胆碱酯酶抑制药。前者如新斯的明等；后者主要为有机磷酸酯类，具有毒理学意义。

## 一、易逆性胆碱酯酶抑制药

### 新斯的明

【体内过程】新斯的明（neostigmine）是人工合成的季铵类化合物，口服后吸收少而不规则，故口服剂量明显大于注射量。不易透过血脑屏障，无明显的中枢作用。滴眼时不易通过角膜进入眼前房，因此对眼的作用较弱。

【药理作用】能可逆地抑制 AChE 活性，使 ACh 浓度升高，呈现 M 样和 N 样作用。对骨骼肌的兴奋作用最强，因为药物除通过抑制 AChE 而发挥作用外，还能直接激动骨骼肌运动终板上的 $N_2$ 胆碱受体，促进运动神经末梢释放 ACh；对胃肠道和膀胱平滑肌有较强的兴奋作用；对腺体、眼、心血管及支气管平滑肌的作用弱。

【临床应用】

**1. 治疗重症肌无力**　重症肌无力是一种神经肌肉接头传递功能减退的自身免疫性疾病，主要表现为骨骼肌进行性无力，如眼睑下垂、肢体无力、咀嚼和吞咽困难，严重时可出现呼吸困难。新斯的明是治疗重症肌无力的首选药，一般采用口服给药，严重和紧急情况也可皮下或肌内注射给药。

**2. 缓解腹气胀和尿潴留**　能兴奋胃肠道平滑肌及膀胱逼尿肌，促进排气和排尿，适用于手术后腹气胀和尿潴留。

**3. 纠正阵发性室上性心动过速**　在压迫眼球或颈动脉窦等兴奋迷走神经措施无效时，可用新斯的明减慢心率。

**4. 解救骨骼肌松弛药中毒**　可用于筒箭毒碱等非除极化型肌松药过量时的解救。

【不良反应】治疗量时不良反应较少，可引起恶心、呕吐、腹痛、腹泻、心动过缓等。过量时可导致"胆碱能危象"，表现为肌无力加重，大汗、大小便失禁、瞳孔缩小和心律失常等，这是因为 ACh 在运动终板处堆积，产生持久性除极化，使神经肌肉传导所致。用于治疗重症肌无力时，要注意鉴别胆碱能危象与疾病本身肌无力时的症状。用药后肌无力症状可缓解，若肌无力不缓解，反而加重，可能会出现胆碱能危象，应及时处理。

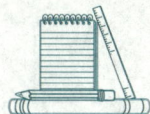

【禁忌证】机械性肠梗阻、尿路梗阻、支气管哮喘、低血压、心绞痛、近期心肌梗死、癫痫及对新斯的明过敏患者禁用。

---

**知识链接**

**机械性肠梗阻**

肠梗阻按病因可分为机械性肠梗阻、动力性肠梗阻以及血运性肠梗阻。在临床上，机械性肠梗阻最为常见，其是由于肠内、外存在器质性病变所导致。肠管堵塞的病因既可以是先天性发育畸形，如肠闭锁、肠狭窄、肠旋转不良、环状胰腺等；也可以是后天因素，如肠套叠、蛔虫团堵塞、肠扭转、肿瘤压迫、炎症或手术后肠粘连等。

---

### 溴吡斯的明

溴吡斯的明（pyridostigmine bromide）作用较新斯的明稍弱，起效缓慢，维持时间较长。由于其口服吸收较差，故用药剂量较大。主要用于治疗重症肌无力，因肌力改善作用维持较久，故适于夜间用药。亦可用于治疗麻痹性肠梗阻和术后尿潴留。不良反应与新斯的明相似。

### 毒扁豆碱

毒扁豆碱（physostigmine）水溶液性质不稳定，滴眼剂应以 pH 值 4～5 的缓冲液配制并保存在棕色瓶内，否则易氧化成红色，疗效减弱，且刺激性增大。能缩小瞳孔，降低眼内压，收缩睫状肌而调节痉挛等，用于治疗急性青光眼，可先用毒扁豆碱的滴眼液滴眼数次，再改用毛果芸香碱以维持疗效。由于收缩睫状肌的作用较强而持久，可引起头痛。滴眼时应压迫内眦，避免药液流入鼻腔后吸收，引起中毒。

### 加兰他敏

加兰他敏（galanthamine）作用与新斯的明类似，体外抑制胆碱酯酶的效价约为毒扁豆碱的 1/10。可用于重症肌无力、脊髓灰质炎后遗症等的治疗，也可用于解救竞争性神经肌肉阻滞药过量中毒。

## 二、难逆性胆碱酯酶抑制药

有机磷酸酯类因与 AChE 的结合不易逆而产生毒性作用。其主要作为农业和环境卫生杀虫剂，如美曲膦酯，敌百虫、乐果、马拉硫磷、敌敌畏、内吸磷和对硫磷等。有些用作战争毒气，如沙林、梭曼和塔崩等。职业性中毒最常见途径为经皮肤或呼吸道吸入，非职业性中毒则大多由口摄入。

【中毒机制】有机磷酸酯类的作用机制与易逆性乙酰胆碱酯酶抑制药相似，只是其与 AChE 的结合更为牢固，生成难以水解的磷酰化胆碱酯酶，使得 AChE 丧失水解 ACh 的能力，进而造成 ACh 在体内大量积聚，引起一系列中毒症状。若不及时进行抢救，胆碱酯酶在几分钟至几小时内便可能"老化"。此时，即使使用胆碱酯酶复活药，也难以恢复酶的活性，必须等待新生的 AChE 出现，才具有水解 ACh 的能力，这一过程需要 15～30 天。因此，一旦发生中毒，必须迅速展开抢救，并且要持续进行。

【中毒表现】轻度中毒以 M 样症状为主；中度中毒可出现 M、N 样症状；重度中毒除 M、N 样症状加剧外，还出现中枢神经系统症状（表 6-1）。中毒死亡的主要原因为呼吸衰竭及继发性

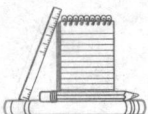

心血管功能障碍。

表 6-1　有机磷酸酯类急性中毒的临床表现

| 作用 | 中毒表现 |
| --- | --- |
| M 样症状 | |
| 促进腺体分泌 | 大汗淋漓、流涎、口腔及鼻腔有泡沫样分泌物 |
| 兴奋虹膜括约肌 | 瞳孔针尖样缩小，视物模糊 |
| 兴奋平滑肌 | |
| 呼吸道 | 支气管痉挛、呼吸困难、严重者肺水肿 |
| 胃肠道 | 恶心、呕吐、腹痛、大便失禁 |
| 膀胱 | 小便失禁 |
| 心脏抑制 | 心肌收缩力减弱、心率减慢 |
| 血管扩张 | 血压下降 |
| N 样症状 | |
| $N_1$ 胆碱受体 | 血压升高 |
| $N_2$ 胆碱受体 | 肌束颤动、肌力减退、肌痉挛、呼吸麻痹（先兴奋，后麻痹） |
| 中枢神经系统症状 | |
| 先兴奋后抑制 | 兴奋、不安、谵妄、抽搐、昏迷和呼吸抑制、循环衰竭 |

【中毒解救】

**1. 清除毒物**　将患者转移出有毒场所，脱去污染的衣物。对于经皮肤吸收中毒者，使用温水或肥皂水清洗染毒皮肤；对于经口中毒者，应先抽出胃液和毒物，再用 2% 碳酸氢钠或 1% 盐水反复洗胃，直至洗出液不再有农药的特殊气味为止，随后给予硫酸镁导泻。需注意，敌百虫口服中毒时，不可用碱性溶液洗胃，因为敌百虫在碱性溶液中会转化为毒性更强的敌敌畏。若眼部染毒，可用 2% 碳酸氢钠或 0.9% 盐水冲洗数分钟。

**2. 尽早使用特效解毒药**

（1）阿托品是治疗急性有机磷酸酯类中毒的特异性、高效解毒药物。能迅速缓解有机磷酸酯类中毒引起的 M 样症状和部分中枢神经系统症状，改善呼吸中枢抑制情况。应尽早给药，并根据中毒程度采用较大剂量。开始时可用 2～4mg 阿托品静脉注射，也可肌内注射。若无效，可每隔 5～10 分钟注射 2mg，直至 M 胆碱受体兴奋症状消失或出现阿托品轻度中毒症状，即"阿托品化"。其指征为：瞳孔散大、颜面潮红、腺体分泌减少、皮肤干燥、肺部湿性啰音显著减少或消失、有轻度躁动不安等。对于中度或重度中毒患者，必须采用阿托品与胆碱酯酶复活药联合应用的治疗措施。

（2）胆碱酯酶复活药　详见本项目后面的任务三。

**3. 对症支持治疗**　采取吸氧、人工呼吸、补液等措施，以减轻中毒症状。

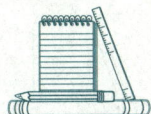

## 任务三　胆碱酯酶复活药

### 氯解磷定

氯解磷定（pralidoxime chloride，PAM-Cl）水溶性高，性质相对稳定，给药方便，可肌内或静脉注射给药，且不良反应较小，特别适合农村及基层使用，临床上较为常用。

【药理作用】氯解磷定能与磷酰化胆碱酯酶结合形成复合物，生成无毒的磷酰化氯解磷定并随尿液排出，使乙酰胆碱酯酶（AChE）游离出来，恢复其水解乙酰胆碱（ACh）的活性。此外，氯解磷定还能与体内游离的有机磷酸酯类结合，生成磷酰化氯解磷定，从而阻止游离的有机磷酸酯类继续抑制 AChE。

【临床应用】能显著减轻 N 样症状，对骨骼肌痉挛的抑制作用明显，可迅速抑制肌束颤动；对中枢神经系统症状也有一定的改善作用。但氯解磷定不能直接对抗体内积聚的 ACh 的作用，对 M 样症状的影响较小，故应与阿托品联合用药，以便及时控制症状。

【不良反应】在治疗量时毒性不大。但静脉注射速度过快或剂量超过 2 克时，可产生轻度乏力、视物模糊、眩晕，有时会出现恶心、呕吐和心动过速等症状。

### 碘解磷定

碘解磷定（pralidoxime iodide，PAM）的药理作用和临床应用与氯解磷定相似。碘解磷定水溶性较低，性质不稳定，长期放置会释放出碘，可引起口苦、咽痛等碘反应，相比之下其不良反应较多，且只能静脉注射，目前已较少使用。

### 复习思考题

1. 毛果芸香碱对哪种类型的青光眼疗效好，请说出其作用机理。
2. 有机磷酸酯类农药中毒的表现有哪些？可用什么药解救，为什么？

扫一扫，查阅
复习思考题
答案

# 项目七　抗胆碱药

扫一扫，查阅
本项目数字
资源

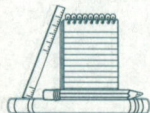

【学习目标】

掌握：抗胆碱药的分类及代表药；阿托品的药理作用、临床应用、不良反应及防治。

熟悉：山莨菪碱、东莨菪碱的药理作用特点。

了解：后马托品、托吡卡胺、溴丙胺太林、琥珀胆碱及筒箭毒碱的作用特点。

### 案例导入

患者，男，10 岁，因双眼视力下降来医院就诊。诊断为双眼屈光不正。采用 0.01% 硫酸阿托品滴眼液 1 滴，滴于眼结膜囊内，一日 1 次，连用 3 日。结果患者滴眼后未压迫双眼内眦，半小时后患者出现兴奋、烦躁、谵语、幻视、惊厥而再次就诊。

**请思考：**

1. 阿托品对眼睛的作用有哪些？

2. 使用阿托品时为何需要压迫内眦？

抗胆碱药（anticholinergic），也称为胆碱受体拮抗药，是一类能够与胆碱受体结合但不具备内在活性的药物。它们通过竞争性地占据胆碱受体的位置，阻止乙酰胆碱（ACh）或胆碱受体激动药与受体结合，从而抑制胆碱能神经传递，发挥抗胆碱作用。按其对受体选择性不同，可分为 M 胆碱受体拮抗药和 N 胆碱受体拮抗药。

# 任务一　M 胆碱受体拮抗药

## 一、阿托品类生物碱

### 阿托品

阿托品（atropine）是从茄科植物颠茄、曼陀罗、洋金花、莨菪等中提取出的生物碱，目前已可人工合成。

【药理作用】可竞争性拮抗乙酰胆碱（ACh）或胆碱受体激动药对 M 胆碱受体的激动作用，呈现出 M 胆碱受体的拮抗效应。

**1. 抑制腺体分泌**　唾液腺和汗腺对其最为敏感，治疗量（0.5mg）的阿托品可致口干和皮肤干燥，泪腺及呼吸道腺体的分泌也会大幅减少。较大剂量可使胃液分泌减少，但对胃酸浓度影响较小。对胰液、肠液分泌基本无作用。

**2. 松弛内脏平滑肌**　能够松弛多种内脏平滑肌，对处于痉挛状态的内脏平滑肌作用较为显著。可缓解胃肠绞痛；对膀胱逼尿肌也有解痉功效；但对胆管、输尿管和支气管的解痉作用相对较弱。

**3. 对眼的作用**　拮抗 M 胆碱受体，使瞳孔括约肌和睫状肌松弛，从而出现扩瞳、眼内压升高和调节麻痹等作用（图 6–1）。无论是局部给药还是全身给药，这些对眼的作用均可出现。

（1）扩瞳　阿托品能拮抗虹膜括约肌上的 M 胆碱受体，促使括约肌松弛。而瞳孔开大肌不受 M 胆碱受体支配，仍保持原有张力，进而导致瞳孔扩大。

（2）眼内压升高　由于瞳孔扩大，使虹膜退向四周边缘，致使前房角间隙变窄，阻碍房水回流入巩膜静脉窦，造成眼内压升高。

（3）调节麻痹　能使睫状肌松弛而退向外缘，进而使悬韧带拉紧，使晶状体变为扁平，其屈光度降低，只适合看远物，而不能将近物清晰地成像于视网膜上，故视近物模糊，视远物清晰，这一作用称为调节麻痹。

**4. 对心脏的作用**

（1）心率　治疗量（0.4 ～ 0.6mg）可拮抗副交感神经节后纤维突触前膜 $M_1$ 胆碱受体，致使部分患者心率出现暂时性轻度减慢；较大剂量（1 ～ 2mg）则可拮抗窦房结 $M_2$ 胆碱受体，解除迷走神经对心脏的抑制作用，使心率加快，对迷走神经张力高的青壮年作用更为明显，对婴幼儿、老年人和运动状态下的人影响较小。

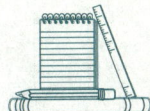

（2）**房室传导**　能阻滞迷走神经过度兴奋所致的传导阻滞和心律失常。

**5. 扩张血管**　大剂量阿托品有解除小血管痉挛的作用，尤其以皮肤血管扩张最为显著。扩血管作用的机制尚不明确，但与药物的抗 M 胆碱作用无关，可能是机体对阿托品所引起的体温升高的代偿性散热反应，也可能是阿托品的直接扩张血管作用。

**6. 兴奋中枢神经系统**　较大剂量（1～2mg）可兴奋延髓和大脑皮层，使人出现焦虑不安、多言、谵妄等症状；中毒剂量（10mg 以上）常导致幻觉、定向障碍、运动失调和惊厥等；继续增加剂量，则由兴奋转入抑制，出现昏迷及呼吸麻痹，最后可因呼吸和循环衰竭而死亡。

【临床应用】

**1. 解除平滑肌痉挛**　适用于各类内脏绞痛，其中对胃肠绞痛及膀胱刺激症状的疗效较为良好。对胆绞痛及肾绞痛的治疗效果相对较差，通常需要与阿片类镇痛药联合使用。

**2. 抑制腺体分泌**　用于全身麻醉前给药，能够减少呼吸道腺体及唾液腺的分泌，防止分泌物阻塞呼吸道以及吸入性肺炎的发生。也可用于严重的盗汗和流涎症的治疗。

**3. 眼科应用**

（1）**虹膜睫状体炎**　使用 0.5%～1% 的阿托品溶液滴眼，可使虹膜括约肌和睫状肌松弛，让其得到充分休息，有利于炎症的消退。还可与缩瞳药交替使用，预防虹膜与晶状体粘连。

（2）**验光配镜、检查眼底**　阿托品溶液滴眼能够使睫状肌的调节功能完全麻痹，晶状体固定，从而准确检验出屈光度。其扩瞳作用可持续 1～2 周，调节麻痹也能维持 2～3 天，由于视力恢复较慢，目前临床已较少使用，常用作用持续时间较短的后马托品溶液替代。但在儿童验光时，仍需使用阿托品以充分发挥调节麻痹作用。

**4. 治疗缓慢型心律失常**　临床上常利用阿托品治疗迷走神经过度兴奋所导致的窦性心动过缓、房室传导阻滞等缓慢型心律失常。

**5. 抗休克**　大剂量的阿托品可以解除血管痉挛，舒张外周血管，改善微循环。可用于暴发型流行性脑脊髓膜炎、中毒性菌痢、中毒性肺炎等引起的感染性休克。不过，若休克伴有心动过速或高热症状，则不宜应用阿托品。

**6. 解救有机磷酸酯类中毒**　详见项目六。

【不良反应及防治】阿托品作用广泛，副作用多。随着剂量增大，不良反应逐渐加重，甚至出现明显中枢中毒症状。一般治疗量（0.5～1.0mg）可有轻微心率减慢、口干、无汗、心率加速、瞳孔轻度扩大等；2mg 时，可能引起心悸、显著口干、瞳孔扩大、视近物模糊等；5mg 时，症状加重，可能出现语言不清、烦躁不安、皮肤干燥、发热、小便困难、肠蠕动减少、脉速而弱、中枢兴奋、呼吸加快加深、幻觉、惊厥等；严重中毒时，可能导致由兴奋转入抑制，成人致死量为 80～130mg，儿童致死量约为 10mg。

急性中毒的解救措施：①洗胃和导泻：对于口服中毒者，进行洗胃和导泻以减少药物吸收；②拟副交感神经药：注射拟副交感神经药（如新斯的明、毒扁豆碱或毛果芸香碱）以对抗阿托品的抗胆碱作用；③避免使用胆碱酯酶抑制药：在解救有机磷酸酯类中毒时，如果阿托品使用过量，应避免使用胆碱酯酶抑制药，因为这可能加重有机磷酸酯类的毒性；④中枢神经系统症状：对于中枢兴奋症状明显的患者，可以使用地西泮或短效巴比妥类药物进行对抗；⑤呼吸支持：对于呼吸抑制的患者，提供人工呼吸和吸氧；⑥降温措施：对于体温升高的患者，使用冰袋或酒精擦浴等方法进行降温。

【禁忌证】青光眼、幽门梗阻、前列腺增生及高热者禁用。脑损害、心肌梗死、心动过速、甲状腺功能亢进、老年人、儿童、反流性食管炎等患者慎用。

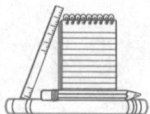

**知识链接**

### 幽门梗阻

幽门梗阻是指胃的幽门部位因溃疡、肿瘤等病变，致使食物和胃液的通过出现障碍。其可分为不完全性梗阻和完全性梗阻两大类别。幽门梗阻是胃、十二指肠溃疡的常见并发症之一，可能发生在溃疡病的近期（即活动期）或者晚期。此外，胃窦癌、胃黏膜脱垂以及胃结核等疾病也可能导致幽门梗阻。

当幽门附近存在溃疡或炎性病变时，会刺激幽门括约肌，引发其痉挛或者导致幽门区水肿，由此产生的梗阻称为幽门不完全性梗阻。这种梗阻是暂时的，但也可能反复发作。另一种情况是，由于溃疡愈合后形成的瘢痕组织，或者胃、十二指肠手术后出现的粘连，又或者因肿瘤侵犯幽门窦，这些情况均可造成幽门区狭窄进而出现梗阻，此类完全性梗阻很难通过药物治疗得到缓解。

### 山莨菪碱

山莨菪碱（anisodamine，654）由我国学者于 1965 年 4 月从茄科植物唐古特莨菪中提取得到，其人工合成品为 654-2。山莨菪碱对胃肠道平滑肌及心血管的痉挛作用具有较高的选择性，强度与阿托品相近或稍弱。在抑制唾液分泌和扩瞳方面作用较弱，仅为阿托品的 1/20 至 1/10。此药不易穿透血脑屏障，中枢兴奋作用十分微弱。主要应用于感染性休克以及内脏平滑肌绞痛。其毒性较阿托品低，不良反应和禁忌证与阿托品相似。

### 东莨菪碱

东莨菪碱（scopolamine）是从茄科植物颠茄、曼陀罗、洋金花或莨菪等中提取的生物碱。抑制腺体分泌作用较阿托品强，但扩瞳和调节麻痹作用弱于阿托品，对内脏平滑肌及心血管作用较弱；抑制中枢神经系统作用较强，随剂量的增加依次表现为镇静、催眠、麻醉，但对呼吸中枢有明显的兴奋作用。临床主要用于：①麻醉前给药，优于阿托品。②防晕止吐，可能与抑制前庭神经内耳功能或大脑皮层活跃度及抑制胃肠道蠕动有关。与苯海拉明联合用药以增加抗晕动病疗效，预防性给药效果好；也用于妊娠呕吐及放射病呕吐。③治疗帕金森病，可改善患者的流涎、震颤和肌肉强直等症状，与其中枢抗胆碱作用有关。④全身麻醉，我国中药麻醉的主药洋金花，主要成分即为东莨菪碱，故亦可用东莨菪碱代替洋金花进行中药麻醉。不良反应及禁忌证同阿托品。

## 二、阿托品的人工合成代用品

由于阿托品对眼的作用太持久，临床应用时副作用较多，针对这些缺点，通过改变其化学结构，合成了不少代用品，主要有两类，即扩瞳药和解痉药。

### （一）合成扩瞳药

#### 后马托品

后马托品（homatropine）的扩瞳作用与调节麻痹作用都较阿托品出现快，维持时间短，适用于一般检查眼底及验光配镜。其调节麻痹作用高峰出现较快，但不如阿托品完全，特别是对于儿童。故儿童验光时，仍用阿托品。

#### 托吡卡胺

托吡卡胺（tropicamide）的扩瞳作用与调节麻痹作用起效快而持续时间较短，约维持 6h。用于眼底检查和验光时散瞳及睫状肌麻痹药。

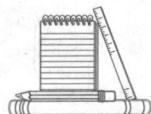

### （二）合成解痉药

#### 溴丙胺太林

溴丙胺太林（propantheline bromide）是一种临床常用的合成解痉药，口服吸收不完全，食物可妨碍其吸收，宜在饭前 0.5 ～ 1h 服用，作用时间约为 6h。溴丙胺太林注射给药时对胃肠道平滑肌的解痉作用较强，治疗量即可明显抑制胃肠平滑肌，并能不同程度地减少胃液分泌。可用于胃、十二指肠溃疡、胃肠痉挛和泌尿道痉挛。也可用于遗尿症及妊娠呕吐。不良反应类似于阿托品。

人工合成的解痉药品种众多，如贝那替秦（benactyzine）、奥芬溴铵（oxyphenonium bromide）、西托溴铵（cimetropium）、奥替溴铵（otilonium bromide）、格隆溴铵（glycopyrronium bromide）、阿尔维林（alverine）等药物均可用于胃肠解痉，作为消化性溃疡的辅助用药；异丙托溴铵（ipratropium bromide）等对支气管平滑肌的选择性强，可扩张支气管，主要用于支气管哮喘的治疗。

# 任务二　N 胆碱受体拮抗药

## 一、N₁ 胆碱受体拮抗药

N₁ 胆碱受体拮抗药又称神经节阻滞药，能选择性地与神经细胞上的 N₁ 胆碱受体相结合，阻滞神经冲动在神经节间的传递，导致交感、副交感神经节后所支配的效应器官受抑制。此类药物曾被作为抗高血压药使用，但由于无选择地阻滞交感和副交感神经节，作用广泛，副作用多（心动过缓、低血压、恶心、呕吐等），降压作用强、快、短暂、多次给药易产生耐受性等缺点，现只有美卡拉明（mecamylamine）和樟磺咪芬（trimetaphan camsilate）等用于手术麻醉时控制血压，其他药物已基本不用于抗高血压。

## 二、N₂ 胆碱受体拮抗药

N₂ 胆碱受体拮抗药也称骨骼肌松弛药，常简称肌松药，能阻滞神经肌肉接头的 N₂ 胆碱受体，产生神经肌肉阻滞，使骨骼肌麻痹松弛，便于在较浅的麻醉下进行外科手术。根据其作用机制不同，分为除极化型肌松药和非除极化型肌松药两类。

### （一）除极化型肌松药

本类药物并非真正阻滞 N₂ 胆碱受体，而是与运动终板膜上的 N₂ 胆碱受体相结合，产生与乙酰胆碱相似但较持久的除极化作用，使终板处于持续的不应状态，不能对 ACh 起反应，骨骼肌因而松弛。除极化型肌松药的特点是：可出现短时的肌束颤动；连续用药可产生快速耐受性；胆碱酯酶抑制药（如新斯的明）不能拮抗这类药的肌松作用，反能使症状加重；无神经节阻滞作用。

#### 琥珀胆碱

琥珀胆碱（succinylcholine）水溶液性质不稳定，遇热及碱性溶液易失效。口服不易吸收，静脉注射后在血液中被血浆假性胆碱酯酶迅速水解，尿液中多数为代谢产物，仅有约 2% 原形物自肾脏排出。

【药理作用及临床应用】作用出现迅速而短暂，肌肉松弛通常从颈部肌肉开始，逐渐波及肩胛、腹部和四肢。对四肢和颈部的肌肉松弛作用最强，舌、咽、喉、面部肌肉次之，呼吸肌无

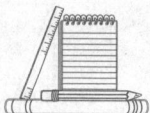

力现象不明显。用药后 2min 时肌肉松弛作用最明显，5min 内作用消失。静脉注射用于气管内插管及气管镜、食管镜等内镜检查的短时操作。持续静脉滴注可使肌肉松弛作用持续较长时间，适用于较长时间手术。

【不良反应】

**1. 肌肉酸痛**　由于肌束颤动损伤肌梭，易引起肌肉酸痛，小剂量地西泮可用于治疗。

**2. 呼吸肌麻痹**　过量使用可致，需备有呼吸机等抢救设备。

**3. 眼内压升高**　因短暂收缩眼球外骨骼肌，可使眼内压升高。

**4. 血钾升高**　由于运动终板处于持久除极化，大量钾离子释放入血，可使血钾升高。

【禁忌证】因高血钾抑制心脏，故对血钾偏高的患者，如大面积烧伤、严重软组织损伤或脑血管意外的患者禁用，以免引起心跳骤停；青光眼患者禁用。另外，新斯的明禁用于琥珀胆碱中毒的解救，因新斯的明抑制血浆假性胆碱酯酶的活性，加强琥珀胆碱的作用，延长作用时间，导致中毒程度更深。

## （二）非除极化肌松药

此类药物与运动神经终板膜上的 $N_2$ 胆碱受体结合，能竞争性地阻滞 ACh 的除极化作用，使骨骼肌松弛，故又称竞争型肌松药。

非除极化肌松药的作用特点是：对胆碱酯酶抑制药（如新斯的明）有拮抗作用，故过量时可用适量的新斯的明解毒；有不同程度的神经节阻滞作用，可使血压下降；氨基糖苷类抗生素（如链霉素）能加强和延长非除极化肌松药的肌肉松弛作用。

最早应用于临床的筒箭毒碱（tubocurarine），是从南美洲的印第安人应用多种植物浸膏制成的箭毒中提出的生物碱，由于来源有限并有一定缺点，现已少用。泮库溴铵（pancuronium bromide）、维库溴铵（vecuronium bromide）、阿曲库铵（atracurium）等是新型的、较安全的非除极化肌松药，肌肉松弛作用较筒箭毒碱强，不阻滞神经节 $N_1$ 胆碱受体，不良反应也较少。在各类手术、气管插管术时已基本取代了筒箭毒碱，也可用于缓解破伤风及惊厥时的肌肉痉挛。

**复习思考题**

1. 简述阿托品的药理作用和临床应用。
2. 麻醉前给药为何常选用东莨菪碱？
3. 试比较山莨菪碱、东莨菪碱的作用特点和临床应用。

扫一扫，查阅
复习思考题
答案

# 项目八　拟交感神经药

【学习目标】

掌握：拟交感神经药的分类及代表药；肾上腺素、去甲肾上腺素、异丙肾上腺素和多巴胺的药理作用、临床应用和不良反应。

熟悉：麻黄碱、间羟胺和去氧肾上腺素的药理作用和临床应用。

了解：其他拟交感神经药的作用特点。

扫一扫，查阅
本项目数字
资源

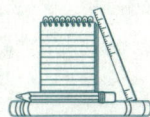

## 案例导入

患者，男，16岁，因发热、咽痛就诊。查体：体温39℃，双侧扁桃体Ⅱ度肿大，诊断为急性扁桃体炎。青霉素皮试（–），给予青霉素G静脉滴注，但注射后患者突感呼吸困难、心慌、胸闷、四肢发凉，继之出现烦躁不安、神志不清。

请思考：

1. 出现上述情况最可能的原因是什么？
2. 首选何药抢救？为什么？

拟交感神经药（sympathomimetics）是一类能够模拟交感神经系统作用的药物，它们通过与肾上腺素受体结合并激动这些受体，产生与肾上腺素和去甲肾上腺素等天然儿茶酚胺类激素相似的效应，又称肾上腺素受体激动药。根据对肾上腺素受体的选择性不同，拟交感神经药可以分为三类：$\alpha$、$\beta$肾上腺素受体激动药，$\alpha$肾上腺素受体激动药和$\beta$肾上腺素受体激动药（表8-1）。

表 8-1　拟交感神经药分类及选择性

| 按药物对受体选择性分类 | 药名 | 按药物化学结构分类 | 作用方式 | |
|---|---|---|---|---|
| | | | 直接作用于受体 | 促递质释放 |
| $\alpha$、$\beta$肾上腺素受体激动药 | 肾上腺素 | 儿茶酚胺类 | $\alpha_1$、$\alpha_2$、$\beta_1$、$\beta_2$ | — |
| | 麻黄碱 | 非儿茶酚胺类 | $\alpha_1$、$\alpha_2$、$\beta_1$、$\beta_2$ | + |
| | 多巴胺 | 儿茶酚胺类 | $\alpha_1$、$\beta_1$、D | + |
| $\alpha$肾上腺素受体激动药 | 去甲肾上腺素 | 儿茶酚胺类 | $\alpha_1$、$\alpha_2$、$\beta_1$ | — |
| | 间羟胺 | 非儿茶酚胺类 | $\alpha_1$、$\alpha_2$、$\beta_1$ | + |
| | 去氧肾上腺素 | 非儿茶酚胺类 | $\alpha_1$ | + |
| $\beta$肾上腺素受体激动药 | 异丙肾上腺素 | 儿茶酚胺类 | $\beta_1$、$\beta_2$ | |
| | 多巴酚丁胺 | 儿茶酚胺类 | $\beta_1$ | |

## 任务一　$\alpha$、$\beta$肾上腺素受体激动药

### 肾上腺素

肾上腺素（adrenaline，AD）是肾上腺髓质分泌的主要激素。药用的肾上腺素可从家畜肾上腺提取或人工合成，其化学性质不稳定，遇光照易分解，在中性或碱性溶液中易氧化变色而失活。

【体内过程】口服易被碱性肠液破坏，吸收很少，不能达到有效血药浓度；皮下注射因收缩血管，吸收缓慢，作用维持1h左右；肌内注射因扩张骨骼肌血管吸收迅速，作用维持10～30min；静脉注射立即生效，作用仅维持数分钟。肾上腺素在体内迅速被去甲肾上腺素能神经末梢摄取或被组织中的COMT和MAO破坏。

【药理作用】肾上腺素能激动$\alpha$、$\beta$肾上腺素受体产生效应。

1. 兴奋心脏　激动心脏$\beta_1$肾上腺素受体，对心脏有迅速而强大的兴奋作用，使心肌收缩力增

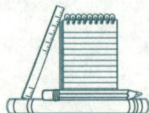

强，心率加快，传导加速，心输出量增加。肾上腺素还能舒张冠状血管，改善心肌血供。但因心脏做功和代谢显著增加，使心肌耗氧量增加，易引起心肌缺氧。剂量过大或静脉注射过快，可引起心律失常，出现期前收缩，甚至引起心室颤动。

**2. 对血管、血压的影响**

（1）血管　对血管的舒张或收缩作用，取决于各部位血管肾上腺素受体分布的类型和密度。①激动 α 肾上腺素受体，使皮肤、黏膜的血管强烈收缩，内脏（尤其是肾、脾）血管也显著收缩，但对脑、肺血管收缩作用微弱，有时可因血压升高而被动扩张；对小动脉和毛细血管前括约肌收缩作用明显，静脉和大动脉收缩作用弱。②在骨骼肌和肝脏的血管平滑肌上 $\beta_2$ 受体占优势，故小剂量的肾上腺素往往使这些血管舒张。③肾上腺素也能舒张冠状血管，此作用可在不增加主动脉血压时发生，其机制有：兴奋冠脉血管 $\beta_2$ 肾上腺素受体，冠状血管舒张；心脏兴奋，心肌的代谢产物腺苷扩血管所致；同时血压升高也可提高冠脉血管的灌注压，引起冠脉流量增加。

（2）血压　对血压的影响与剂量有关。①使用小剂量肾上腺素静脉注射或皮下注射，由于心脏兴奋，心输出量增加，故收缩压升高；因全身骨骼肌血管的舒张，抵消或超过了皮肤黏膜和内脏血管的收缩作用，故舒张压变化不大或略有下降，脉压差加大，有利于血液对各组织器官的灌注。②大剂量肾上腺素静脉注射，可兴奋心脏，还使血管平滑肌 $\alpha_1$ 肾上腺素受体兴奋占优势，因血管强烈收缩使外周阻力明显增高，故收缩压升高的同时舒张压也明显升高，脉压减小。单次注射肾上腺素的典型血压变化多为双向反应，即给药后迅速出现明显升压，而后出现微弱降压。如预先给予 α 肾上腺素受体拮抗药，肾上腺素的升压作用可被拮抗，只表现出肾上腺素对血管 $\beta_2$ 肾上腺素受体的激动效应，呈现明显的降压反应。此外，肾上腺素尚能激动肾入球小动脉的球旁细胞的 $\beta_1$ 肾上腺素受体，促使肾素分泌，升高血压。

**3. 扩张支气管**　肾上腺素激动支气管平滑肌上的 $\beta_2$ 肾上腺素受体，使支气管平滑肌舒张，对痉挛的支气管平滑肌舒张最为明显；还能作用于支气管肥大细胞 $\beta_2$ 肾上腺素受体，抑制肥大细胞释放组胺等过敏性物质。肾上腺素还可激动支气管黏膜血管的 $\alpha_1$ 肾上腺素受体，使其收缩，减轻或消除气管黏膜的充血水肿。

**4. 提高代谢**　肾上腺素明显提高机体的代谢，提高机体耗氧量，激动 $\beta_2$、α 肾上腺素受体，促进肝糖原分解和糖原异生，加速脂肪分解，使血糖和游离脂肪酸升高。

【临床应用】

**1. 心搏骤停**　用于溺水、麻醉和手术过程中的意外、药物中毒和心脏传导阻滞等各种原因所致的心搏骤停，可用肾上腺素进行静脉注射或心室内注射，使心脏重新起搏同时进行心脏按压、人工呼吸和纠正酸中毒等措施。对电击所致的心搏骤停，用肾上腺素配合心脏除颤器或利多卡因等除颤。

---

**知识链接**

**心搏骤停**

心搏骤停是一种极为严重的医疗紧急状况，即心脏射血功能骤然终止，致使大动脉搏动与心音消失，重要器官（如脑）严重缺血、缺氧，进而可能引发生命终结，在医学上也被称为心脏性猝死。临床主要呈现出意识突然丧失、呼吸断断续续、脉搏无法触及、血压难以测出、瞳孔散大等症状。心脏骤停抢救的黄金时间通常为发病后的4min 之内，一旦超过这个时间，患者的脑细胞将开始出现不可逆的损害。一旦发生心

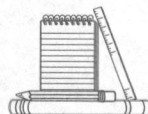

搏骤停，应即刻对患者实施心肺复苏（CPR）和除颤等抢救举措，并尽快呼叫急救服务，以获得专业医疗团队的救治。心搏骤停时使用的抢救药物包括肾上腺素、利多卡因、多巴胺、阿托品、间羟胺、去甲肾上腺素、碳酸氢钠以及其他心脏兴奋药等。其中，肾上腺素、利多卡因、阿托品这三种药物进行心室内注射时，能够相互补充，发挥重要作用，被称为抢救心搏骤停的"新三联"用药。

---

**2. 过敏性休克**　肾上腺素激动 α 肾上腺素受体可收缩血管，降低毛细血管通透性；激动 β 肾上腺素受体，兴奋心脏，改善心功能，还能扩张支气管，缓解呼吸困难；抑制过敏介质释放，可迅速有效地缓解过敏性休克的临床症状，是抢救过敏性休克的首选药。常采用迅速皮下或肌内注射，危急时可用生理盐水稀释后缓慢静脉注射。但必须控制剂量与速度，以免引起心律失常等反应。

**3. 支气管哮喘**　由于维持时间短，不良反应多，仅用于控制支气管哮喘急性发作。

**4. 局部应用**　①局部麻醉药中加入少量肾上腺素，可收缩血管，延缓局部麻醉药的吸收，延长麻醉时间，并减少局部麻醉药吸收中毒。②局部止血，可将浸有 0.1% 盐酸肾上腺素的棉球用于鼻黏膜和牙龈，使微血管收缩而止血。

【不良反应】主要有心悸、烦躁、头痛、血压升高等不良反应，停药后可自行消失。但大剂量或静脉注射过快，可引起血压骤升，搏动性头痛，有诱发脑出血的危险，也可导致心律失常，甚至心室颤动，故应严格控制剂量和滴速。

【禁忌证】器质性心脏病、高血压、脑动脉硬化、心律失常、甲状腺功能亢进和糖尿病等患者禁用，老年人慎用。

### 多巴胺

多巴胺（dopamine，DA）是去甲肾上腺素生物合成的前体，药用的是人工合成品。

【体内过程】因易被胃肠道破坏，故口服无效，常采用静脉给药。在体内易被 COMT 及 MAO 灭活，作用时间短。因不易透过血脑屏障，故外源性多巴胺无中枢作用。

【药理作用】多巴胺能激动 α、β 肾上腺素受体和外周多巴胺受体，并能间接促进神经末梢释放 NA。

**1. 兴奋心脏**　激动心脏的 $\beta_1$ 肾上腺素受体，并能促进去甲肾上腺素能神经末梢释放 NA，使心肌收缩力增强，心输出量增加。一般剂量对心率影响不大，较少引起心律失常。

**2. 血管和血压**　多巴胺可激动外周多巴胺受体，使肾、肠系膜血管和冠状血管舒张；激动 $\alpha_1$ 肾上腺素受体，使皮肤、黏膜血管收缩。小剂量以激动多巴胺受体为主，收缩压升高而舒张压几无变化或略有升高。大剂量以激动 $\alpha_1$ 肾上腺素受体为主，使收缩压和舒张压均升高。

**3. 肾脏**　小剂量多巴胺能激动肾血管多巴胺受体，使肾血管舒张，肾血流量和肾小球滤过率增加，并可直接作用于肾小管产生排钠利尿的作用。而多巴胺能激动 $\alpha_1$ 肾上腺素受体，肾血管明显收缩。

【临床应用】

**1. 休克**　用于治疗各种休克，如感染中毒性休克、心源性休克、失血性休克等，尤其对伴有心肌收缩力减弱、尿量减少的休克疗效较好。一般应静脉滴注，同时适当补充血容量，纠正酸中毒。

**2. 急性肾功能衰竭**　能增加尿量，改善肾功能，与利尿药联合用药治疗急性肾功能衰竭。对急性心功能不全，具有改善血流动力学的作用。

【不良反应】一般较轻，偶见恶心、呕吐。如剂量过大或静脉滴注过快可出现心动过速、头

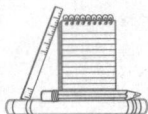

痛、高血压、心律失常、肾功能下降等。

### 麻黄碱

麻黄碱（ephedrine）为麻黄科植物草麻黄、中麻黄或木贼麻黄的干燥草质茎提取的生物碱。麻黄在我国应用已有两千余年的历史，目前药用的是人工合成品。

【体内过程】口服易吸收，皮下注射吸收快。易透过血脑屏障，中枢作用明显。在体内仅有少量被 MAO 代谢，大部分以原形经肾排泄，消除缓慢，作用时间较长。

【药理作用】麻黄碱可直接激动 α、β 肾上腺素受体，也能促进去甲肾上腺素释放。与肾上腺素相比，具有以下特点：①性质稳定，口服有效；②兴奋心脏、收缩血管、扩张支气管和升高血压的作用较肾上腺素弱、慢、久；③易透过血脑屏障，引起中枢兴奋，表现为精神兴奋、不安和失眠；④短期反复用药，易产生快速耐受性。

【临床应用】

**1. 预防支气管哮喘**　用于预防支气管哮喘发作和轻症的治疗，对重症急性发作疗效较差。由于有明显的中枢兴奋作用，不推荐作为长期用药。

**2. 防治低血压**　常用于硬膜外麻醉或蛛网膜下腔麻醉时引起的低血压。

**3. 消除皮肤黏膜充血肿胀**　滴鼻用于鼻黏膜充血肿胀引起的鼻塞，也可缓解荨麻疹和血管神经性水肿的皮肤黏膜症状。

【不良反应】大剂量或长期使用可引起精神兴奋如震颤、焦虑、失眠、心痛、心悸、心动过速等。注射给药可能引起心律失常、高血压。对前列腺肥大者可引起排尿困难。禁忌证同肾上腺素。

### 伪麻黄碱

伪麻黄碱（pseudoephedrine）为麻黄碱的立体异构体，作用与麻黄碱类似，但引起心动过速、升高血压和兴奋中枢作用较麻黄碱弱，口服易吸收，用于缓解感冒、过敏性鼻炎引起的鼻塞、流涕、发热、头痛、咽喉痛、周身关节及四肢肌肉酸痛等症状。有较轻的兴奋作用，引起失眠、头痛。不良反应同麻黄碱，偶可致药疹。

---

**知识链接**

#### 加强麻黄碱监管　保障公众健康安全

麻黄碱能够缓解感冒时出现的鼻部不适症状，主要针对鼻塞、流鼻涕和打喷嚏等问题。然而，麻黄碱可通过并不复杂的化学转化制成俗称"冰毒"的甲基苯丙胺。

目前，大部分感冒药中都含有麻黄碱成分。为强化对含麻黄碱类复方制剂的监管，相关规定明确要求，药品零售企业在销售含麻黄碱类复方制剂时，应当查验购买者的身份证。除处方药按照处方剂量销售外，一次销售不得超过两个最小包装。

---

## 任务二　α 肾上腺素受体激动药

### 一、α₁、α₂ 肾上腺素受体激动药

#### 去甲肾上腺素

去甲肾上腺素（noradrenaline，NA）是去甲肾上腺素能神经末梢释放的主要递质，少量由肾上腺髓质分泌。药用的为人工合成品，化学性质不稳定，遇光照或在碱性条件下易氧化变色失

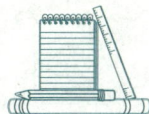

效，在酸性溶液中稳定。

【体内过程】易被碱性肠液和肝脏破坏，口服无效。皮下或肌内注射因局部血管强烈收缩，吸收很少，且易引起局部组织缺血性坏死。一般采用静脉滴注给药。去甲肾上腺素不易透过血脑屏障。进入体内的去甲肾上腺素很快被去甲肾上腺素能神经末梢摄取或被肝脏和其他组织的 COMT 和 MAO 代谢而失活，故作用时间短暂。主要代谢产物经肾排泄。

【药理作用】去甲肾上腺素对 $\alpha_1$、$\alpha_2$ 肾上腺素受体的激动作用强，对 $\beta_1$ 肾上腺素受体激动作用较弱，对 $\beta_2$ 肾上腺素受体几乎无作用。

**1. 对血管的影响**　激动血管平滑肌上的 $\alpha_1$ 肾上腺素受体，使小动脉、小静脉强烈收缩，以皮肤黏膜血管收缩最明显，其次是肾、脑、肝、肠系膜及骨骼肌血管收缩。冠脉血管则呈现舒张作用。

**2. 兴奋心脏**　激动心脏的 $\beta_1$ 肾上腺素受体，使心肌收缩力增强，传导加快，心输出量增加，心肌耗氧量增加。但在整体状态下，可因血压升高而反射性兴奋迷走神经而使心率减慢。

**3. 升高血压**　小剂量静脉滴注，心脏兴奋，心输出量增加，收缩压升高，此时血管收缩尚不十分剧烈，舒张压升高不明显，故脉压差增大。较大剂量时由于全身血管强烈收缩，外周阻力明显增加，故收缩压、舒张压均明显升高，脉压差变小。

【临床应用】

**1. 抗休克**　已不占重要地位，仅限于某些休克如神经源性休克早期血压骤降患者，短期用小剂量静脉滴注，维持血压，以保证心、脑、肾等重要器官供血。

**2. 嗜铬细胞瘤切除后或药物中毒时的低血压**　中枢抑制药中毒引起的低血压，静脉滴注去甲肾上腺素，可使血压回升。有 $\alpha$ 肾上腺素受体拮抗作用的药物（如氯丙嗪、酚妥拉明等）中毒引起低血压时，应选用去甲肾上腺素，而不宜选用肾上腺素，否则会使血压加剧下降。也可用于嗜铬细胞瘤切除后的低血压状态。

**3. 上消化道出血**　取去甲肾上腺素 1 ～ 3mg 适当稀释后口服，可使食管或胃黏膜血管收缩，产生局部止血作用。

【不良反应】

**1. 局部组织缺血性坏死**　静脉滴注时间过长、浓度过高或药液外漏，可因局部血管强烈收缩而引起组织缺血性坏死。静脉滴注时，如发现药液外漏或滴注部位皮肤苍白，应立即更换滴注部位，局部热敷，并用普鲁卡因局部封闭或 $\alpha$ 肾上腺素受体拮抗药如酚妥拉明作局部浸润注射，扩张血管，以防止局部组织坏死。

**2. 急性肾衰竭**　用药时间过长或剂量过大，肾血管强烈收缩，肾血流量减少，出现少尿、无尿甚至急性肾衰。故用药期间应监控尿量变化，每小时尿量至少应保持在 25mL 以上。

【禁忌证】高血压、动脉硬化、器质性心脏病、少尿或无尿等患者禁用。

### 间羟胺

间羟胺（metaraminol）性质稳定，可直接激动 $\alpha_1$、$\alpha_2$ 肾上腺素受体，对 $\beta_1$ 肾上腺素受体激动作用弱，也可促进去甲肾上腺素释放而间接发挥作用，短期内反复应用可产生快速耐受性。

其作用特点有：①收缩血管、升高血压作用较去甲肾上腺素弱、缓和而持久；②对心脏和肾血管作用弱，很少引起心律失常和少尿、无尿等；③既可静脉滴注又可肌内注射。临床上常作为去甲肾上腺素的良好代用品，用于各种休克早期及防治低血压。

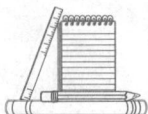

## 二、α₁ 肾上腺素受体激动药

### 去氧肾上腺素

去氧肾上腺素（phenylephrine）能选择性地直接激动 α₁ 肾上腺素受体，作用较去甲肾上腺素弱而持久，可收缩血管、升高血压，反射性兴奋迷走神经使心率减慢。主要用于防治低血压和治疗阵发性室上性心动过速。此外，去氧肾上腺素还能激动瞳孔开大肌 α₁ 肾上腺素受体而扩大瞳孔，扩瞳作用弱，起效快而维持时间短，不升高眼内压或调节麻痹，可作为眼底检查时的扩瞳药。

## 三、α₂ 肾上腺素受体激动药

外周性 α₂ 肾上腺素受体激动药有羟甲唑啉（oxymetazoline）等，因收缩局部血管，滴鼻给药可用于治疗鼻黏膜充血和鼻炎。中枢性 α₂ 肾上腺素受体激动药有可乐定（clonidine），用于降血压（详见项目十九）。

# 任务三　β 肾上腺素受体激动药

## 一、β₁、β₂ 肾上腺素受体激动药

### 异丙肾上腺素

异丙肾上腺素（isoprenaline）是经典的 β₁、β₂ 肾上腺素受体激动药。结构上可以认为是去甲肾上腺素氨基上的氢原子为异丙基所取代的化合物。药用的是人工合成品。

【体内过程】在肠道易被破坏，因此不宜口服，可采用静脉滴注、舌下或气雾吸入等给药途径，吸收后可被肝、肺等组织中的 COMT 代谢，而较少被 MAO 代谢，不被去甲肾上腺素能神经末梢摄取，故作用时间较肾上腺素略长。不易透过血 – 脑屏障。

【药理作用】异丙肾上腺素对 β₁、β₂ 肾上腺素受体有很强的激动作用，对 α 肾上腺素受体几乎无作用。

**1. 兴奋心脏**　激动心脏 β₁ 肾上腺素受体，使心肌收缩力增强，心率加快，传导加速，心输出量增加。与肾上腺素相比，异丙肾上腺素对心脏正位起搏点有显著兴奋作用，对异位节律点的兴奋作用较弱，故较少引起心律失常。

**2. 舒张血管**　激动 β₂ 肾上腺素受体，使骨骼肌血管舒张，对肾血管和肠系膜血管舒张作用较弱，对冠状血管也有舒张作用。

**3. 影响血压**　以 2 ～ 10μg/min（小剂量）速度静脉滴注时，因兴奋心脏使心输出量增加，同时又舒张血管使外周阻力降低，故使收缩压升高，舒张压下降，脉压差明显增大。但如静脉注射给药（大剂量）时，则可引起舒张压明显下降，降低冠状血管的灌注压，冠脉有效血流量不增加，回心血量减少，心输出量减少，收缩压和舒张压均降低。

**4. 扩张支气管**　激动支气管平滑肌 β₂ 肾上腺素受体，舒张支气管平滑肌，作用强于肾上腺素。也能抑制组胺等过敏性介质的释放，但对支气管黏膜血管无收缩作用，故消除支气管黏膜充血水肿作用比肾上腺素弱。

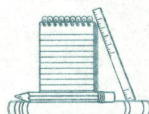

**5. 对代谢的影响**　与肾上腺素相比，升高血中游离脂肪酸作用相似，而升高血糖作用较弱。能促进糖原和脂肪的分解，增加组织的耗氧量。

【临床应用】

**1. 支气管哮喘**　疗效快而强，舌下或气雾吸入等途径给药用于控制支气管哮喘的急性发作。

**2. 房室传导阻滞**　舌下给药或静脉滴注给药，能加速房室传导，用于治疗二度、三度房室传导阻滞。

**3. 心搏骤停**　适用于心室自身节律缓慢、高度房室传导阻滞、窦房结功能衰竭并发的心脏骤停。可与 NA 或间羟胺联合用药做心室内注射。

**4. 休克**　在补足血容量的基础上，用于治疗低心输出量和高外周阻力的休克。但不能明显改善组织微循环障碍，同时增加心肌耗氧和心率，现少用。

【不良反应】常见的有心悸、头痛、皮肤潮红等。过量时，尤其是支气管哮喘患者，易引起严重心律失常。长期反复应用易产生耐受性。

## 二、β₁肾上腺素受体激动药

### 多巴酚丁胺

多巴酚丁胺（dobutamine）能选择性地激动 β₁肾上腺素受体，对心脏有强大的正性肌力作用，能增强心肌收缩力，增加心输出量，对心率影响不大。主要用于治疗心脏手术后或急性心肌梗死并发的心力衰竭。口服无效，一般采用静脉滴注给药。当滴速过快或浓度过高，可引起心率加快或房室传导加快，少数出现心悸，偶见心律失常。

## 三、β₂肾上腺素受体激动药

本类药物对 β₂肾上腺素受体选择性高，使支气管扩张，作用维持时间较长，是目前治疗支气管哮喘的主要药物，常用药物有沙丁胺醇、克仑特罗、特布他林、沙美特罗等（详见项目二十五）。

### 复习思考题

1. 简述肾上腺素常用于过敏性休克的药理学基础。

2. 简述多巴胺抗休克的主要优点。

3. 为何局部麻醉药中常加入微量的肾上腺素？

扫一扫，查阅复习思考题答案

扫一扫，查阅本项目数字资源

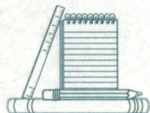

# 项目九　抗肾上腺素药

【学习目标】

掌握：β 肾上腺素受体拮抗药的药理作用、临床用途和不良反应及防治。

熟悉：抗肾上腺素药的分类及代表药；酚妥拉明、酚苄明的药理作用、临床应用和不良反应。

了解：其他抗肾上腺素药的作用特点和主要用途。

## 案例导入

患者，女，25岁，性格内向。近两年来，每当受寒或情绪激动时，双侧手指出现苍白，继而发紫，感指端麻木、疼痛，手指不可屈伸。诊断为雷诺病。

请思考：

1. 可选用何药治疗？说明用药理由。

2. 应用时应注意什么？

抗肾上腺素药（antiadrenergic）是能与肾上腺素受体结合，其自身不产生或很少产生拟肾上腺素作用，却能够有效地拮抗去甲肾上腺素神经递质以及其他外源性拟交感神经药与受体结合，从而产生拮抗效应的药物，也称为肾上腺素受体拮抗药（adrenoreceptor antagonists）。与激动药有着显著的不同之处在于，抗肾上腺素药不会激活这些受体。

根据它们对不同类型肾上腺素受体的选择性，抗肾上腺素药可以分为三类：α肾上腺素受体拮抗药、β肾上腺素受体拮抗药和α、β肾上腺素受体拮抗药。

# 任务一　α肾上腺素受体拮抗药

α肾上腺素受体拮抗药选择性地拮抗α肾上腺素受体，其本身不激动或较弱激动肾上腺素受体，却能阻碍去甲肾上腺素能神经递质及肾上腺素受体激动药与α肾上腺素受体结合，从而产生抗肾上腺素作用。它们能将肾上腺素的升压作用翻转为降压作用，这个现象称为"肾上腺素作用翻转"（adrenaline reversal）。对于主要激动α肾上腺素受体的去甲肾上腺素，α肾上腺素受体拮抗药只能取消或减弱其升压作用而无"翻转作用"。对于主要激动β肾上腺素受体的异丙肾上腺素的降压作用则无影响。

根据药物对α肾上腺素受体亚型（$\alpha_1$、$\alpha_2$肾上腺素受体）的选择性不同，可分为三类：①非选择性α肾上腺素受体拮抗药，其中短效类如酚妥拉明、妥拉唑啉，长效类如酚苄明；②选择性$\alpha_1$肾上腺素受体拮抗药，如哌唑嗪；③选择性$\alpha_2$肾上腺素受体拮抗药，如育亨宾。

## 一、非选择性α肾上腺素受体拮抗药

### 酚妥拉明（phentolamine）

【体内过程】口服吸收生物利用度低，仅为注射给药的20%。药物在体内消除迅速，口服给药作用维持3～6h，肌内注射维持时间仅30～45min。主要通过尿液以无活性代谢物形式排泄。

【药理作用】

**1. 舒张血管**　能拮抗血管平滑肌$\alpha_1$肾上腺素受体，并可直接舒张血管平滑肌，使血管扩张，外周阻力降低，血压下降，组织血流灌注量增加，改善微循环。

**2. 兴奋心脏**　由于血压下降可反射性地兴奋交感神经，以及拮抗去甲肾上腺素能神经末梢突触前膜的$\alpha_2$肾上腺素受体，促进NA释放，致使心率加快，心肌收缩力增强，心输出量增加。

**3. 其他**　激动M胆碱受体，使胃肠道平滑肌兴奋；可激动组胺$H_1$、$H_2$组胺受体，促进组胺释放，导致胃酸分泌增多、皮肤潮红等。

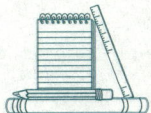

【临床应用】

**1. 外周血管痉挛性疾病**　如肢端动脉痉挛症（雷诺病）、血栓闭塞性脉管炎。

**2. 拮抗静脉滴注 NA 所引起的外漏**　酚妥拉明可拮抗 NA 的缩血管效应，局部皮下浸润注射，可对抗 NA 的缩血管作用，防止局部组织坏死。

**3. 抗休克**　酚妥拉明因能舒张血管，降低外周阻力，增强心肌收缩力，增加心输出量，并能降低肺循环阻力，防止肺水肿的发生，从而改善休克状态时的内脏血液灌注，解除微循环障碍。在补足血容量的基础上，适用于有明显血管痉挛、外周血管阻力高、心输出量低、尿少、并发肺水肿的感染性休克、心源性休克和神经源性休克。目前主张与 NA 联合用药，可对抗 NA 的激动 α 肾上腺素受体缩血管作用，保留其 β 肾上腺素受体增强心肌收缩力作用，提高其抗休克的疗效。

**4. 急性心肌梗死和顽固性充血性心力衰竭**　可扩张血管，降低外周阻力和心脏的前、后负荷，增加心输出量，降低心肌耗氧量，缓解心力衰竭症状。

**5. 肾上腺嗜铬细胞瘤的诊断和治疗**　包括鉴别诊断、高血压危象处理及术前准备。使用时需注意可能引起的严重低血压。

---

**知识链接**

#### 酚妥拉明实验

酚妥拉明实验用于诊断嗜铬细胞瘤。对于持久性高血压和阵发性高血压患者血压高于 170/110mmHg 时，可进行实验，具体方法如下：

①实验前停用镇静药、抗高血压等（停药时间需根据药物的 $t_{1/2}$ 和患者的具体情况来定）；②应平卧于安静和略暗的室内；③建立静脉通道，缓慢滴注生理盐水；④每分钟测量血压一次，直至血压平稳，持续在 170/110mmHg 以上，方可进行试验；⑤在患者不察觉的情况下，从输液管中缓慢注射（在 1min 内）酚妥拉明 5mg（儿童 1mg）；⑥注射完毕后，每 30s 测量血压一次，共 3min，以后每分钟测量一次，共 7min，或直至血压恢复至试验前水平。逾期发生低血压时，可静脉滴注 NA，但不宜用 AD，以免血压进一步降低。

判定标准：正常值正常人在注射酚妥拉明后 2min 血压有下降，但下降幅度不超过 35/25mmHg；嗜铬细胞瘤患者在注射 2～3min 后，下降幅度大于 35/25mmHg 并持续 3～5min 或更长时间。而高血压病人，血压仅轻度下降；表现为阵发性高血压或分泌儿茶酚胺不太多的嗜铬细胞瘤的患者，可能出现假阴性；尿毒症或使用了降压药、巴比妥类、鸦片类镇痛药、镇静药都可造成酚妥拉明试验假阳性。

---

【不良反应】

较常见的有体位性低血压、心动过速、心律失常，鼻塞、恶心、呕吐等，晕倒和乏力较少见；突然胸痛（心肌梗死）、神志模糊、头痛、共济失调、言语含糊等极少见，这些都可能是心、脑血管痉挛或阻塞的表现；静脉注射过快可引起心率加快、心律失常和诱发或加重心绞痛，故宜缓慢静脉注射或静脉滴注。

可引起腹痛、腹泻、恶心、呕吐等，胃酸分泌增加，诱发或加重消化性溃疡。

#### 妥拉唑啉

妥拉唑林（tolazoline）拮抗 α 肾上腺素受体作用与酚妥拉明相似而较弱，拟胆碱作用和拟

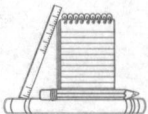

组胺作用较强。口服吸收慢而完全，排泄较快，效果远不及注射给药，大部分以原形从肾脏排泄。临床上主要用于外周血管痉挛性疾病的治疗，也用于嗜铬细胞瘤控制症状。不良反应与酚妥拉明相似，但发生率较高。

### 酚苄明

酚苄明（phenoxybenzamine）与酚妥拉明的药理作用相似，通过共价键与 α 肾上腺素受体结合，不易解离，具有起效缓慢、作用强而持久的特点，一次给药，作用可维持 3～4 天，属于长效的非竞争性 α 肾上腺素受体拮抗药。主要用于治疗外周血管痉挛性疾病（常在酚妥拉明无效时用）、抗感染性休克、嗜铬细胞瘤及良性前列腺增生。主要不良反应有体位性低血压、心动过速、鼻塞、口干、嗜睡等，也可出现胃肠道刺激症状。

## 二、选择性 α₁ 肾上腺素受体拮抗药

此类药对血管 $\alpha_1$ 肾上腺素受体有较强的选择性拮抗作用，能扩张血管，降低血压；对 $\alpha_2$ 肾上腺素受体拮抗作用很弱，加快心率作用较弱。常用药物有哌唑嗪、多沙唑嗪等。主要用于高血压和顽固性心力衰竭的治疗（详见项目十九）。

## 三、选择性 α₂ 肾上腺素受体拮抗药

育亨宾（yohimbine）可选择性拮抗中枢和外周部位的 $\alpha_2$ 肾上腺素受体，促进去甲肾上腺素能神经末梢释放 NA，增加交感神经的张力，使心率加快，血压升高。不良反应较多，仅用作科研的工具药。

---

**知识链接**

#### 可用于休克的传出神经药物

休克（shock）是指机体遭受强烈有害因素侵袭后，血液循环出现严重障碍，主要表现为微循环血液灌流不足，进而导致机体各器官组织缺血、缺氧，代谢紊乱，功能障碍，严重时会危及生命的全身性病理过程。患者通常会呈现血压下降、皮肤湿冷、尿量减少、神志淡漠等症状。

常用于治疗休克的传出神经药物分为以下两类：一是血管收缩药，如去甲肾上腺素、间羟胺、肾上腺素、去氧肾上腺素等。这类药物能够收缩血管、升高血压，增加组织血液灌注压，从而起到抗休克的作用。然而，用药后可能会使血管过度收缩，加重微循环障碍。二是血管扩张药，如阿托品、东莨菪碱、异丙肾上腺素、多巴胺、酚妥拉明等。该类药物可使血管扩张，改善微循环和组织缺氧状况。其中，异丙肾上腺素等还能够增强心肌收缩力，增加心输出量。但在使用这类药物时，必须先补足血容量，以防因血管扩张而导致血压急剧下降。

---

## 任务二　β 肾上腺素受体拮抗药

β 肾上腺素受体拮抗药（β-blockers）能选择性与 β 肾上腺素受体结合，竞争性拮抗去甲肾上腺素能神经递质或拟交感神经药与 β 肾上腺素受体结合而产生效应。

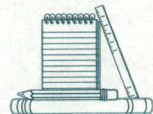

根据药物对 β 肾上腺素受体选择性不同，可分为非选择性 β 肾上腺素受体拮抗药和选择性 β₁ 肾上腺素受体拮抗药（表 9-1）。

表 9-1    β 肾上腺素受体拮抗药分类及特点

| 药物和类别 | 内在拟交感活性 | 膜稳定作用 | 首过消除（%） | 生物利用度（%） | $t_{1/2}$（h） | 主要消除器官 |
|---|---|---|---|---|---|---|
| 非选择性 β 肾上腺素受体拮抗药 | | | | | | |
| 普萘洛尔（propranolol） | − | ++ | 60～70 | 30 | 3～4 | 肝 |
| 噻吗洛尔（timolol） | − | − | 25～30 | 30～75 | 4～5 | 肝 |
| 吲哚洛尔（pindolol） | ++ | + | 10～20 | 90 | 3～4 | 肝、肾 |
| 纳多洛尔（nadolol） | | | 30～40 | 30～40 | 14～24 | 肾 |
| 选择性 β₁ 肾上腺素受体拮抗药 | | | | | | |
| 美托洛尔（metoprolol） | − | ± | 25～60 | 50 | 3～4 | 肝 |
| 阿替洛尔（atenolol） | − | − | 0～10 | 50 | 6～9 | 肾 |
| α、β 肾上腺素受体拮抗药 | | | | | | |
| 醋丁洛尔（acebutolol） | + | + | 30 | 40 | 2～4 | 肝 |
| 拉贝洛尔（labetalol） | ± | ± | 60 | 20～40 | 4～6 | 肝 |

【体内过程】受药物脂溶性的影响，脂溶性高的药物如普萘洛尔、美托洛尔口服吸收快而完全，但首过消除明显，生物利用度较低，体内分布广泛，易透过血脑屏障，主要在肝脏代谢，少数从尿中排泄。脂溶性低的药物如吲哚洛尔、阿替洛尔口服吸收差，生物利用度较高，主要以原形从肾排泄。因此，肝肾功能不全者应调整剂量，注意剂量个体化。

【药理作用】

**1. β 肾上腺素受体拮抗作用**

（1）对心血管系统的作用　拮抗心脏 β₁ 肾上腺素受体，使心肌收缩力减弱，心率和房室传导减慢，心输出量减少，心肌耗氧量下降，血压下降。应用普萘洛尔可引起肝、肾和骨骼肌等血流量减少，一方面来自其对血管 β₂ 肾上腺素受体的拮抗作用，另一方面由于心脏受到抑制，心输出量减少，而反射性兴奋交感神经，引起血管收缩。

（2）收缩支气管平滑肌　拮抗支气管平滑肌的 β₂ 肾上腺素受体，使呼吸道阻力增加，有时诱发或加重哮喘。

（3）对代谢的影响　抑制交感神经兴奋引起的脂肪分解，减弱肾上腺素的升高血糖作用，延缓用胰岛素后血糖水平的恢复，可掩盖低血糖时交感神经兴奋的症状，使低血糖不易被及时察觉。但对血糖、血脂正常者的糖、脂代谢影响很小。

（4）抑制肾素分泌　拮抗肾脏入球小动脉的球旁细胞的 β₁ 肾上腺素受体，抑制肾素的分泌，而使血压降低。

**2. 膜稳定作用**　某些 β 肾上腺素受体拮抗药在高于临床有效血药浓度数十倍时可降低细胞膜对离子的通透性，临床应用意义不大。

**3. 内在拟交感活性**　某些 β 肾上腺素受体拮抗药在拮抗 β 肾上腺素受体的同时，还能产生较弱的 β 肾上腺素受体激动效应，称为内在拟交感活性（intrinsic sympathomimetic activity,

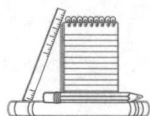

ISA）。由于这种作用较弱，往往被 β 肾上腺素受体拮抗作用所掩盖。具有内在拟交感活性的 β 肾上腺素受体拮抗药对心脏抑制作用和收缩支气管作用较不具内在拟交感活性的药物弱。

4. 降低眼内压 局部应用噻吗洛尔等药物可以拮抗睫状肌的 β 肾上腺素受体，减少房水形成，从而降低眼内压。

【临床应用】

1. 心律失常 对多种原因引起的快速型心律失常有效，也对运动或情绪紧张、激动引起的心律失常或因心肌缺血、强心苷中毒引起的心律失常疗效较好。

2. 心绞痛和心肌梗死 对心绞痛疗效较好。早期和长期应用可降低心肌梗死的复发率和猝死率。

3. 高血压 是治疗高血压的常用药物。

4. 充血性心力衰竭 在心肌状况严重恶化之前早期应用，可改善心脏舒张功能，延缓儿茶酚胺对心脏的损害，恢复心肌对儿茶酚胺的敏感性。

5. 用于甲状腺功能亢进症或甲状腺危象辅助治疗 可降低基础代谢率、减慢心率，缓解患者激动不安的情绪，还可迅速控制甲状腺危象的症状；普萘洛尔还可抑制 $T_4$（甲状腺素）转变为 $T_3$（三碘甲状腺原氨酸）。

6. 其他 ①肥厚型心肌病和嗜铬细胞瘤等；②噻吗洛尔等局部用药可治疗青光眼；③普萘洛尔可试用于偏头痛、焦虑症，也可用于肌肉震颤、肝硬化等所致的上消化道出血、血管瘤的治疗。

【不良反应】

1. 一般不良反应 有恶心、呕吐、轻度腹泻等，停药后可消失。

2. 心血管反应 心脏抑制，特别是心功能不全、窦性心动过缓或房室传导阻滞的患者会加重病情；外周血管痉挛，导致四肢发冷、皮肤苍白或发绀，出现雷诺症状或间歇性跛行，甚至可致脚趾的溃疡和坏死。

3. 反跳现象 长期用药的患者突然停药，可引起心绞痛加剧、血压骤升，甚至产生急性心梗或猝死。因此应注意逐渐减量，缓慢停药。

4. 诱发或加重哮喘 由于拮抗支气管 $\beta_2$ 肾上腺素受体，易引起支气管平滑肌痉挛。

5. 其他 可掩盖低血糖所引起的心动过速、出汗等症状；偶见过敏性皮疹、血小板减少。

【禁忌证】严重左心功能不全、重度房室传导阻滞、窦性心动过缓和支气管哮喘等患者禁用，肝功能不全者慎用。

## 任务三 α、β 肾上腺素受体拮抗药

拉贝洛尔（labetalol）、卡维地洛（carvedilol）可拮抗 α、β 肾上腺素受体。

### 拉贝洛尔

脂溶性较高，口服易吸收，首过消除明显，生物利用度约 20%～40%，$t_{1/2}$ 为 5～8h。个体差异大，主要在肝脏代谢，少量以原形经肾脏排出。

拉贝洛尔可拮抗 α 和 β 肾上腺素受体，对 β 肾上腺素受体拮抗作用比对 $\alpha_1$ 肾上腺素受体拮抗作用强 4～8 倍，对 $\alpha_2$ 肾上腺素受体无作用。对 β 肾上腺素受体的拮抗作用比普萘洛尔弱，拮抗 $\beta_1$ 肾上腺素受体的作用略强于 $\beta_2$ 肾上腺素受体。具有较弱的内在拟交感活性和膜稳定

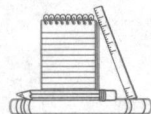

作用，在等效剂量下，降压作用出现较快，减慢心率作用比普萘洛尔弱，扩张血管明显，增加肾血流量。用于各级高血压及高血压急症、妊娠期高血压、嗜铬细胞瘤、麻醉或手术时高血压。静脉注射用于高血压危象。一般不良反应有眩晕、乏力、恶心等，大剂量可致直立性低血压。对支气管平滑肌 β₂ 肾上腺素受体的拮抗作用较弱，对呼吸道阻力影响较小，故对于哮喘患者相对较为安全。对糖、脂代谢影响较小，不引起血糖、血脂明显变化。

### 复习思考题

1. α 肾上腺素受体拮抗药引起的低血压能否用肾上腺素抢救？为什么？
2. 简述 β 肾上腺素受体拮抗药的主要临床用途。

扫一扫，查阅
复习思考题
答案

扫一扫，查阅
本项目数字
资源

# 项目十　麻醉药

【学习目标】

掌握：麻醉药的分类及代表药；局部麻醉药的药理作用、临床应用及不良反应。

熟悉：局部麻醉药的给药方法。

了解：常用的全身麻醉药的作用特点及复合麻醉用药的意义。

## 案例导入

患者，男，65 岁，因右侧股骨头坏死，长期疼痛影响日常生活，决定接受全髋关节置换术。术前检查显示心肺功能尚可，血压、血糖控制稳定，但存在轻度骨质疏松。

请思考：

1. 该患者进行手术时应采用哪种麻醉方式，为什么？
2. 在使用麻醉药物过程中应注意哪些问题？

麻醉药（anesthetics）是一类能够暂时性地阻滞神经系统的信号传递，产生镇痛、遗忘、肌肉松弛等麻醉效果的药物。根据给药途径和作用机制的不同，可分为局部麻醉药和全身麻醉药。局部麻醉药主要用于手术区域的局部麻醉，如利多卡因、布比卡因等；全身麻醉药则通过吸入、静脉注射等方式作用于全身，使患者在手术期间进入无意识状态，如七氟烷、异氟烷、丙泊酚、硫喷妥钠、咪达唑仑等。麻醉药的使用需严格遵循医疗规范，确保患者安全。

## 任务一　局部麻醉药

局部麻醉药（local anesthetics）是一类能在用药局部可逆性地阻滞感觉神经冲动产生和传导的药物，在意识清醒的状态下，使局部痛觉暂时消失，作用消失后，神经功能可完全恢复。

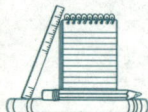

## 一、概述

【药理作用】

**1.局部麻醉作用** 局部麻醉药主要作用于神经细胞膜的 $Na^+$ 通道，改变 $Na^+$ 通道蛋白构象，使 $Na^+$ 内流受阻，从而阻止动作电位产生，阻滞神经冲动产生与传导。局部麻醉药作用的一般规律是细神经纤维比粗神经纤维更易被阻滞，无髓鞘的交感、副交感神经节后纤维较敏感，有髓鞘的感觉和运动神经纤维则需要高浓度才能产生作用。对混合神经产生作用时，首先痛觉消失，继之冷、温、触、压觉消失，最后是运动麻痹。

**2.吸收作用** 局部麻醉药吸收后会引起全身作用，实际上是其不良反应。

（1）中枢神经系统反应 一般表现为先兴奋后抑制，即先出现焦虑、烦躁、震颤甚至惊厥；随后出现呼吸衰竭，乃至昏迷。

（2）心血管系统反应 可降低心肌兴奋性、传导性，减弱心肌收缩力，大多数局部麻醉药能扩张血管，使血压下降。

【应用方法】

**1.表面麻醉** 将渗透作用较强的局部麻醉药作用于皮肤和黏膜表面，局部麻醉药渗透入黏膜下神经末梢，产生局部麻醉作用的方法。局部麻醉药黏膜吸收的速度快，用药过程中应分次给药，用量不得超过常用量。多用于口腔、咽喉、眼、鼻、气管和尿道等部位的浅表手术或内镜检查，常选用穿透力强的丁卡因、利多卡因等。

**2.浸润麻醉** 将局部麻醉药注射到皮下或手术切口部位，使局部的神经末梢麻醉。根据需要可在溶液中加入少量肾上腺素，以延缓局部麻醉药吸收。适用于脓肿切开引流等小手术。常选用毒性较小的普鲁卡因、利多卡因等。

**3.传导麻醉** 将局部麻醉药注射于外周神经干或神经丛周围，阻滞神经冲动的传导，使该神经分布的区域麻醉。用量小而麻醉区域大。多用于口腔、四肢等手术，常选用利多卡因、普鲁卡因、布比卡因等。

**4.蛛网膜下隙麻醉** 又称脊髓麻醉，简称"脊麻"，俗称"腰麻"。将局部麻醉药注入（低位腰椎的）蛛网膜下隙，阻滞脊神经前根和后根，使脊神经所支配的相应区域产生麻醉作用的方法。常用于下腹部和下肢手术，常选用利多卡因、普鲁卡因、丁卡因等。

**5.硬膜外麻醉** 又称"硬膜外阻滞"，将局部麻醉药注入硬膜外腔，阻滞脊神经根，使其所支配区域的感觉和／或运动功能消失的麻醉方法。适用于颈部至下肢的手术，尤其是上腹部手术，常选用利多卡因、布比卡因及罗哌卡因等。

蛛网膜下隙麻醉和硬膜外麻醉时由于交感神经传导亦被阻滞，引起血管扩张、血压下降及心脏抑制，可用麻黄碱防治。

## 二、常用的局部麻醉药

### 普鲁卡因

普鲁卡因（procaine）毒性较小，广泛用于浸润麻醉、传导麻醉、蛛网膜下腔麻醉和硬膜外麻醉，因其对黏膜的穿透力弱，一般不用于表面麻醉。属短效局部麻醉药，注射给药后 $1 \sim 3min$ 起效，维持 $30 \sim 45min$。此外，普鲁卡因也可用于损伤部位的局部封闭。普鲁卡因在血循环中大部分迅速被假性胆碱酯酶水解，生成对氨基苯甲酸和二乙氨基乙醇，前者能拮抗磺胺类药的抗菌作用，应避免与磺胺类药联合用药。普鲁卡因可致高敏反应和过敏反应，用药前

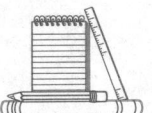

应做皮试。

### 丁卡因

丁卡因（tetracaine）麻醉强度、毒性均比普鲁卡因强 10 倍左右，作用持续时间为 2 ～ 3h。因对黏膜穿透力强，常用于表面麻醉，也可用于传导麻醉、腰麻和硬膜外麻醉，因毒性大，一般不用于浸润麻醉。

### 利多卡因

利多卡因（lidocaine）是目前应用最多的中效局部麻醉药。起效快、穿透力强、安全范围较大，局部麻醉作用的强度、持续时间及毒性均介于普鲁卡因和丁卡因之间。可用于各种局部麻醉方法，有"全能麻醉药"之称，主要用于传导麻醉及硬膜外麻醉。因其为酰胺类药，对酯类局部麻醉药过敏的患者可选用此药。

### 布比卡因

布比卡因（bupivacaine）局部作用持续时间长，可达 5 ～ 10h，局部麻醉作用强，主要用于浸润麻醉、传导麻醉和硬膜外麻醉。

### 罗哌卡因

罗哌卡因（ropivacaine）对痛觉的阻滞作用较强而对运动的阻滞作用较弱，作用时间短，使患者可尽早离床活动。缩血管作用明显，使用时无需加肾上腺素，可用于硬膜外麻醉、传导麻醉、浸润麻醉。该药对子宫和胎盘血流无影响，可用于产科手术麻醉。

# 任务二　全身麻醉药

全身麻醉药（general anesthetics）是一类作用于中枢神经系统，能可逆性地引起意识、感觉（主要是痛觉）和反射消失、松弛骨骼肌，而使外科手术能顺利进行的药物。根据给药途径的不同，分为吸入性麻醉药，如氧化亚氮、恩氟烷；静脉麻醉药，如氯胺酮、依托咪酯等。

## 一、吸入麻醉药

吸入麻醉药是采用吸入法给药的挥发性液体或气体，脂溶性高，容易通过生物膜。药物随呼吸经肺泡进入血液，再分布至中枢神经系统，产生由浅入深的麻醉作用，麻醉深度可通过调节吸入气体中全身麻醉药的浓度进行控制。

### 氟烷

氟烷（halothane）为无色透明液体，味甜，不燃烧，不爆炸，有类似三氯甲烷的香气，对呼吸道无刺激性，不增加呼吸道分泌物，可松弛支气管平滑肌。氟烷诱导期短，苏醒快，但镇痛、肌肉松弛作用较弱。有子宫松弛作用，能增加产后出血，一般不用于剖宫产。对肝脏有毒性，可致肝细胞坏死。

### 恩氟烷

恩氟烷（enflurane）为无色透明液体，不燃烧，不爆炸。具有特殊的臭气，对呼吸道无刺激性，不增加气道分泌，能扩张支气管。恩氟烷麻醉性能强，诱导和苏醒快，肌肉松弛效果良好。对呼吸道无刺激性，不增加气道分泌，能扩张支气管。是目前应用广泛的麻醉药。对肝功能影响轻微，偶有恶心、呕吐等副作用。

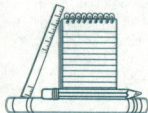

### 氧化亚氮

氧化亚氮（nitrousoxide）为无色味甜无刺激性的液化气体，不燃烧，不爆炸。诱导期短，苏醒迅速，镇痛作用强，麻醉效能低，无肌肉松弛作用，主要用于诱导麻醉或与其他全身麻醉药配伍使用。对呼吸和肝脏、肾脏无不良影响，但对心肌略有抑制作用。

## 二、静脉麻醉药

### 硫喷妥钠

硫喷妥钠（thiopental sodium）为超短效巴比妥类药。脂溶性高，静脉注射麻醉作用迅速，无兴奋期，维持时间短，仅 10min 左右。镇痛效果差，肌肉松弛不完全。临床主要用于短时间小手术、诱导麻醉、基础麻醉。

硫喷妥钠对呼吸中枢有明显的抑制作用，禁用于新生儿和婴幼儿。硫喷妥钠易诱发喉头及支气管痉挛，故支气管哮喘者禁用。

### 氯胺酮

氯胺酮（ketamine）静脉注射后阻滞痛觉冲动向丘脑和新皮层的传导，同时又兴奋脑干及边缘系统，引起意识模糊、短暂性记忆缺失，在产生良好的镇痛效果的同时，意识并未完全消失，常伴有梦幻、肌张力增高，心率加快，血压升高。这种抑制与兴奋并存的状态称为分离麻醉。

氯胺酮起效快，镇痛力强，维持时间短。对呼吸影响小，对心血管有明显兴奋作用。可单独用于诱导麻醉及不需肌肉松弛的短时间小手术，如烧伤清创、植皮等；也可进行复合麻醉用于长时间手术。

### 丙泊酚

丙泊酚（propofol）抑制中枢神经系统，产生镇静、催眠效应。能抑制咽喉反射，有利于插管；能抑制循环系统，引起血压下降，而心率无明显变化。丙泊酚起效快，作用时间短，苏醒迅速，醒后无宿醉感。可用于门诊小手术的辅助用药，也可作为诱导麻醉、维持麻醉及镇静催眠辅助用药。

## 三、复合麻醉

复合麻醉是一种在临床麻醉中常用的技术，它通过同时或先后使用几种不同的麻醉药物或技术来获得全身麻醉状态。这种方法可以最大限度地发挥每类药物的药理作用，同时减少药物的用量和副作用，提高麻醉质量，保证患者的安全，并降低医疗费用。

在现代麻醉实践中，复合麻醉通常包括以下几种类型：

**1.麻醉前给药** 在患者进入手术室前使用药物，如镇静催眠药、阿片类镇痛药等，以减少患者的焦虑和紧张情绪，增强麻醉效果。

**2.基础麻醉** 在手术前给予大剂量的镇静催眠药（如巴比妥类、水合氯醛），使患者处于深睡状态，然后在此基础上使用全身麻醉药调节麻醉深度。

**3.诱导麻醉** 使用起效快的药物（如丙泊酚、硫喷妥钠、氧化亚氮）迅速使患者进入麻醉状态，减少诱导期的不良反应。

**4.低温麻醉** 在全身麻醉状态下，通过物理降温和药物（如氯丙嗪）联合使用，降低体温，减少生命器官的耗氧量，适用于心脏手术等。

**5.神经安定镇痛术** 结合镇静药和强效镇痛药（如吗啡、哌替啶、芬太尼），使患者产生意识模糊、痛觉消失的特殊麻醉状态，适用于小手术。

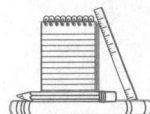

**6. 与骨骼肌松弛药联合用药**　根据手术需要，与琥珀胆碱、筒箭毒碱等药物联合使用，以达到肌肉松弛的效果。

**7. 控制性降压**　在手术中使用血管扩张药（如硝普钠）或钙通道阻滞药，使血压适度下降，减少手术部位的出血。

复合麻醉是一种综合性的麻醉方法，它通过多种药物和技术的联合应用，旨在为患者提供更安全、更舒适的麻醉体验。随着医学的进步，复合麻醉将继续发展，以满足不断变化的临床需求。

### 复习思考题

1. 简述全身麻醉药的作用机制及其分类。
2. 简述复合麻醉的优势及用药原则。

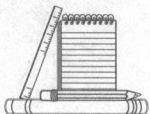

扫一扫，查阅
复习思考题
答案

# 模块三　作用于中枢神经系统的药物

## 项目十一　镇静催眠药

【学习目标】

掌握：镇静催眠药的分类及代表药；地西泮的药理作用、临床应用及不良反应。

熟悉：巴比妥类药的作用特点、主要临床应用及不良反应。

了解：其他类镇静催眠药的特点。

### 案例导入

患者，女，45 岁。近 1 个月来入睡困难，夜间觉醒次数多达三四次，白天头昏乏力、疲劳思睡、注意力难以集中，工作效率明显下降。诊断：失眠症。

请思考：

1. 该患者使用苯二氮䓬类药后症状是否能缓解，为什么？

2. 患者能否使用地西泮？用药过程中应注意哪些问题？

镇静催眠药是一类可抑制中枢神经系统的药物。镇静药能缓和激动情绪、恢复安静状态；催眠药能促进和维持近似生理性睡眠。两者无明显界限，仅有量的差异，小剂量产生镇静作用，较大剂量产生催眠作用，故统称为镇静催眠药。随着剂量增大，可依次产生镇静、催眠、抗惊厥、抗癫痫作用，甚至导致昏迷和死亡。

目前临床应用的有三类：苯二氮䓬类、巴比妥类及其他类。其中苯二氮䓬类（见表 11-1）应用最广泛，但长期使用易产生依赖性，属于精神药品，应严格管理和使用。

### 任务一　苯二氮䓬类

苯二氮䓬类药具有较好的抗焦虑、镇静催眠、抗惊厥和抗癫痫作用，安全范围大。地西泮（diazepam）为经典的苯二氮䓬类药，在我国被列为第二类精神药品。

#### 地西泮

【体内过程】口服吸收良好，肌内注射吸收慢而不规则，故较少肌内注射；静脉注射显效快但

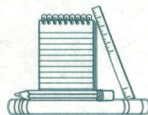

维持时间短。血浆蛋白结合率高，主要在肝代谢，经肾排泄，可通过胎盘屏障，也可经乳汁分泌。

【药理作用和临床应用】

**1. 抗焦虑**　地西泮在不引起镇静的小剂量就有良好的抗焦虑作用，能显著改善焦虑、紧张、恐惧等症状。主要用于治疗各种原因所致的焦虑症。

**2. 镇静催眠**　随剂量增大，地西泮产生镇静催眠作用。在快速镇静同时可引起暂时性记忆缺失，临床可用于麻醉前给药。能明显缩短睡眠诱导时间，延长睡眠时间，对快动眼睡眠时相（REMS）影响较小，产生类似生理性睡眠，停药后反跳现象轻，产生类似生理性睡眠。常用于治疗失眠症。

---

**知识链接**

**睡眠时相**

正常睡眠分为两个时相，即非快动眼睡眠时相（NREMS）与快动眼睡眠时相（REMS）。在同一睡眠过程中，这两种时相循环交替出现，通常为 4～6 次。其中，非快动眼睡眠有助于促进生长以及恢复体力；而快动眼睡眠则有利于维持正常的大脑功能和精神活动。梦境大多发生在 REMS，此阶段同时伴有快速动眼、血压升高、呼吸心跳加快等表现。

---

**3. 抗惊厥**　大剂量地西泮具有较强的抗惊厥作用，临床用于辅助治疗破伤风、子痫、小儿高热和药物中毒等所致的惊厥。

**4. 抗癫痫**　大剂量地西泮可抑制癫痫病灶异常放电的扩散。静脉注射地西泮是治疗癫痫持续状态的首选药。

**5. 中枢性肌肉松弛**　地西泮有较强的中枢性肌肉松弛作用，但不影响正常活动。临床用于治疗脑血管意外、脊髓损伤等引起的中枢性肌肉强直及腰肌劳损、关节局部病变等所致的肌肉痉挛。

【不良反应】

**1. 后遗效应**　又称宿醉反应，治疗量可出现头晕、嗜睡、乏力，大剂量可致共济失调、语言不清等。用药期间不宜从事高空作业、机械操作、驾驶等工作。

**2. 耐受性及依赖性**　长期使用可产生耐受性和依赖性，突然停药可出现反跳和戒断症状，表现为焦虑、失眠、出汗、震颤等。应避免长期服药。

**3. 急性中毒**　超大量服用或静脉注射过快可出现昏迷、呼吸及循环抑制等。一旦中毒，除采用排出毒物和对症治疗外，还应使用特异性解毒药（苯二氮䓬受体拮抗药）氟马西尼（flumazenil）解救。

**表 11-1　常用苯二氮䓬类药物**

| 类别 | 药物 | $t_{1/2}$（h） | 主要特点 |
|------|------|------|------|
| 长效 | 氟西泮（flurazepam） | 40～100 | 催眠作用强而持久 |
| 中效 | 氯硝西泮（clonazepam） | 24～48 | 抗惊厥、抗癫痫作用较强 |
| | 劳拉西泮（lorazepam） | 10～20 | 作用为地西泮的 5～10 倍 |
| | 艾司唑仑（estazolam） | 10～24 | 作用强、显效快、维持时间长 |
| 短效 | 三唑仑（triazolam） | 2～3 | 作用强、显效快、维持时间短 |
| | 咪达唑仑（midazolam） | 1.5～2.5 | 作用强而短、无戒断症状 |

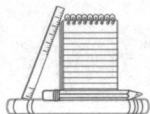

**知识链接**

### 精神药品的分类与管理

　　精神药品在我国根据对人体的依赖性和危害程度分为两类。第一类精神药品成瘾性和滥用潜力高，主要源于天然植物，如吗啡、咖啡因、氯胺酮、氟哌啶醇等，处方用量严格限制且不得零售，处方用纸淡红色标注"精一"，保存期限 3 年，个人携带出入境需凭医疗诊断书和身份证明且不超单张处方最大用量，医务人员携带需省级以上证明。第二类精神药品主要为人工合成化学成分，依赖性相对较弱，包括镇静、催眠等药物如巴比妥类和苯二氮䓬类药，处方用量一般不超 7 日，慢性病等特殊情况可适当延长，零售企业凭处方按规定剂量销售并保存处方两年，处方用纸白色标注"精二"，保存期限 2 年。2024 年 4 月 30 日部分药品分类调整，如咪达唑仑原料药和注射剂调为第一类，其他单方制剂仍为第二类，且精神药品分类和管理规定会随法规更新和医疗实践发展而变化。

# 任务二　巴比妥类

　　巴比妥类是巴比妥酸的衍生物，常用的巴比妥类药物见表 11-2。

表 11-2　常用的巴比妥类药物比较

| 分类 | 药物 | 显效时间（h） | 作用维持时间（h） | 主要用途 |
|---|---|---|---|---|
| 长效 | 苯巴比妥（phenobarbital） | 0.5～1 | 6～8 | 镇静、抗惊厥、抗癫痫 |
| 中效 | 异戊巴比妥（amobarbital） | 0.25～0.5 | 3～6 | 镇静催眠、抗惊厥 |
| 短效 | 司可巴比妥（secobarbital） | 0.25 | 2～3 | 镇静催眠、抗惊厥 |
| 超短效 | 硫喷妥钠（thiopentalsodium） | 静脉注射，立即 | 0.25 | 静脉麻醉 |

【药理作用和临床应用】

**1.镇静**　小剂量产生镇静作用，可缓解患者紧张、焦虑的症状，但不用于焦虑症的治疗。可用于麻醉前给药。

**2.催眠**　中等剂量产生催眠作用。但此类药物安全性远不及苯二氮䓬类，且较易发生依赖性，会明显缩短 REMS，在停药后使 REMS 反跳性延长而导致多梦，因此巴比妥类药已经不作为镇静催眠药常规使用。

**3.抗惊厥和抗癫痫**　较大剂量具有强大的抗惊厥作用，临床用于破伤风、子痫、小儿高热和药物中毒等所致的惊厥。苯巴比妥常用于治疗癫痫大发作和癫痫持续状态。

**4.麻醉**　硫喷妥钠具有麻醉作用，可用作基础麻醉和静脉麻醉。

【不良反应】

**1.后遗效应**　催眠剂量的巴比妥类药在服药次晨可出现头晕、嗜睡、乏力和困倦。

**2.耐受性和依赖性**　长期应用可产生耐受性和依赖性。久用突然停药后易发生反跳现象，导致 REMS 延长，梦魇增多，迫使患者继续用药，终至成瘾。停药后戒断症状明显。

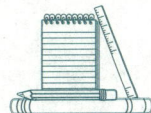

**3.急性中毒**    服药过量或静脉注射过快可引起急性中毒，表现为昏迷、呼吸抑制、血压下降、反射消失等，其中呼吸衰竭是致死的主要原因。

## 任务三    其他类

### 水合氯醛

水合氯醛（chloral hydrate）口服易吸收，具有镇静催眠作用，不缩短REMS，无后遗效应，临床可用于治疗失眠症，尤其适合顽固性失眠及其他药物无效的失眠。大剂量具有抗惊厥作用，可用于小儿高热、子痫、破伤风及中枢兴奋药中毒所致惊厥。水合氯醛胃肠道刺激性强，须稀释后口服或直肠给药。久服可产生耐受性和依赖性。溃疡病者禁用。

### 佐匹克隆

佐匹克隆（zopiclone）为新型非苯二氮䓬类催眠药。具有抗焦虑、镇静催眠、肌肉松弛和抗惊厥等作用。安全而高效，无明显的耐受性和依赖性，后遗效应轻。用于各种失眠症。

### 复习思考题

1. 简述地西泮的药理作用、临床应用及不良反应。
2. 苯二氮䓬类在镇静催眠作用上较巴比妥类常用的原因是什么？

扫一扫，查阅
复习思考题
答案

扫一扫，查阅
本项目数字
资源

# 项目十二    抗癫痫药和抗惊厥药

**【学习目标】**

掌握：抗癫痫药的分类及代表药；苯妥英钠的药理作用、临床应用和不良反应。

熟悉：其他药物的作用特点和临床应用。

了解：抗癫痫药的应用原则。

## 案例导入

患者，男，45岁，在家中突然意识丧失，跌倒在地，口吐白沫、颈部后仰、四肢抽搐，持续大约3min，抽搐停止，几分钟后逐渐恢复，病人意识清醒、肌肉放松、面色苍白。诊断：癫痫强直-阵挛性发作。

**请思考：**

1. 该患者应该用何种药物治疗，疗程大概多长时间？
2. 用药期间应该注意哪些问题？

癫痫是多种病因所致大脑神经元异常放电而引起的大脑功能障碍性疾病。表现为运动、感觉和精神紊乱，具有慢性、反复性、突然发作性等特点。根据其临床表现可将癫痫分为以下类

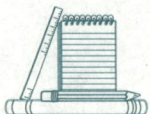

型（见表 12–1）。

表 12–1　癫痫发作的临床分型

| 发作类型 | 临床表现 |
| --- | --- |
| **局限性发作** | |
| 1. 单纯局限性发作（局限性发作） | 一侧肢体或某肌群痉挛、抽搐、特定部位感觉异常，但无意识障碍 |
| 2. 复杂局限性发作（精神运动性发作） | 发作时以精神症状为主，常伴无意识的动作，如口唇抽动、摇头等，有意识障碍 |
| **全身性发作** | |
| 1. 强直 – 阵挛性发作（大发作） | 多见于成人，突然意识丧失、跌倒在地，伴有全身强直性痉挛，后转为阵挛性抽搐，牙关禁闭、口吐白沫，持续数分钟 |
| 2. 失神性发作（小发作） | 多见于儿童，表现为短暂的意识丧失、动作和语言中断，持续数秒 |
| 3. 肌阵挛性发作 | 部分肌群短暂、休克样抽动 |
| 4. 癫痫持续状态 | 大发作频繁、持续状态，间歇期甚短或无，持续昏迷 |

　　抗癫痫药是一类能抑制大脑皮质局部病灶异常放电或阻碍异常高频放电的扩散，从而达到控制癫痫发作的药物。常用的有苯妥英钠、苯巴比妥、乙琥胺、丙戊酸钠、卡马西平等。根据其作用机制和化学结构的不同，可分为多种类型，如钠通道阻滞药（如卡马西平）、γ – 氨基丁酸类似物（如加巴喷丁）、钙通道阻滞药（如拉莫三嗪）等。抗癫痫药的作用机制有两种：直接抑制病灶神经元过度放电，或作用于病灶周围正常组织，以遏制病灶异常放电的扩散。

# 任务一　抗癫痫药

## 苯妥英钠

　　苯妥英钠（phenytoin sodium）属乙内酰脲类抗癫痫药，具有镇静催眠作用。

　　**【体内过程】** 苯妥英钠的水溶液呈强碱性，刺激性大，故不宜肌内注射。口服吸收缓慢而不规则，个体差异大，食物影响其吸收。能通过血脑屏障、胎盘，能分泌入乳汁，主要经肝代谢，由肾排泄。细胞内、外液均有分布，血浆蛋白结合率约为 90%，主要在肝脏代谢，代谢物为无药理活性的羟基苯妥英，此代谢存在遗传多态性和人种差异。有肠肝循环，主要经肾排泄，碱性尿液加快排泄。长期服用苯妥英钠的患者，$t_{1/2}$ 可延长。应用一定剂量药物后，肝代谢能力达饱和，此时即使增加很小剂量，血药浓度非线性急剧增加，有中毒危险，有条件要进行血药浓度监测。

　　**【药理作用和临床应用】**

　　**1. 抗癫痫**　苯妥英钠具有膜稳定作用，能明显阻滞病灶神经元的 $Na^+$、$Ca^{2+}$ 通道，抑制其高频反复放电，产生抗癫痫作用。临床是治疗癫痫大发作和局限性发作的首选药，对精神运动性发作也有效，缓慢静脉注射可有效缓解癫痫持续状态，但对小发作和肌阵挛性发作无效。

　　**2. 治疗外周神经痛**　对三叉神经痛疗效好，对舌咽神经痛和坐骨神经痛也有效，可减少发

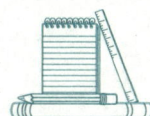

作次数，减轻疼痛。

**3. 抗心律失常** 主要用于强心苷中毒引起的室性心律失常，为首选药。

---

**知识链接**

### 癫痫持续状态

癫痫持续状态，亦称为癫痫状态，是指癫痫发作呈连续发生态势，患者在两次发作之间意识未能完全恢复，或者单次发作持续 30min 以上且未自行停止。其在癫痫患者中的发病率为 1%～5%，病死率高达 13～20%。各类癫痫发作皆可出现持续状态，其中以大发作持续状态最为常见。癫痫持续状态属于紧急医疗状况，若未及时进行治疗，可能引发不可逆的脑损伤，甚至会因重要器官衰竭以及严重并发症而导致死亡。

---

【不良反应】

**1. 局部刺激** 以胃肠道反应最常见，口服可引起恶心、呕吐、食欲减退、上腹疼痛等，宜饭后给药。静脉注射可致静脉炎。

**2. 神经系统反应** 用量过大或用药时间过长，可致头痛、眩晕、眼球震颤、共济失调等，严重者可引起中毒性脑病，出现精神错乱、昏睡甚至昏迷。

**3. 牙龈增生** 长期用药可致牙龈增生，引起出血。与药物从唾液排出刺激胶原组织有关。儿童发生率高，用药期间应注意口腔卫生，经常按摩牙龈。

**4. 血液系统反应** 能抑制二氢叶酸还原酶，长期使用可致巨幼细胞贫血，应补充甲酰四氢叶酸钙预防。

**5. 变态反应** 表现为药热、皮肤瘙痒、皮疹、粒细胞及血小板减少、再生障碍性贫血等，偶见肝功能损害。

**6. 其他** 偶可致畸胎，孕妇禁用。可加速维生素 D 代谢，导致儿童出现佝偻病，成人出现软骨病，宜补充维生素 D 预防。久用骤停可使癫痫发作加剧，甚至诱发癫痫状态。

【药物相互作用】苯妥英钠为肝药酶诱导剂，与皮质激素、口服避孕药、三环抗抑郁药等合用时，加速这些药物的代谢，使后者疗效降低。与异烟肼、氯霉素等肝药酶抑制剂合用时，苯妥英钠血药浓度升高，疗效增强；与苯巴比妥、卡马西平、乙醇等肝药酶诱导剂合用时，苯妥英钠血药浓度降低，疗效减弱，故联合用药时应注意调整剂量。

### 苯巴比妥

苯巴比妥（phenobarbital）具有起效快、疗效好、毒性小、价格低廉等优点，临床对大发作和癫痫持续状态疗效较好，对单纯局限性发作和精神运动性发作也有效，对小发作疗效差。因中枢抑制作用明显，故很少作为首选药。

### 卡马西平

卡马西平（carbamazepine）的结构类似三环类抗抑郁药，最早用于治疗三叉神经痛。

【体内过程】口服吸收缓慢而不规则，4～8h 血药浓度达高峰。血浆蛋白结合率为 75%。在肝中代谢为有活性的环氧化物，进一步代谢后由肾排泄。因为具有肝药酶诱导作用，长期使用后半衰期可缩短。

【药理作用和临床应用】

**1. 抗癫痫** 卡马西平是广谱抗癫痫药，对多种癫痫均有治疗作用。其中对精神运动性发作

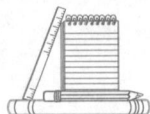

疗效较好，对大发作和局限性发作也有效，对小发作疗效差。临床上将其作为精神运动性发作的首选药，尤其适用于伴有精神症状的癫痫。

**2. 治疗外周神经痛** 对三叉神经痛和舌咽神经痛疗效优于苯妥英钠。

**3. 抗躁狂、抗抑郁** 对躁狂症和抑郁症效果明显，也可减轻或消除精神分裂症的躁狂、妄想症状。对锂盐或抗精神病药或抗抑郁药无效的、或不能耐受的躁狂-抑郁症，可单用或与锂盐以及其它抗抑郁药联合用药。

【不良反应】用药早期可出现多种不良反应，常见头晕、恶心、呕吐、共济失调等，亦可有皮疹和心血管反应。一般并不严重，一周左右逐渐消退。偶见再生障碍性贫血、粒细胞和血小板减少、肝损害等。

### 扑米酮

扑米酮（primidone）药理作用与苯巴比妥相似，临床主要用于苯巴比妥和苯妥英钠等不能控制的大发作，或作为精神运动性发作的辅助药。不良反应与苯巴比妥相似。

### 乙琥胺

乙琥胺（ethosuximide）对小发作疗效好，副作用和耐受性较少，为防治小发作的首选药，对其他类型癫痫无效。主要不良反应包括恶心、呕吐、呃逆、食欲缺乏、头痛、眩晕等，偶见粒细胞缺乏症、再生障碍性贫血。

### 丙戊酸钠

丙戊酸钠（sodium valproate）为广谱抗癫痫药。对小发作疗效优于乙琥胺，但由于丙戊酸钠的肝毒性较大，小发作仍多用乙琥胺；对大发作疗效不及苯妥英钠和苯巴比妥；对精神运动性发作疗效近似卡马西平；对其他药物不能控制的顽固性癫痫有时可能奏效。不良反应包括恶心、呕吐、食欲减退等胃肠道症状，饭后服用或逐渐增加剂量可减轻；嗜睡、眩晕、震颤、共济失调等中枢神经系统症状少见，减少剂量可减轻；可使血小板减少引起紫癜、出血和出血时间延长，应定期检查血象。严重的不良反应为肝功能损害，服用2个月要检查肝功能。长期服用偶见胰腺炎及急性肝坏死。对胎儿有致畸作用。

### 苯二氮䓬类

临床用于治疗癫痫的苯二氮䓬类药物包括地西泮、硝西泮、氯硝西泮和氯氮䓬。

静脉注射地西泮（diazepam）是控制癫痫持续状态的首选药。起效快，安全性较大。但静脉注射速度过快可引起呼吸抑制，宜缓慢静脉注射。

硝西泮（nitrazepam）对肌阵挛性发作、不典型小发作和婴儿痉挛有较好疗效。但可引起流涎和食物吸入。

氯硝西泮（clonazepam）和氯氮䓬（chlordiazepoxide）对各型癫痫均有效，尤其对小发作、不典型小发作、肌阵挛性发作疗效好。

苯二氮䓬类的副作用主要表现为明显的中枢抑制作用，甚至发生共济失调。久用可产生耐受性，骤然停药时发生反跳和戒断症状。

## 任务二 抗癫痫药的应用原则

**1. 药物选择** 根据发作类型和患者的具体情况合理选用药物 ①大发作首选苯妥英钠，次选卡马西平、丙戊酸钠；②小发作首选乙琥胺，次选丙戊酸钠或氯硝西泮；③局限性发作首选

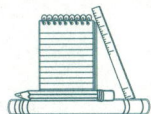

苯妥英钠，次选卡马西平；④精神运动性发作首选卡马西平，次选药为苯妥英钠、丙戊酸钠；⑤癫痫持续状态首选地西泮缓慢静脉注射，次选苯巴比妥或苯妥英钠；⑥肌阵挛性发作宜选用氯硝西泮或丙戊酸钠。实际应用中可能需要根据患者的反应和耐受性进行调整。

**2. 剂量调整**　从小剂量开始，逐渐增量，直至能较好控制症状而不出现严重的不良反应。有条件应进行血药浓度监测。

**3. 药物更换**　治疗过程中不可随意更换药物，必须换药时采取逐渐过渡的方式，即在原用药基础上加用新药，待新药充分发挥疗效后，再逐渐减少原药剂量至停用。不可突然换药或停药，否则可使发作加剧或诱发癫痫持续状态。

**4. 长期用药**　癫痫症状完全控制后仍应继续用药，以减少复发的风险。强直－阵挛性发作一般从减量到停药过程不少于 1 年，失神性发作不少于 6 个月。有些患者可能需要长期甚至终身用药。

**5. 个体化用药**　抗癫痫药个体差异大，剂量和药物选择需要个体化。治疗初期一般使用一种药物，若疗效不佳可联合用药。

此外，在治疗过程中，要对患者的病情和药物的疗效进行定期评估，以便及时调整治疗方案；要做好患者教育，让患者和家属应充分了解药物的作用、副作用以及如何正确服用药物，这对于提高治疗依从性和效果至关重要；生活方式调整，除了药物治疗，生活方式的调整（如规律作息、避免诱发因素等）也是癫痫管理的重要组成部分。

# 任务三　抗惊厥药

惊厥是各种原因引起中枢神经系统过度兴奋的一种症状，表现为全身骨骼肌不自主的强直性收缩或阵挛性抽搐。多伴有意识障碍，如不及时救治，可危及生命。多见于小儿高热、破伤风、子痫、癫痫大发作及中枢兴奋药中毒等。常用的抗惊厥药有苯二氮䓬类、巴比妥类和水合氯醛等。此外，硫酸镁注射给药也具有抗惊厥作用。

## 硫酸镁

硫酸镁（magnesium sulfate）因给药途径不同而产生不同的药理作用。口服吸收少，有泻下和利胆作用。外用可消肿止痛。注射可产生中枢抑制、抗惊厥和降压作用。

【作用机制】$Mg^{2+}$ 参与多种酶活性的调节，在神经冲动传递和神经肌肉应激性维持等方面发挥重要作用。

$Mg^{2+}$ 化学结构与 $Ca^{2+}$ 相似，能特异性竞争 $Ca^{2+}$ 结合位点，拮抗 $Ca^{2+}$ 的作用。运动神经末梢 ACh 释放需要 $Ca^{2+}$ 参与，而 $Mg^{2+}$ 竞争拮抗 $Ca^{2+}$ 的这种作用，干扰 ACh 释放，导致肌肉松弛。同时 $Mg^{2+}$ 也可作用于中枢神经系统，引起感觉和意识丧失。

【临床应用】主要用于缓解子痫、破伤风等引起的惊厥，也可用于高血压危象的救治。常以肌内注射或静脉滴注给药。

【不良反应】注射给药安全范围很窄，血浆镁离子浓度超过 3.5mmol/L 即可出现中毒症状。抑制延髓呼吸中枢和血管运动中枢，引起呼吸抑制、血压骤降和心脏骤停。肌腱反射消失是中毒的先兆表现，因此，用药过程中应注意检查肌腱反射，且宜缓慢静脉注射给药。过量中毒时，应立即进行人工呼吸，并缓慢静脉注射氯化钙或葡萄糖酸钙抢救。

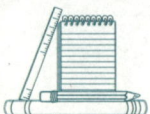

**复习思考题**

1. 各类癫痫发作的首选药物分别有哪些？

2. 简述硫酸镁的主要药理作用及临床应用。

扫一扫，查阅
复习思考题
答案

# 项目十三　　治疗中枢神经退行性疾病的药物

扫一扫，查阅
本项目数字
资源

【学习目标】

掌握：治疗帕金森病的药物的分类及代表药；左旋多巴的药理作用、临床应用及不良反应。

熟悉：其他治疗帕金森病的药物的作用特点。

了解：治疗阿尔茨海默病的药物类别及临床应用。

## 案例导入

患者，男，75 岁，自觉右脚无力、发沉、抬脚费力 1 年余，近 1 个月出现右手活动迟缓伴轻微震颤，安静休息时较为明显。前列腺肥大史 5 年。查体：神志清，高级活动反应慢，四肢肌张力增高，右手静止性震颤，手部精细活动困难，动作迟缓，小写征明显。头部 MRI 未见异常。诊断：帕金森病；前列腺肥大。

**请思考：**

1. 临床建议该患者使用左旋多巴与卡比多巴组成的复方制剂，二者联合用药的药理学理论基础是什么？

2. 针对该患者，选用苯海索进行治疗是否合理？为什么？

## 任务一　　治疗帕金森病的药物

帕金森病（Parkinson disease，PD），亦称震颤麻痹，是一种主要呈现为进行性锥体外系功能障碍的中枢神经系统退行性疾病，多见于老年人。临床主要症状包括进行性运动迟缓、肌强直以及震颤，同时可能伴有知觉、识别及记忆障碍。目前认为，帕金森病的主要发病缘由是黑质 – 纹状体多巴胺能神经通路内多巴胺的数量显著减少，而胆碱能神经功能相对亢进，进而导致肌张力增高以及一系列临床症状。脑血管硬化、脑炎后遗症以及药物中毒等情况均可引发类似帕金森病的症状，此被称为帕金森综合征，其治疗方法与帕金森病相似。

治疗帕金森病的药物主要分为拟多巴胺药和中枢性抗胆碱药两大类。

**知识链接**

**中枢神经系统退行性疾病简介**

中枢神经系统退行性疾病是一组严重影响人类健康的疾病。其中，帕金森病、阿尔茨海默病和亨廷顿舞蹈病等较为常见。

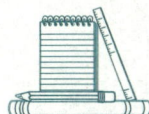

这些疾病的发病机制包括神经元变性与死亡、神经递质失衡、遗传因素以及环境因素等。临床表现各异，通常包括运动障碍、认知功能障碍和精神症状等。目前的治疗方法主要有药物治疗、康复治疗等，但只能缓解症状，不能阻止疾病进展。基因治疗和干细胞治疗等前沿技术仍在研究中，有望为未来的治疗带来新突破。总之，中枢神经系统退行性疾病给患者及其家庭带来沉重负担，我们迫切需要更有效的治疗手段来应对这些挑战。

## 一、拟多巴胺药

### 左旋多巴

【体内过程】左旋多巴（levodopa）口服吸收迅速，大部分（约99%）在肝和胃肠黏膜被外周 $L-$ 芳香族氨基酸脱羧酶脱羧，转变成多巴胺，后者不易透过血脑屏障，在外周可引起不良反应；仅有少量（约1%）左旋多巴进入中枢神经系统，在脑内脱羧转变为多巴胺，发挥中枢作用。若同时服用外周脱羧酶抑制药如卡比多巴，可使进入中枢的左旋多巴增加，减少不良反应。主要经肝代谢，由肾排泄。

【药理作用】左旋多巴进入中枢经脱羧后转变为多巴胺，补充纹状体中多巴胺的不足，使多巴胺和乙酰胆碱两种递质重新达到平衡，产生抗帕金森病作用。

【临床应用】

**1. 治疗帕金森病**　对约75%的帕金森病患者具有较好疗效，用药初期疗效更显著。对其他原因引起的帕金森综合征也有效，但吩噻嗪类抗精神病药例外，因该类药拮抗了中枢多巴胺受体。

左旋多巴的作用特点包括：①显效较慢，用药2～3周开始起效，1～6个月以上才获得最大疗效。随着用药时间的延长，药物的疗效逐渐下降，3～5年后疗效已不显著。②对轻症及年轻患者疗效较好，对重症及年老患者疗效较差。③对肌肉强直及运动困难疗效较好，对肌肉震颤疗效较差。

**2. 治疗肝昏迷**　左旋多巴在脑内可转变成去甲肾上腺素，取代伪神经递质，使神经功能恢复正常。临床可用于治疗急性肝功能衰竭所致的肝昏迷，使患者由昏迷转为苏醒。但不能改善肝功能，故无法根治。

【不良反应】

**1. 胃肠道反应**　治疗早期可出现恶心、呕吐、食欲减退、腹痛、腹泻等，用量过大或过快更易引起。偶见消化性溃疡、出血或穿孔。

**2. 心血管反应**　部分患者在治疗早期出现轻度体位性低血压及心律失常。继续用药可减轻。

**3. 精神障碍**　出现焦虑、躁狂、幻觉、妄想、失眠、噩梦、抑郁等。需减量或停药。

**4. 运动障碍**　为长期用药引起的不随意运动，多见于面部肌群，表现为面舌抽搐、咬牙、皱眉、头颈部扭动等。也可累及肢体或躯体肌群出现摇摆运动，偶见喘息样呼吸或过度呼吸。还可导致"开关现象"，即患者突然出现多动不安（开），而后又出现肌肉强直性运动不能（关），两种现象交替出现，严重影响患者正常活动。

### 卡比多巴

卡比多巴（carbidopa）是较强的多巴脱羧酶抑制药，不易透过血脑屏障，仅能抑制外周多巴

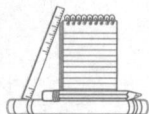

脱羧酶的活性，使左旋多巴在外周组织中脱羧减少，从而增加进入脑内的多巴胺的含量。卡比多巴单独应用时无药理作用；与左旋多巴联合用药能提高左旋多巴的疗效，减轻其外周副作用，是左旋多巴治疗帕金森病的重要辅助药。临床常将卡比多巴与左旋多巴以 1∶4 或 1∶10 的剂量比例配伍，制成复方制剂。

同类药物苄丝肼，可与左旋多巴按 1∶4 剂量比例制成复方制剂美多巴。

### 司来吉兰

司来吉兰（selegiline）选择性抑制单胺氧化酶 –B（MAO–B），抑制纹状体中 DA 降解，使基底神经节储存 DA，增强左旋多巴疗效，同时具有抗氧化活性，可保护 DA 神经元、延缓症状发展。口服后作用迅速，能通过血脑屏障，增加左旋多巴作用、减少其剂量与毒性，使左旋多巴的"开 – 关"反应消失。可单用治疗早期帕金森病，也能与左旋多巴或左旋多巴 / 外周多巴脱羧酶抑制剂联合用药。高剂量使用时，选择性消失，外周 NA 聚集，可能出现高血压现象。不良反应偶见兴奋、失眠、幻觉恶心、低血压和运动障碍等。

### 托卡朋和恩他卡朋

托卡朋（tolcapone）抑制外周和中枢的 COMT，对 COMT 酶的抑制作用强且持久，能减少左旋多巴代谢，延长其作用时间并增强疗效，常与左旋多巴 / 卡比多巴联合使用，改善帕金森病患者运动波动症状。其主要不良反应为肝损害，用药期间需定期监测肝功能。

恩他卡朋（entacapone）为特异性外周 COMT 抑制剂，通过抑制左旋多巴在外周的代谢，增加其进入中枢神经系统的量来提高左旋多巴疗效，同样与左旋多巴 / 卡比多巴联合用于帕金森病辅助治疗，可减少左旋多巴用量和服药次数，改善患者运动症状和生活质量。对两种药物过敏的患者、严重肝功能损害患者、孕妇及哺乳期妇女禁用。

### 金刚烷胺

金刚烷胺（amantadine）属于促多巴胺释放药物。在治疗帕金森病方面，其疗效不及左旋多巴，但优于胆碱受体拮抗药。用药后显效迅速，然而维持时间较短，通常用药数天即可达到最大疗效，但连续使用 6 至 8 周后疗效会逐渐减弱。与左旋多巴联合用药有协同作用。此外，金刚烷胺还具有抗甲型流感病毒的功效，可用于甲型流感的防治。长期用药后，下肢皮肤常常会出现网状青斑，这可能是由于儿茶酚胺释放引发外周血管收缩所致。可致失眠、精神不安、运动失调等，偶见惊厥，故癫痫、精神病患者禁用。

### 溴隐亭

溴隐亭（bromocriptine）是一种半合成的麦角生物碱。大剂量激动黑质 – 纹状体通路的多巴胺受体，临床可用于帕金森病的治疗。疗效与左旋多巴相似，联合用药时能增强疗效、减少不良反应。小剂量激动结节 – 漏斗部的多巴胺受体，抑制催乳素和生长激素释放，可用于治疗产后回乳、催乳素分泌过多引起的闭经、溢乳及肢端肥大症等。

### 普拉克索

普拉克索（pramipexole）属于非麦角类多巴胺受体激动药，与 $D_2$ 样受体（$D_2$–like receptor）有高度的选择性和特异性，并具有完全的内在活性，对其中的 $D_3$ 受体有优先亲和力。对轻症帕金森病患者单独应用有效，也适用于使用左旋多巴后出现"开关现象"的患者。不良反应可见恶心、呕吐、直立性低血压、嗜睡、突发性睡眠等。

## 二、中枢性抗胆碱药

这类药物通过拮抗中枢 M 胆碱受体，减弱纹状体中乙酰胆碱的作用，适用于轻症、不能耐

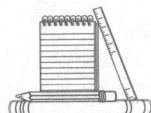

受或禁用左旋多巴的患者；对药物引起的帕金森综合征有效。

### 苯海索

苯海索（benzhexol）在外周的抗胆碱作用较弱，为阿托品的 1/10～1/3。抗震颤疗效好，也能改善运动障碍和肌肉僵直，对运动迟缓无效。临床主要用于轻症、不能耐受其他药物治疗的帕金森病患者及药物引起的帕金森综合征。与左旋多巴联合用药能提高疗效。不良反应与阿托品相似但较弱，可导致口干、视物模糊、便秘、尿潴留等副作用。闭角型青光眼、前列腺肥大者慎用。

# 任务二　治疗阿尔茨海默病的药物

老年性痴呆症是一种与年龄高度相关，以认知、记忆、行为障碍为主的中枢神经系统退行性疾病。可分为阿尔茨海默病（Alzheimer's disease，AD）、血管性痴呆和混合性痴呆。其中阿尔茨海默病最常见，约占老年性痴呆症患者总数的 70%，主要表现为记忆障碍、认知功能减退、人格改变等，病因复杂，可能涉及遗传、环境和神经炎症等多种因素，患者逐渐丧失工作及独立生活的能力。

阿尔茨海默病迄今尚无十分有效的治疗方法，药物治疗的主要目的在于改善认知功能，延缓疾病进展。目前的治疗策略主要采取增加中枢胆碱能神经活性、抑制谷氨酸的兴奋性毒性来发挥治疗作用。

## 一、胆碱酯酶抑制药

### 多奈哌齐

多奈哌齐（donepezil）为第二代可逆性 AChE 抑制药，对中枢 AChE 选择性更高，能改善轻度至中度阿尔茨海默病患者的认知能力和综合功能，临床主要用于治疗轻、中度阿尔茨海默病。不良反应常见恶心、呕吐、腹痛、腹泻、疲乏、失眠、头晕和肌肉痉挛等。

### 加兰他敏

加兰他敏（galantamine）为第二代 AChE 抑制药，对中枢神经系统的 AChE 抑制作用强。临床用于治疗轻、中度阿尔茨海默病。不良反应主要为恶心、呕吐、腹泻等胃肠道反应。

### 石杉碱甲

石杉碱甲（huperzine A）是我国学者于 1982 年从石杉属植物千层塔中提取出的天然生物碱，是一种强效、可逆性和高选择性的 AChE 抑制药。易透过血脑屏障。在低剂量下，就有很强的拟胆碱活性，能易化神经肌肉接头递质传递，改善阿尔茨海默病患者的认知功能和记忆障碍。临床用于老年性记忆功能减退及阿尔茨海默病患者，是目前国内开发最为成功的治疗阿尔茨海默病的药物。不良反应常见胃肠道反应、头晕、多汗等。

## 二、N- 甲基 -D- 天冬氨酸（NMDA）受体拮抗药

### 美金刚

美金刚（memantine）为非竞争性 NMDA 受体拮抗药，与 AChE 抑制药联合用药效果更好。可用于治疗中、晚期阿尔茨海默病。不良反应可见轻微眩晕、不安、头痛、口干等。

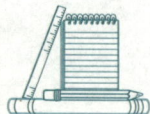

复习思考题

1. 简述左旋多巴与卡比多巴联用的药理学基础。

2. 简述治疗阿尔茨海默病药的分类及代表药物。

扫一扫，查阅
复习思考题
答案

扫一扫，查阅
本项目数字
资源

# 项目十四　抗精神失常药

【学习目标】

掌握：抗精神失常药的分类及代表药；氯丙嗪的药理作用、临床应用及不良反应。

熟悉：常用的抗躁狂药和抗抑郁药的主要特点。

了解：其他抗精神失常药的作用特点。

## 案例导入

患者，女，33 岁，6 个月前无明显诱因逐渐出现自言自语、敏感多疑、易怒、入睡困难、做噩梦等异常表现，经常认为周围人要害她，报警称有人要追杀她，由家人强迫就诊。哮喘病史 18 年，间断用药，否认其他既往史。查体：心率 105 次 /min，血压 112/71mmHg。其余正常。诊断：偏执型精神分裂症；窦性心动过速。

请思考：

1. 该患者使用氯丙嗪后症状是否能缓解，为什么？

2. 患者用药 4 周后出现四肢肌张力增高，双眼上翻，张口、伸舌、斜颈，右侧锥体征（±）。出现该现象的原因是什么？

3. 该患者使用普萘洛尔来治疗窦性心动过速是否适宜？为什么？

精神失常是由多种病理因素导致的精神活动障碍的一大类疾病，包括精神分裂症、躁狂症、抑郁症和焦虑症等。治疗这类疾病的药物统称为抗精神失常药。按其临床用途可分为抗精神病药、抗躁狂药、抗抑郁药和抗焦虑药。

## 任务一　抗精神病药

精神分裂症是一组病因未明的重性精神病，患者思维、情感、行为之间不协调，精神活动与现实相脱离。根据症状可分为Ⅰ型和Ⅱ型，Ⅰ型以阳性症状（幻觉、妄想、躁狂）为主，Ⅱ型以阴性症状（情绪淡漠、主动性缺乏）为主。目前治疗精神分裂症的药物大多对Ⅰ型效果好，对Ⅱ型效果较差甚至无效。由于该类药物对其他精神病的躁狂症状也有效，故又称为抗精神病药。

此类药物按化学结构分为四类：吩噻嗪类、硫杂蒽类、丁酰苯类和其他类。

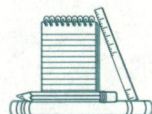

## 一、吩噻嗪类

### 氯丙嗪

氯丙嗪（chlorpromazine）是吩噻嗪类药物的代表，也是第一种精神安定药及抗精神失常药，尽管选择性低，目前在临床上仍然发挥巨大的作用。

【体内过程】口服和注射均易吸收，但口服吸收较慢且不规则，应注意临床用药个体化。易透过血脑屏障，脑内浓度可达血浆浓度的 10 倍。主要经肝代谢，由肾排泄。

【药理作用和临床应用】氯丙嗪主要拮抗中枢多巴胺受体，还能拮抗 α 肾上腺素受体和 M 胆碱受体，故药理作用广泛而复杂。

**1. 中枢神经系统**

（1）抗精神病作用　氯丙嗪通过拮抗中脑 – 边缘及中脑 – 皮质通路中的 DA 受体，产生抗精神病作用。正常人服用治疗量的氯丙嗪后，出现镇静、安定、感情淡漠、注意力下降，安静环境中易诱导入睡。精神病患者用药后，能迅速控制兴奋躁动状态；继续用药，可消除幻觉、妄想、躁狂等症状，使情绪安定、理智恢复、生活自理。

临床主要用于治疗 I 型精神分裂症，但不能根治，须长期用药。也可用于躁狂症及其他精神病的阳性症状，但对 II 型精神分裂症无效甚至加重病情。

---

**知识链接**

#### 中枢多巴胺通路

多巴胺是重要的中枢神经递质，由多巴胺能神经元释放。脑内有多条多巴胺通路，主要包括：中脑 – 边缘系统通路和中脑 – 皮质系统通路，这两条通路与精神、情绪及行为活动密切相关；结节 – 漏斗通路，主要调控下丘脑某些激素的分泌以及体温调节；黑质 – 纹状体通路，与锥体外系的运动功能有关。

---

（2）镇吐作用　氯丙嗪有强大的镇吐作用，小剂量抑制催吐化学感受区，大剂量则直接抑制呕吐中枢，但对前庭刺激引起的晕动性呕吐无效。临床用于治疗多种疾病和药物引起的呕吐，对顽固性呃逆疗效显著。

（3）对体温调节的影响　氯丙嗪通过抑制下丘脑体温调节中枢，降低体温调节功能，使体温随环境温度变化而升降。若配合物理降温，可使体温降到正常以下。氯丙嗪不仅能降低发热者体温，也能降低正常体温。临床可用于低温麻醉；还能与异丙嗪、哌替啶组成冬眠合剂，辅以物理降温，用于"人工冬眠"，使患者进入深睡，体温、代谢及组织耗氧量均降低，对缺氧的耐受力增强，对伤害性刺激的反应性降低。该疗法主要用于严重感染、中毒性高热、甲状腺危象等病症的辅助治疗。

（4）加强中枢抑制药的作用　氯丙嗪可增强乙醇、麻醉药、镇静催眠药、镇痛药的中枢抑制作用，故上述药物与氯丙嗪联合用药时应适当减量。

**2. 自主神经系统**　氯丙嗪可拮抗 α 肾上腺素受体，使血管扩张、血压下降，翻转肾上腺素的升压效应。通过拮抗 M 胆碱受体产生抗胆碱作用。

**3. 内分泌系统**　氯丙嗪通过拮抗结节 – 漏斗通路的多巴胺受体，影响内分泌系统激素的释放。可减少下丘脑催乳素抑制因子，使催乳素分泌增加，引起乳房肿大及溢乳；抑制促性腺释放激素的释放，使卵泡刺激素和黄体生成素分泌减少，引起停经及排卵延迟；抑制生长激素分

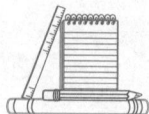

泌，影响儿童生长发育，也可试用于巨人症的治疗。

【不良反应】

**1. 一般不良反应** 常见有中枢抑制症状（嗜睡、淡漠、无力等）、α 肾上腺素受体拮抗症状（鼻塞、心动过速、血压下降，部分患者可出现体位性低血压）、M 胆碱受体拮抗症状（口干、便秘、视物模糊等），长期应用可致乳房肿大、闭经及生长减慢等。氯丙嗪局部刺激性较强，不应皮下注射，宜深部肌内注射并经常更换注射部位。

**2. 锥体外系反应** 氯丙嗪拮抗黑质－纹状体通路的多巴胺受体，导致胆碱能神经功能占优势，这是长期大量应用氯丙嗪最常见的副作用，主要表现为：①帕金森综合征：患者出现肌张力增高、面容呆板（面具脸）、动作迟缓、肌肉震颤、流涎等。②急性肌张力障碍：由于舌、面、颈及背部肌肉痉挛，出现强迫性张口、伸舌、斜颈、呼吸运动障碍及吞咽困难。③静坐不能：表现为坐立不安，反复徘徊。以上三种反应是由于氯丙嗪拮抗了黑质－纹状体通路的 $D_2$ 受体，使纹状体中的 DA 功能减弱，ACh 的功能增强所引起，可通过减少氯丙嗪药量、停药或给予中枢性抗胆碱药缓解。④迟发性运动障碍：仅见于部分长期用药的患者，主要表现为口－面部不自主的刻板运动及四肢舞蹈样动作，停药后仍长期不消失，可能是氯丙嗪长期拮抗多巴胺受体，使多巴胺受体数目增加所致。目前无特效治疗方法，使用抗胆碱药无效甚至使病情加剧，应及时停药。

**3. 变态反应** 偶可引起过敏性皮疹或剥脱性皮炎及恶性综合征。可引起中毒性肝损害或阻塞性黄疸、急性粒细胞缺乏，应立即停药并用抗生素预防感染。

**4. 急性中毒** 一次吞服超大剂量氯丙嗪可引起急性中毒，表现为昏睡、血压下降、心动过速、心电图异常等。可用去甲肾上腺素升高血压。

其他吩噻嗪类药物特点见表 14-1。

**表 14-1 吩噻嗪类抗精神病药物作用比较**

| 药物 | 抗精神病强度 | 镇静作用 | 锥体外系反应 | 降压作用 |
|---|---|---|---|---|
| 氯丙嗪 | + | +++ | ++ | +++（肌内注射）<br>++（口服） |
| 氟奋乃静 | ++ | + | +++ | + |
| 三氟拉嗪 | ++ | + | +++ | + |
| 奋乃静 | ++ | ++ | +++ | + |
| 硫利达嗪 | + | +++ | + | ++ |

注：+、++、+++ 分别表示作用弱、中、强

## 二、硫杂蒽类

### 氯普噻吨

氯普噻吨（chlorprothixene）的抗精神分裂症和抗幻觉、妄想作用较氯丙嗪弱，镇静作用强，且有较弱的抗抑郁作用。适用于伴有焦虑、抑郁的精神分裂症、焦虑性神经官能症、更年期抑郁症等。由于抗肾上腺素和抗胆碱作用较弱，锥体外系反应症状较少。

## 三、丁酰苯类

### 氟哌啶醇

氟哌啶醇（haloperidol）作用和作用机制与氯丙嗪相似。抗精神病和镇吐作用强，镇静作用

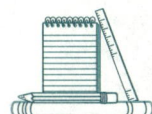

弱。常用于治疗以兴奋、躁动、幻觉、妄想为主的精神分裂症和躁狂症，以及多种原因导致的呕吐和顽固性呃逆。锥体外系反应发生率高，程度严重。

同类药物氟哌利多的作用与氟哌啶醇相似，但维持时间短。临床常与芬太尼配伍用于安定麻醉术。

## 四、其他类

常用的药物包括：舒必利（sulpiride），主要用于治疗急、慢性精神分裂症和抑郁症，以及其他药物无效的难治病例；氯氮平（clozapine）属于苯二氮䓬类抗精神病药，对阳性和阴性症状都有治疗作用，对难治性精神分裂症疗效较好，几乎无锥体外系反应和内分泌紊乱等，但可致严重粒细胞减少；五氟利多（penfluridol）为长效抗精神病药，尤其适用于慢性精神分裂症的维持治疗；利培酮（risperidone）对精神分裂症的阳性、阴性症状均有较好疗效，对精神分裂症患者的认知功能障碍和继发性抑郁也有治疗作用，因其具有应用剂量小、用药方便、见效快、锥体外系反应轻且抗胆碱样作用和镇静作用弱等特点，已成为治疗精神分裂症的一线药物。

# 任务二　抗抑郁药

躁狂症和抑郁症是一种以情感活动异常高涨或低落为主要症状的精神失常。两种症状或单独反复发作（单相型），或两者交替发作（双相型）。

抑郁症主要表现为情绪低落、言语减少、精神运动迟缓，常自罪自责，有自杀倾向。抗抑郁药根据作用机制可分为：非选择性 5-HT 和 NA 再摄取抑制药、选择性 NA 再摄取抑制药、选择性 5-HT 再摄取抑制药、其他类抗抑郁药。

## 一、三环类抗抑郁药

### 丙米嗪

丙米嗪（imipramine）属于非选择性单胺摄取抑制药，主要抑制 NA 和 5-HT 的再摄取，使突触间隙中这两种递质的浓度增高，促进突触传递功能，发挥抗抑郁作用。正常人服用后出现头晕、嗜睡，连续用药数天还可出现注意力不集中和思维能力下降等症状。但抑郁症患者连续服药后反而出现情绪高涨、精神振奋。临床用于各型抑郁症的治疗，但因丙米嗪起效缓慢，故不用作应急药物使用。

大多数三环类抗抑郁药还具有拮抗 M 胆碱受体、$\alpha_1$ 肾上腺素受体和 $H_1$ 组胺受体的作用，因此不良反应较多，临床已少用。丙米嗪拮抗 M 胆碱受体，引起口干、视物模糊、眼压升高、尿潴留，故前列腺肥大和青光眼患者禁用；拮抗 $H_1$ 组胺受体表现为过度镇静，出现乏力、头晕、失眠、震颤、共济失调等；拮抗 $\alpha_1$ 肾上腺素受体可导致体位性低血压、心律失常等。

## 二、NA 再摄取抑制药

### 马普替林

马普替林（maprotiline）抗抑郁作用与丙米嗪类似，具有起效快、副作用少的特点，为广谱抗抑郁药，临床用于各型抑郁症的治疗，尤其适用于老年抑郁症患者。

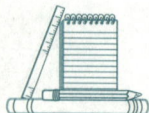

### 三、5-HT 再摄取抑制药

5-HT 再摄取抑制药选择性强，对其他各种神经递质受体如 M 胆碱受体、$\alpha_1$ 肾上腺素受体和 $H_1$ 组胺受体等几乎没有亲和力，因此对心血管和自主神经系统功能的影响很小，安全性较高，还具有抗抑郁和抗焦虑双重作用，是目前治疗抑郁症的一线药物。

#### 氟西汀

氟西汀具有抗抑郁、抗焦虑作用，安全性高，不易产生耐受性的特点。临床用于各型抑郁症，亦可用于焦虑症、强迫症及神经性贪食症的治疗。不良反应轻，偶可的特点发生恶心、呕吐、头痛、头晕、失眠、易激动、乏力、震颤、惊厥及性欲降低等。

同类药物见下表（表 14-2）。

表 14-2　选择性 5-HT 再摄取抑制药的比较

| 药物 | 抗抑郁 | 抗焦虑 | 不良反应 | | | | | |
| --- | --- | --- | --- | --- | --- | --- | --- | --- |
| | | | 镇静作用 | 抗胆碱作用 | 胃肠道作用 | 体重增加 | 性功能障碍 | 心脏作用 |
| 氟西汀（fluoxetine） | ++ | + | –/+ | 0 | +++ | – | +++ | –/+ |
| 舍曲林（sertraline） | ++ | ++ | –/+ | 0 | +++ | – | +++ | – |
| 帕罗西汀（paroxetine） | ++ | ++ | ++ | ++ | +++ | –/+ | +++ | – |
| 西酞普兰（citalopram） | ++ | ++ | –/+ | 0 | +++ | – | +++ | – |
| 艾司西酞普兰（esitalopram） | +++ | ++ | 0 | 0 | +++ | – | +++ | – |
| 氟伏沙明（fluvoxamine） | ++ | ++ | ++ | 0 | +++ | – | +++ | – |

注：–、+、++、+++ 分别表示作用无、弱、较强、强

## 任务三　抗躁狂药

躁狂症主要表现为情绪高涨、联想敏捷、活动增多。卡马西平、丙戊酸钠等均可用于躁狂症的治疗，目前临床最常用的药物是碳酸锂（lithiumcarbonate）。

#### 碳酸锂

治疗量锂盐对正常人精神活动几无影响，但对躁狂症有显著疗效，使言语、行为恢复正常。主要用于治疗躁狂症，对精神分裂症的躁狂症也有效，可与抗精神病药联合用药。锂盐不良反应较多，安全范围窄。常见恶心、呕吐、腹泻、乏力、肢体震颤、口渴、多尿等。此外尚有抗甲状腺作用，可引起甲状腺功能低下或甲状腺肿，停药后可恢复。剂量过大引起中毒，表现为中枢神经症状，如意识障碍、肌张力增高、反射亢进、共济失调、昏迷甚至死亡。

扫一扫，查阅
复习思考题
答案

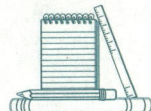

#### 复习思考题

1. 简述氯丙嗪引起锥体外系反应的主要机制、临床表现及处理方法。
2. 简述三环类抗抑郁药的作用特点和不良反应。

# 项目十五　镇痛药

【学习目标】

掌握：镇痛药的分类及代表药；吗啡和哌替啶的药理作用、临床应用、主要不良反应。

熟悉：其他常用的镇痛药的作用特点、临床应用和不良反应。

了解："三阶梯"癌症镇痛用药方案。

## 案例导入

患者，女，45 岁，经医院确诊为乳腺癌术后复发，伴有多发性骨转移。患者感到逐渐加剧的全身性疼痛，疼痛在夜间和活动时更为严重，曾使用非甾体抗炎药进行疼痛控制，初期效果尚可，但随着病情进展，疼痛控制不佳。

请思考：

1. 该患者可使用哪种药物来治疗？为什么？

2. 使用该种药物需要注意些什么？

镇痛药是选择性作用于中枢神经系统特定部位，消除或缓解疼痛，对听觉、触觉和视觉等其他感觉无明显影响的药物。本类药物大多通过激动中枢神经系统特定部位的阿片受体，产生镇痛作用，同时缓解疼痛引起的不愉快情绪的药物，又称为阿片类镇痛药。这类药物易产生成瘾性、依赖性，故又称成瘾性镇痛药或麻醉性镇痛药。本类药物中的绝大多数被归入管制药品之列，其生产、运输、销售和使用必须严格遵守"国际禁毒公约"和我国的有关法律和法规。

常用的镇痛药可分为三类：①阿片类生物碱；②人工合成镇痛药；③其他类。

---

### 知识链接

#### 疼痛

疼痛是机体在受到伤害性刺激时所产生的一种不愉快的主观感受，是临床众多疾病的常见症状，也是机体的一种保护性反应。强烈的疼痛可引发生理功能紊乱，如肌肉紧张、出汗、血压升高，甚至会导致休克和死亡。药物治疗是临床上缓解疼痛的主要手段之一。

根据疼痛的性质，疼痛可分为锐痛和钝痛。锐痛是尖锐且定位清晰的刺痛，在伤害性刺激达到阈值后立即出现，刺激撤除后很快消失，如严重创伤、战伤、烧伤、晚期癌症疼痛以及某些内脏绞痛等。钝痛则是强烈而定位模糊的"烧灼痛"，发生相对较慢，持续时间较长，如牙痛、头痛、神经痛、肌肉痛、关节痛和月经痛等。

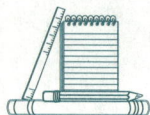

# 任务一　阿片类生物碱

## 吗啡

阿片是罂粟科植物罂粟（*Papaver somniferum* L.）未成熟蒴果浆汁的干燥物，含 20 多种生物碱，有吗啡（morphine）、可待因、罂粟碱等。其中吗啡是阿片中最主要的生物碱，是这类药物的代表药。吗啡镇痛作用强大，并具有抑制呼吸、镇静和致欣快等中枢神经系统作用，长期应用易产生耐受性和依赖性。

【体内过程】口服给药易吸收，但首过效应明显，生物利用度约为 25%，临床常注射给药。吸收后约 1/3 与血浆蛋白结合，游离型吗啡迅速分布于全身各组织器官。吗啡脂溶性较低，仅有少量通过血脑屏障，但足以发挥中枢性药理作用。吗啡主要在肝代谢，经肾排泄，肾功能减退者和老年患者排泄缓慢，易致蓄积效应；少量经乳腺排泄，也可通过胎盘到达胎儿体内。

【药理作用】

### 1. 中枢神经系统

（1）镇痛　吗啡具有强大的镇痛作用，作用强，选择性高。对绝大多数急、慢性疼痛的镇痛效果良好，对持续性钝痛作用大于间断性锐痛，且不影响意识和其他感觉。皮下注射 5～10mg 能明显减轻或消除疼痛。椎管内注射可产生节段性镇痛，不影响意识和其他感觉。一次注射给药，镇痛作用可持续 4～6h，主要与其激动脊髓胶质区、丘脑内侧、脑室及导水管周围灰质的阿片受体有关。

（2）镇静、致欣快　吗啡能改善由疼痛所引起的焦虑、紧张、恐惧等情绪反应，产生镇静作用，提高机体对疼痛的耐受力。给药后，患者常出现嗜睡、精神恍惚、意识模糊等，在安静环境下易诱导入睡，但易被唤醒。可引起欣快症（euphoria），表现为特有的满足感和飘然欲仙等，且对正处于疼痛折磨的患者十分明显，使用吗啡可产生欣快感，这是镇痛效果良好的体现，也是造成成瘾性、强迫用药的重要原因。对已适应慢性疼痛的患者，吗啡的致欣快作用则不显著或引起烦躁不安。吗啡改善情绪的作用机制尚未明了。

（3）抑制呼吸　吗啡作用于呼吸中枢的阿片受体，降低呼吸中枢对 $CO_2$ 的敏感性，并抑制呼吸调节中枢。治疗剂量的吗啡对呼吸即有抑制作用，使呼吸频率减慢，潮气量降低，随着剂量增加，抑制作用增强。中毒剂量下，呼吸频率可减至每分钟 3～4 次，从而导致呼吸衰竭而死亡。呼吸抑制是吗啡急性中毒致死的主要原因。

（4）其他　①镇咳：吗啡抑制延髓咳嗽中枢而产生显著的镇咳效应，吗啡对各种原因引起的咳嗽均有强大抑制作用，但易成瘾。②缩瞳：吗啡可引起瞳孔缩小，针尖样瞳孔是阿片类药物中毒的特殊表现，这一现象对吗啡中毒有鉴别诊断的意义。③催吐：吗啡兴奋脑干化学感受区，引起恶心和呕吐。

### 2. 心血管系统

治疗量的吗啡对心肌收缩力、心率及节律无明显影响，但可使外周血管扩张，降低外周阻力，引起体位性低血压。这种降压作用主要是由于吗啡促进组胺释放和激动延髓孤束核的阿片受体而抑制血管运动中枢所致。吗啡对脑循环的影响通常是比较小的，但由于吗啡抑制呼吸，引起体内 $CO_2$ 蓄积，使脑血管扩张和阻力降低，导致脑血流增加和颅内压增高升高。因此，吗啡通常禁用于颅外伤及颅内占位性病变患者。

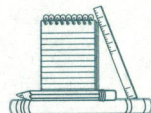

**3. 平滑肌**

（1）胃肠道平滑肌　吗啡兴奋胃肠道平滑肌和括约肌，提高胃窦部及十二指肠上部的张力，减慢胃排空速度；提高小肠及结肠平滑肌张力，使推进性蠕动减弱，延缓肠内容物通过，促使水分的吸收增加，并抑制消化腺的分泌；提高回盲瓣及肛门括约肌张力，使肠内容物通过受阻；同时吗啡对中枢的抑制作用使便意迟钝和排便反射减弱。由于这些因素的共同作用易致便秘。

（2）胆道平滑肌　治疗剂量的吗啡引起胆道奥狄括约肌痉挛性收缩，导致胆囊内压明显提高，引起上腹部不适甚至诱发或加重胆绞痛，故胆绞痛患者不宜单独使用此药，与阿托品联合用药可部分缓解。

（3）其他平滑肌　吗啡提高输尿管的张力和收缩幅度，增强膀胱括约肌张力，可导致排尿困难和尿潴留。降低子宫张力可延长产程。治疗量对支气管平滑肌兴奋作用不明显，但大剂量可引起支气管收缩，诱发或加重哮喘发作。可能与促进组胺的释放有关。因此吗啡禁用于支气管哮喘、慢性呼吸道阻塞性疾病患者。

**4. 免疫系统**　对细胞免疫和体液免疫均有抑制作用，包括抑制巨噬细胞的吞噬功能，抑制淋巴细胞增殖，减少细胞因子的分泌，抑制自然杀伤细胞的活性；也可抑制人类免疫缺陷病毒（human immunodeficiency virus，HIV）蛋白诱导的免疫反应，这可能是吗啡吸食者易感 HIV 病毒的主要原因。

【临床应用】

**1. 镇痛**　吗啡对各种疼痛均有效，但由于易引起成瘾性和耐受性，所以一般仅用于其他镇痛药无效的急性锐痛的短时应用，如严重创伤、烧伤、手术等引起的剧痛。对急性心肌梗死引起的剧痛，除能缓解疼痛和减轻焦虑等不安情绪外，还可扩张外周血管，减轻心脏负担。对胆绞痛和肾绞痛需在明确诊断后常与抗胆碱药阿托品联合用药。晚期癌症患者常伴有严重的持续性疼痛，为提高其生存质量，应常规给予镇痛药治疗。

**2. 心源性哮喘**　对于急性左心衰竭而突然发生急性肺水肿所致呼吸困难（心源性哮喘）的患者，除应用强心苷、氨茶碱及吸入氧气外，静脉注射吗啡可迅速缓解患者气促和窒息感，促进肺水肿液的吸收，其机制可能是：①降低呼吸中枢对 $CO_2$ 的敏感性，使急促浅表的呼吸得到改善，有助于改善呼吸困难；②扩张外周血管，降低外周阻力，减少回心血量，降低心脏前、后负荷；③吗啡的镇静作用可消除患者的紧张不安、恐惧情绪，减少心肌耗氧量。

**3. 止泻**　阿片酊或复方樟脑酊，用于严重的急、慢性消耗性腹泻，可减轻症状。

【不良反应】

**1. 一般不良反应**　治疗量吗啡可引起眩晕、恶心、呕吐、便秘、尿少、排尿困难、呼吸抑制、胆道压力升高甚至胆绞痛、嗜睡、体位性低血压及免疫抑制等。

**2. 耐受性和依赖性**　反复应用可致患者对吗啡的呼吸抑制、镇痛、致欣快和镇静作用产生耐受性，耐受性的形成与用药剂量、给药间隔及用药时程等因素有关。常规用量 2～3 周可产生耐受性。吗啡可产生欣快感，使患者感觉心情舒畅，是其产生精神依赖性的基础。吗啡成瘾性较强，成瘾后停止使用，即可出现戒断症状，主要表现为烦躁不安，失眠，焦虑，流泪，流涕，呕吐，腹痛，腹泻，震颤，肌痛，出汗，虚脱，甚至意识丧失。使成瘾者表现为强迫性觅药行为和反复无节制地用药，造成人格丧失，道德沦丧，对社会及其家庭危害极大。因此药物的生产、销售及使用必须遵守国家颁布的《麻醉药品管理条例》，严格进行管理。

**3. 急性中毒**　吗啡过量引起急性中毒，主要表现为昏迷、深度呼吸抑制及针尖样瞳孔三联征。常伴有血压下降、严重缺氧以及尿潴留。呼吸麻痹是致死的主要原因。抢救措施为人工呼

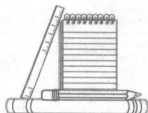

吸、适量给氧、补液及静脉注射阿片受体拮抗药纳洛酮。

【禁忌证】分娩止痛、哺乳期妇女止痛、慢性疼痛等禁用；支气管哮喘、肺源性心脏病患者禁用；颅脑损伤所致颅内压升高者、肝功能严重减退者、新生儿和婴儿禁用。

**知识链接**

**吗啡的"双面人生"**

吗啡自问世以来就以其显著的镇痛效果挽救了无数患者，被誉为现代医学的奇迹，是医生抗击疼痛的有力武器。然而，它也因具有成瘾性和滥用潜力，成为社会和医疗领域需要严格管理的药物。吗啡的双面性，正如人们形容的"天使与魔鬼"，既体现了其在医疗领域的重要作用，也反映了其潜在的危害。

### 可待因

可待因（codeine）药理作用与吗啡相似，但与阿片受体亲和力低，效价强度较吗啡弱。镇痛作用为吗啡的 1/12～1/10，镇咳作用为吗啡的 1/4，抑制呼吸作用也较轻，无明显的镇静作用。临床用于轻至中度疼痛和剧烈干咳。无明显便秘、尿潴留及直立性低血压等副作用，致欣快及成瘾性也低于吗啡，但仍属麻醉药品管理范畴。

## 任务二　人工合成镇痛药

### 哌替啶

哌替啶（pethidine）是 1937 年人工合成的苯基哌啶衍生物，是临床常用的人工合成镇痛药。

【体内过程】口服易吸收，口服生物利用度为 40%～60%，皮下或肌内注射吸收更迅速，起效更快，故临床常注射用药。血浆蛋白结合率为 60%，可通过胎盘屏障，进入胎儿体内，$t_{1/2}$ 约 3h，血浆蛋白结合率约 40%。常静脉注射给药，经肝脏代谢生成去甲哌替啶和哌替啶酸，前者有明显的中枢兴奋作用。

【药理作用】哌替啶的药理作用、作用机制与吗啡基本相同，但镇痛作用弱于吗啡，镇痛效价强度约相当于吗啡的 1/10～1/7，作用持续时间较短，在镇痛的同时，可引起明显的镇静作用，并产生欣快感。与吗啡抑制呼吸程度相仿，但维持时间较短。对咳嗽中枢有轻度抑制作用，镇咳作用不明显。静脉给药时，哌替啶可降低外周阻力，增加外周血流量，并引起心率显著加快。与吗啡相同，哌替啶可扩张脑血管，升高颅内压。哌替啶无明显止泻和引起便秘作用，有轻微的子宫兴奋作用，但对妊娠末期子宫收缩无影响，也不对抗缩宫素的作用，故不延缓产程。

【临床应用】

**1. 镇痛**　哌替啶可代替吗啡用于各种剧痛，如创伤性疼痛、手术后疼痛、晚期癌痛。但对胆绞痛和肾绞痛等内脏绞痛需加用阿托品。用于分娩止痛时，应注意新生儿对哌替啶的呼吸抑制作用极为敏感，因此产妇临产前 2～4h 内不宜使用。

**2. 麻醉前给药**　可减轻患者紧张和恐惧的情绪，减少麻醉药用量并缩短诱导期。

**3. 人工冬眠**　与氯丙嗪、异丙嗪组成冬眠合剂，用于高热、惊厥、甲亢危象和严重创伤等病症的辅助治疗。

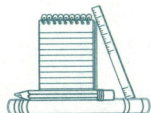

**4. 心源性哮喘**    可代替吗啡作为心源性哮喘的辅助治疗。

【不良反应】副作用有眩晕、头痛、出汗、口干、恶心、呕吐、心悸和体位性低血压等。较少引起便秘和尿潴留。反复应用易产生耐受性和依赖性。剂量过大可明显抑制呼吸，偶可致震颤、肌肉痉挛、反射亢进乃至惊厥等中枢兴奋症状，中毒解救用阿片受体拮抗药纳洛酮，但由于其不能对抗哌替啶的中枢兴奋作用，需与抗惊厥药联合用药。

---

**知识链接**

### 人工冬眠

人工冬眠是一种通过人为干预使生物体进入类似自然冬眠状态的技术，旨在通过减缓病人的新陈代谢和生命活动，为危重病患争取更多治疗时间，从而提高他们的生存概率。这种技术在医学上被称为冬眠疗法，通过物理降温使机体处于低温状态，降低脑代谢率和耗氧量，保护脑细胞膜结构，减轻内源性毒性产物对脑组织的继发性损害。

---

### 芬太尼

芬太尼（fentanyl）化学结构与哌替啶相似，镇痛效价强度约为吗啡的 100 倍，起效快，维持时间短，属短效镇痛药。不良反应与哌替啶类似，但成瘾性较轻。禁用于支气管哮喘、重症肌无力、颅脑肿瘤或颅脑外伤引起昏迷的患者及 2 岁以下儿童。

### 美沙酮

美沙酮（methadone）是人工合成、可口服的 μ 阿片受体激动药。美沙酮的镇痛作用强度与吗啡相当，起效慢、持续时间较长，镇静作用、缩瞳、欣快作用及成瘾性较吗啡弱，戒断症状略轻。临床主要用于创伤、手术及晚期癌症等所致剧痛。

口服美沙酮后，再注射吗啡不能引起原有的欣快感，亦不出现戒断症状，因而使吗啡等的成瘾性减弱，并能减少阿片类药成瘾者自我注射带来的血液传播性疾病的危险，亦可用于各种阿片类药物的脱毒治疗。

# 任务三    其他类

### 罗通定

罗通定（rotundine）为罂粟科植物延胡索（*corydalis yanhusuo* W.T.Wang）的干燥块茎中提取的生物碱，又称左旋延胡索乙素。有镇痛、镇静、催眠及安定作用。镇痛作用比解热镇痛药强，但不及哌替啶。对慢性持续性疼痛及内脏钝痛效果较好，对急性锐痛（如手术后疼痛、创伤性疼痛等）、晚期癌症痛效果较差。在产生镇痛作用的同时，可引起镇静及催眠。其作用机制可能与抑制脑干网状结构上行激活系统、拮抗脑内多巴胺受体的功能有关。在治疗剂量时，不抑制呼吸，亦不引起胃肠道平滑肌痉挛，也无成瘾性。

临床主要用于消化系统疾病引起的内脏痛（如胃溃疡及十二指肠溃疡的疼痛）、一般性头痛、月经痛、分娩后宫缩痛；也用于紧张性疼痛或因疼痛所致的失眠病人。偶见眩晕、恶心、乏力、呕吐等，剂量过大可致嗜睡和锥体外系反应等。驾驶机械操作、运动员应慎用，孕妇及哺乳期妇女禁用。

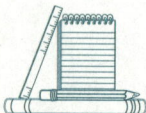

### 喷他佐辛

喷他佐辛（pentazocine）主要激动 κ 受体，对 μ 受体具有弱拮抗作用或部分激动作用。镇痛作用约为吗啡的 1/3，呼吸抑制作用为吗啡的 1/2。对胃肠道平滑肌作用与吗啡相似，但对胆道括约肌作用较弱。适用于各种慢性剧痛。其依赖性小，戒断症状轻，已列入非麻醉药品，但仍按第二类精神药品管理。不良反应有眩晕、恶心、呕吐、出汗等。

## 任务四　阿片受体拮抗药

### 纳洛酮

纳洛酮（naloxone）对各型阿片受体均有竞争性拮抗作用。口服给药，首过消除明显，常静脉给药。适用于阿片类药物急性中毒，可改善呼吸抑制及其他中枢抑制症状，使昏迷患者迅速复苏；可用于阿片类药物成瘾者的鉴别诊断；适用于急性酒精中毒、脊髓损伤、休克、脑卒中及脑外伤救治。因无内在活性，本身不产生药物效应，不良反应少。最常见为阿片类药物的急性戒断症状。偶见非心源性肺水肿，多见于给药后 4h 内。

---

**知识链接**

#### "三阶梯"癌症镇痛用药方案

1986 年 WHO 提出癌痛"三阶梯"镇痛原则：轻度疼痛（Ⅰ级）一般可忍受，对生活和睡眠干扰小。主要用非甾体类抗炎药，如阿司匹林、布洛芬、对乙酰氨基酚等。中度疼痛（Ⅱ级）常为持续性疼痛，睡眠已受到干扰，食欲减退。采取向第二阶梯过渡的原则，即在给予非甾体类抗炎药的同时辅以弱阿片类药，如可待因、曲马多等，目前市场上还有复方制剂，即二阶梯药物加一阶梯药或辅助药，如氨酚待因、氨酚曲马多等。重度疼痛（Ⅲ级）睡眠和饮食受到严重干扰。弱阿片类药已无效，治疗需从二阶梯向三阶梯过渡，正规使用强阿片类药及加减一、二阶梯药物或辅助药，代表药为吗啡（多采用口服缓释或控释制剂），也可选用芬太尼、美沙酮等。

---

**复习思考题**

1. 请简述吗啡的药理作用、临床应用及不良反应。
2. 哌替啶的临床应用有哪些？

扫一扫，查阅复习思考题答案

# 项目十六　解热镇痛药及抗痛风药

扫一扫，查阅本项目数字资源

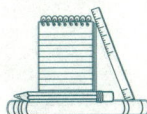

**【学习目标】**

掌握：解热镇痛药的分类及代表药；阿司匹林的药理作用、临床应用及不良反应。

熟悉：解热镇痛药的共同药理作用及机制；抗痛风药的分类及代表药。

了解：其他解热镇痛药的作用特点、临床应用及不良反应。

## 案例导入

患者，女，50岁，主诉胃痛、双腿肿胀2周，伴有气短、疲劳等症状。既往有动脉粥样硬化和类风湿性关节炎病史。体查：手关节炎和脚踝水肿。目前服用药物阿司匹林，辛伐他汀。医生要求做心电图、血常规，检查电解质和大便潜血情况。

**请思考：**

1. 患者胃痛的原因可能是哪种药物引起的？该药的不良反应包括哪些？

2. 患者服用阿司匹林主要是为了治疗何种疾病？

解热镇痛药是一类具有解热、镇痛作用，而且大多数还兼有抗炎和抗风湿作用的药物。由于其具有抗炎作用，且在化学结构上与肾上腺皮质激素（甾体激素）不同，故亦称为非甾体类抗炎药（NSAIDs），阿司匹林在这类药物中应用最早，最具有代表性，故这类药物也称为阿司匹林类药。现在，解热镇痛药已成为全球应用面最广、应用量最大的药物品种之一。

# 任务一　基本药理作用

## 一、解热作用

下丘脑体温调节中枢精细调节人体的产热和散热的过程，使体温维持相对恒定的水平。发热是机体对抗病原微生物感染入侵的有益的保护性机制，但高热可造成病理损伤，此时需用退热药对症治疗。这类药物作用于下丘脑体温调节中枢，抑制环氧合酶（COX）的活性，使前列腺素（PG）合成减少，增加散热，达到解热目的，但不影响正常人的体温。解热作用以对乙酰氨基酚、阿司匹林的效果较好；吲哚美辛对长期发热及癌性发热有效。

## 二、镇痛作用

这类药物仅有中等程度的镇痛作用，对关节痛、肌肉痛、头痛、牙痛、神经痛、痛经等慢性钝痛效果较好，对中等程度的术后疼痛和初期肿瘤疼痛也有较好的镇痛作用，是WHO和国家卫生健康委推荐的"癌症三阶梯治疗方案"中度疼痛的主要药物。对急性锐痛、严重创伤的剧痛、平滑肌绞痛、肿瘤晚期剧痛无效。其主要通过抑制外周组织及炎症部位的COX，使PG合成和释放减少，并降低感受器对缓激肽致痛的敏感性而减轻疼痛。为非麻醉性镇痛药，治疗量下无欣快感、耐受性、成瘾性及抑制呼吸作用。

## 三、抗炎抗风湿作用

除苯胺类药物外，这类药物均具有抗炎作用。急性炎症发生时，局部产生大量PGE2，使血管扩张，与其他致炎介质产生协同作用，加重血管渗出、水肿等炎症反应。NSAIDs抑制炎症部位的COX，减少PGs合成，明显缓解关节的红、肿、热、痛等炎症反应，对控制风湿性、类风湿性关节炎的症状疗效确切。但不能根除病因，对病程的发展也无影响，仅能缓解症状。对于炎性疼痛以吲哚美辛、双氯芬酸等较好；抗炎、抗风湿作用以阿司匹林、保泰松、吲哚美辛较

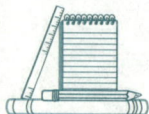

强，其中阿司匹林疗效确切、不良反应少，为抗风湿的首选药。

本类药物的共同作用机制是抑制体内环氧合酶，减少 PG 的生物合成。

---

**知识链接**

### 环氧合酶

COX 主要有 COX-1 和 COX-2 两种同工酶。解热镇痛药的作用可能主要与抑制 COX-2 有关，而 COX-1 主要存在于血管、胃肠壁、肾脏等组织中，如使用非选择性 COX 抑制药，就可能会出现胃、肾和血小板功能障碍，发生胃部不适、恶心、呕吐、胃溃疡、穿孔、凝血障碍、出血、水肿、电解质紊乱、一过性肾功能不全等不良反应。目前临床常用非选择性 COX 抑制药，药理作用和不良反应具有许多共同点。

---

# 任务二　常用的解热镇痛药

## 一、非选择性环氧合酶抑制药

### （一）水杨酸类

#### 阿司匹林

【体内过程】阿司匹林（aspirin）口服给药后大部分在小肠吸收，胃内亦有部分吸收作用。1 ～ 2h 达到血药浓度峰值，吸收过程中可被体内酯酶水解为水杨酸，随后分布到全身组织发挥作用，水杨酸与血浆蛋白结合率为 80%～90%，主要在肝脏代谢，长期用药应监测血药浓度。水杨酸及其代谢产物主要经肾排泄，阿司匹林中毒时可碱化尿液以加速其排泄。

【药理作用和临床应用】

**1. 解热镇痛作用**　作用较强，可使发热者的体温恢复至正常；其镇痛作用对轻、中度体表疼痛有明显疗效。可用于头痛、牙痛、肌肉痛、痛经、神经痛等慢性钝痛和癌症患者的轻、中度疼痛及感冒发热等。

**2. 抗炎抗风湿作用**　作用较强，是风湿热、急性风湿性关节炎和类风湿性关节炎的首选药物，可用于急性风湿热的鉴别诊断和治疗，服用后 24 ～ 48h 内退热，缓解关节红肿剧痛、红细胞沉降率减慢；治疗类风湿性关节炎可使关节炎症消退，疼痛减轻。用于抗风湿，最好用至最大耐受量（口服 3 ～ 5g/d），应监测患者的血药浓度，以保证治疗的安全性和有效性。

**3. 抗血栓形成**　血小板聚集可导致血栓形成，小剂量（成人 50 ～ 100mg/d）阿司匹林即可发挥强烈和长时间的抗血栓形成作用，可用于预防一过性脑缺血发作、心肌梗死、心房颤动、人工心脏瓣膜、动静脉瘘或其他术后的血栓形成。大剂量阿司匹林可暂时促进血小板聚集和血栓形成。

**4. 其他作用**　有研究结果显示，生活方式不健康的人可能导致更高的结直肠癌风险，更能从阿司匹林中获益。阿司匹林具有缓解阿尔茨海默病的发生的作用。此外，还可用于放射诱发的腹泻，驱除胆道蛔虫。

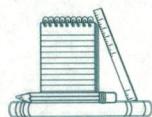

---

**知识链接**

**慢性疼痛的分类**

慢性疼痛指持续时间达到 3 个月或 3 个月以上的疼痛。国际疼痛学会在国际疾病分类（第 11 版）慢性疼痛系统分类中，提出了评估疼痛严重程度的标准，涵盖疼痛强度、疼痛相关的精神痛苦程度以及疼痛对生活的影响程度这三个方面。

依据国际疼痛学会专家组的修订，在国际疾病分类（第 11 版）里，慢性疼痛被划分为两大类，即"慢性原发性疼痛"和"慢性继发性疼痛综合征"。

慢性原发性疼痛作为一级或顶级诊断类别，可进一步细分出以下几个二级诊断类别：慢性弥散性疼痛、复杂性区域疼痛综合征、慢性原发性头痛或颌面痛、慢性原发性内脏痛以及慢性原发性肌肉骨骼疼痛。

而慢性继发性疼痛综合征同样作为一级诊断，又可细分为慢性癌症相关疼痛、慢性术后或创伤后疼痛、慢性神经病理性疼痛、慢性继发性头痛或颌面痛、慢性继发性内脏痛和慢性继发性肌肉骨骼疼痛。

这样的分类方式有助于统一诊断标准，为临床疼痛的诊治以及预后评估等工作提供了极大便利。国际疼痛学会与世界卫生组织携手合作，旨在通过这种系统化的分类，提升慢性疼痛在医疗健康体系中的认可度，进而推动慢性疼痛的诊断、治疗和管理工作。

---

【不良反应】阿司匹林短期用于解热镇痛时所用剂量较小，不良反应少；但抗风湿治疗时剂量大，长期应用不良反应多且较重。

**1. 胃肠道反应**　最为常见。口服对胃黏膜有直接刺激作用，同时抑制 COX-1，减少 PGs 的合成，降低胃黏膜的保护能力。大剂量可直接刺激延髓引起上腹部不适、恶心、呕吐，诱发或加重溃疡及无痛性出血，原有溃疡病者症状加重，故溃疡病患者禁用。应餐后服用，同服抗酸药或服用阿司匹林肠溶片，或合用 $PGE_1$ 的衍生物米索前列醇，可减少溃疡的发生率。严重肝损害、凝血酶原过低、维生素 K 缺乏及血友病患者可引起出血，应避免使用。手术前一周应停止使用。

**2. 凝血障碍**　一般剂量即可抑制血小板聚集，出血时间延长；大剂量（5g/d 以上）或长期使用还可抑制凝血酶原生成，引起凝血障碍，从而导致凝血时间延长，加重出血倾向，同服维生素 K 可以预防。严重肝损害、凝血酶原过低、维生素 K 缺乏及血友病患者、产妇和孕妇禁用。如需手术患者，术前一周停用阿司匹林。

**3. 水杨酸反应**　剂量过大（5g/d 以上）可出现头痛、眩晕、呕吐、耳鸣、视力及听力减退，严重者可出现高热、精神错乱，甚至昏迷、惊厥，上述症状称为水杨酸反应，是水杨酸中毒的表现。严重中毒者应立即停药，静脉滴注碳酸氢钠溶液以碱化尿液，加速水杨酸盐从尿液排泄。

**4. 变态反应**　偶见皮疹、荨麻疹、血管神经性水肿、过敏性休克。某些哮喘患者服用阿司匹林或其他解热镇痛药可诱发哮喘，称"阿司匹林哮喘"。与阿司匹林等抑制 PG 生物合成有关，因 PG 合成受阻，而由花生四烯酸生成的白三烯及其他脂氧合酶代谢产物增多，内源性支气管收缩物质居于优势，导致支气管痉挛，进而诱发哮喘。肾上腺素对阿司匹林所致的支气管哮喘无效，可用抗组胺药和糖皮质激素治疗。哮喘、鼻息肉、慢性荨麻疹患者禁用阿司匹林。

**5. 瑞氏综合征（Reye syndrome）**　病毒性感染如流行性感冒、水痘、麻疹、流行性腮腺炎

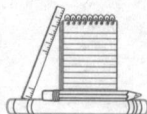

等伴有发热的儿童或青少年，服用阿司匹林后，偶可发生以脑水肿和肝脂肪变性导致的肝功能障碍为主要表现的临床综合征（瑞氏综合征），虽少见，但预后不佳。患儿病毒感染应慎用阿司匹林，可用对乙酰氨基酚代替。

**6. 对肾脏的影响**　阿司匹林对正常肾功能并无明显影响。但在少数人，特别是老年人及伴有心、肝、肾功能损害的患者，即便用药前肾功能正常，也可引起水肿、多尿等肾小管功能受损的症状。偶见间质性肾炎、肾病综合征，甚至肾衰竭。

### （二）苯胺类

#### 对乙酰氨基酚

对乙酰氨基酚（paracetamol）为非处方药，抑制中枢神经系统 PG 合成的作用与阿司匹林相似，但抑制外周 PG 合成作用弱，故解热镇痛作用与阿司匹林相当，无明显抗炎、抗风湿作用，对凝血无明显影响。临床主要用于解热、镇痛，适用于对阿司匹林过敏或不能耐受的患者（即有消化道溃疡者），或阿司匹林引起出血时间延长的患者。

治疗量不良反应轻，偶有恶心、呕吐、出汗、腹痛、皮肤苍白等。少数病例出现过敏性皮炎、粒细胞缺乏、血小板减少、高铁血红蛋白血症、贫血、肝肾功能障碍等。大剂量或长期使用可致肝、肾毒性。

### （三）芳基乙酸类

#### 双氯芬酸钠

双氯芬酸钠（diclofenac sodium）抗炎、镇痛作用强大，其解热镇痛抗炎作用比阿司匹林、吲哚美辛等强。常用于中等程度疼痛、类风湿关节炎、粘连性脊椎炎、非炎性关节痛、椎关节炎等引起的疼痛，各种神经痛、手术及创伤后疼痛，以及各种疼痛所致发热等。不良反应轻，除与阿司匹林相同之处外，偶见肝功能异常、白细胞减少。

### （四）芳基丙酸类

#### 布洛芬

布洛芬（ibuprofen）口服吸收迅速而完全，主要经肝脏代谢，90% 以代谢物形式由肾脏排泄。布洛芬为非选择性的 COX 抑制药，有明显的抗炎、解热、镇痛作用。临床主要用于风湿性关节炎、骨关节炎、强直性关节炎、急性肌腱炎、滑液囊炎等，也可用于一般的解热镇痛如牙痛、头痛、肌肉痛、痛经等。最常见的不良反应是胃肠道反应。偶见头痛、眩晕及视力障碍。活动性消化性溃疡、心力衰竭、肝硬化、孕妇及哺乳期妇女禁用。

### （五）吲哚类

#### 吲哚美辛

吲哚美辛（indometacin）是非选择性强效 COX 抑制药之一，对炎性疼痛有明显的镇痛效果，强于阿司匹林，也有较好的解热作用。吲哚美辛对急性风湿性、类风湿性关节炎疗效似保泰松；对强直性脊柱炎、关节炎也有效，对癌性发热有解热作用。主要不良反应有食欲减退、恶心、腹痛、腹泻、上消化道溃疡、穿孔、出血等胃肠道反应；偶可引起粒细胞减少、血小板减少、再生障碍性贫血等造血系统反应；发生变态反应，常见皮疹、严重者可诱发哮喘、血管神经性水肿及休克等。"阿司匹林哮喘"者禁用。

### （六）烯醇酸类

#### 吡罗昔康

吡罗昔康（piroxicam）是长效抗风湿药，解热镇痛抗炎作用强。$t_{1/2}$ 约为 36 ～ 45h，每日服药一次即可。主要用于治疗风湿性、类风湿性关节炎；对急性痛风、腰肌劳损、肩周炎、原发

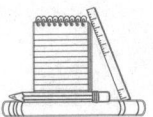

性痛经也有一定疗效，其疗效与吲哚美辛、阿司匹林、萘普生相似。不良反应发生率较低，主要为胃肠道反应，偶发皮疹、水肿，停药后一般可自行消失；长期服用可引起胃溃疡及大出血。如需长期服药，应注意血象及肝、肾功能，并注意大便色泽有无变化，必要时进行大便隐血试验。

## 二、选择性环氧合酶–2抑制药

### 美洛昔康

美洛昔康（meloxicam）对COX-2的抑制作用比COX-1高10倍，在发挥解热抗炎作用的同时减少了应用NSAIDs后所普遍存在的胃肠黏膜损害，但剂量过大或长期服用仍可致消化道出血、溃疡。$t_{1/2}$为20h，每日给药一次。临床应用与吡罗昔康相同。

### 塞来昔布

塞来昔布（celecoxib）为典型的选择性COX-2抑制药，对COX-2的抑制作用比COX-1强375倍。适用于急、慢性骨关节炎和类风湿关节炎。可见恶心、腹痛、腹泻等胃肠道反应；心血管系统出现严重血栓事件、心肌梗死、脑卒中等的风险增加，甚至可致死；磺胺过敏者禁用。

### 尼美舒利

尼美舒利（nimesulide）属一种新型非甾体抗炎药，高度选择性抑制COX-2的活性，此外还具有抗组胺作用，因此胃肠道反应轻微，很少需要中断治疗。临床适用于骨关节炎、风湿性关节炎，手术和急性创伤后的疼痛，急性上呼吸道炎症引起的疼痛、发热、痛经等。偶见胃灼热、恶心和胃痛、皮疹、红斑和面部潮红、失眠。有肝损害的报道，禁用于12岁以下儿童。活动性消化性溃疡、严重肾功能障碍、中重度肝功能不全者和孕妇禁用，阿司匹林或其他非甾体抗炎药过敏者及哺乳期妇女慎用。

# 任务三　抗痛风药

痛风是体内嘌呤代谢紊乱，尿酸产生过多引起的慢性代谢性疾病，具有间歇性发作的特点。主要表现为高尿酸血症，尿酸盐在关节、肾及结缔组织中析出结晶，产生炎症反应，发作时四肢小关节可见红肿剧痛，严重者出现关节活动障碍、畸形，导致痛风患者死亡的主要原因是肾功能衰竭和尿毒症。到目前为止，痛风病尚无根治的办法，其治疗的主要原则是饮食控制和有效的药物治疗。

---

**知识链接**

**高尿酸血症**

尿酸是人体嘌呤代谢产物，高尿酸血症主要表现为血液中尿酸水平升高。在正常嘌呤饮食状态下，非同日两次空腹血尿酸水平，男性大于420μmol/L、女性大于360μmol/L可定义为高尿酸血症。血清尿酸浓度参考值为男性200～420μmol/L，女性147～360μmol/L，绝经后女性可达420μmol/L。

高尿酸血症的发病原因主要有不良生活方式和饮食习惯。正常情况下人体每天产生和排出的尿酸平衡，若体内尿酸产生过多或肾脏排泄尿酸减少，就会引发高尿酸血症。常见发病原因包括：一是饮食因素，摄入过多高嘌呤食物如海鲜、牛羊肉、动

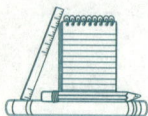

物内脏等，以及饮酒、吸烟会增加尿酸摄入；二是遗传因素，有高尿酸血症家族史的人群更易患病；三是肾脏疾病，肾脏功能下降会使尿酸排出减少，导致血尿酸浓度升高。

## 一、抑制尿酸合成的药物

### 别嘌醇

别嘌醇（allopurinol）是次黄嘌呤的异构体。次黄嘌呤与黄嘌呤在黄嘌呤氧化酶的催化作用下会生成尿酸。别嘌醇在低浓度状态下是酶的竞争性抑制药，而在高浓度时则转变为非竞争性抑制药；其在肝脏的代谢产物（奥昔嘌醇）同样也是酶的非竞争性抑制药。别嘌醇能够使尿酸的生物生成减少，降低尿酸的浓度，减少尿酸盐在骨、关节以及肾脏的沉着析出，还可使痛风患者组织内的尿酸结晶重新溶解，从而缓解痛风症状，多用于慢性痛风的治疗。

不良反应相对较少，偶尔会出现皮疹、胃肠道反应及白细胞减少等情况。在用药期间，应严密监测皮肤改变以及肾功能。别嘌醇还可能导致剥脱性皮炎、中毒性表皮坏死松解症、重症多形红斑型药疹、药物超敏综合征等，严重时可危及生命。因此，一旦出现皮疹，建议立即停用别嘌醇，并及时前往皮肤科诊治。鉴于 HLA–B5801 基因阳性是别嘌醇不良反应发生的危险因素，若条件允许，建议在治疗前先进行 HLA–B5801 基因检测。

## 二、增加尿酸排泄的药物

### 丙磺舒

丙磺舒（probenecid）口服吸收完全，脂溶性大，易被再吸收，故排泄较慢。药物大部分通过肾近曲小管主动分泌排泄，竞争性抑制肾小管对有机酸的转运，抑制肾小管对尿酸的重吸收，加速尿酸从肾脏的排泄，降低血中尿酸盐浓度而减少尿酸沉积。因没有镇痛及抗炎作用，不适用于急性痛风，临床主要用于慢性痛风的治疗。还可竞争性抑制 β- 内酰胺类抗生素在肾小管的分泌，提高抗生素的血药浓度，产生协同抗菌作用。治疗初期因尿酸盐从关节部位转移入血，可使痛风症状暂时加重，增加饮水并碱化尿液可促进尿酸排泄，防止尿结石形成。肾功能不全、对磺胺类药过敏者、伴有肾尿酸盐结石的痛风患者禁用。

## 三、抗有丝分裂的药物

### 秋水仙碱

秋水仙碱（colchicine）抑制痛风急性发作时的粒细胞浸润，对急性痛风关节炎有选择性抗炎、镇痛作用，一般服药后数小时即可使关节炎性症状消失，是急性痛风性关节炎的首选药。对其他疼痛症状无效，对血中尿酸浓度及尿酸排泄也无作用。不良反应较多，常见有胃肠道反应、骨髓损害、肾脏损害。

### 复习思考题

1. 简述阿司匹林的药理作用、临床应用及不良反应。
2. 试比较解热镇痛药和镇痛药的镇痛作用有哪些不同。

扫一扫，查阅
复习思考题
答案

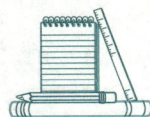

# 项目十七　中枢兴奋药

【学习目标】

掌握：中枢兴奋药的分类及代表药；咖啡因的药理作用、临床应用及不良反应。

熟悉：兴奋延髓呼吸中枢药物的药理作用、临床应用及不良反应。

了解：促大脑功能恢复药的作用特点。

## 案例导入

患者，男，5岁，因感染性肺炎伴呼吸衰竭来医院就诊。医生给二甲弗林8mg加入5%葡萄糖注射液静脉滴注，用药后患者出现惊厥。

**请思考：**

1. 患者为什么会产生惊厥？

2. 应用二甲弗林应注意什么？

中枢兴奋药是指具有兴奋中枢神经系统功能、能够提高脑活动功能的药物。依照药物作用部位的不同可分为四类：①主要兴奋大脑皮层的药物，如黄嘌呤衍生物，例如咖啡因、茶碱等；②主要兴奋延髓呼吸中枢的药物，如尼可刹米等；③主要兴奋脊髓的药物，如士的宁等；④促进脑细胞代谢、改善脑功能的智能促进药物，如吡拉西坦。前三类中枢兴奋药随着剂量的增加，其作用范围也会随之扩大。当过量使用时，可引起中枢神经系统广泛且强烈的兴奋，表现为强直型、阵挛型或混合型惊厥。严重的惊厥可能会因能量耗竭而转化为抑制状态。在选择中枢兴奋药时，应根据患者的病情状况，选取适当的药物，且给药剂量应从较小剂量开始，再根据患者的反应酌情追加用量。

## 任务一　主要兴奋大脑皮层的药物

### 咖啡因

咖啡因（caffeine）是咖啡豆和茶叶中所含的主要生物碱，属甲基黄嘌呤类药物。

【体内过程】咖啡因脂溶性高，各种给药途径均易吸收，吸收后易透过组织屏障。主要在肝脏代谢，代谢产物及少部分原形药物经肾排泄。

【药理作用】

**1. 中枢兴奋作用**　小剂量咖啡因（50～200mg）对大脑皮质有选择性兴奋作用，表现为睡意消失，疲劳感减轻，精神振奋，思维敏捷，工作效率提高。成年人服用低于200mg剂量的咖啡因，可明显改善脑力劳动和体力劳动的效率，对疲劳者作用明显。当剂量增加（200～500mg）时，直接兴奋延髓呼吸中枢，使呼吸加深加快，血压升高，产生紧张、焦虑、

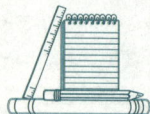

失眠、头痛、震颤、感觉过敏及其他中枢兴奋症状。中毒剂量则能兴奋脊髓，引起惊厥。咖啡因不产生欣快感和刻板动作，戒断症状轻微。

**2. 心血管作用**　咖啡因小剂量可兴奋迷走神经，使心率减慢；大剂量直接兴奋心脏，增强心肌收缩力，加快心率并增加心输出量。同时，它还可直接松弛外周血管平滑肌，扩张血管，降低外周阻力，增加冠脉血流量；咖啡因会收缩脑血管，减少搏动幅度，有助于增强其他药物治疗头痛的效果。

**3. 其他作用**　咖啡因可松弛支气管平滑肌，缓解哮喘症状；松弛胃肠道和胆道平滑肌，但作用较弱；还具有利尿作用及刺激胃酸和胃蛋白酶分泌的作用。

【临床应用】主要用于解除中枢抑制状态，如麻醉药、镇痛药、吩噻嗪类、镇静催眠药或抗组胺药过量引起的轻度中枢抑制，或严重传染病所致的中枢性呼吸抑制。与溴化物联合用药治疗神经官能症；配伍麦角胺制成麦角胺咖啡因片，治疗偏头痛；与解热镇痛药制成复方制剂，治疗一般头痛、感冒；与可待因合用加强镇痛作用。

【不良反应】不良反应少且轻。过量可致激动、烦躁不安、失眠、心悸、头痛、呼吸较快、心动过速、肌肉抽搐和惊厥等。婴儿高热、消化性溃疡者慎用。

---

**知识拓展**

**咖啡因的管理**

咖啡因是从茶叶、咖啡果中提取的生物碱，常见于咖啡、茶、可乐和功能饮料等。它有驱除疲劳、兴奋神经的作用。低剂量使用一般无害，但大剂量或长期使用会损害人体，如兴奋延髓引发惊厥和骨骼震颤，损害肝、胃、肾等内脏器官，诱发呼吸道炎症、乳腺癌等疾病。咖啡因有耐受性和成瘾性，停用会有戒断症状。在我国，纯咖啡因被列为第二类精神药品管制，2001 年国家药监局制定了《咖啡因管理规定》。

---

## 任务二　主要兴奋延髓呼吸中枢的药物

呼吸兴奋药是一类能够直接或间接作用于延髓呼吸中枢，从而增加呼吸深度和频率的药物。其兴奋呼吸的方式各异，包括直接兴奋呼吸中枢；选择性刺激颈动脉体和主动脉体的化学感受器，进而反射性兴奋呼吸中枢；刺激皮肤肌肉感受器反射性兴奋呼吸中枢；刺激呼吸道黏膜或胃黏膜感受器而反射性兴奋呼吸中枢。这里主要介绍以这两种作用方式发挥作用的呼吸兴奋药。

### 尼可刹米

尼可刹米（nikethamide）属于烟酰胺的衍生物。它具有选择性，能够直接兴奋延髓呼吸中枢，提升呼吸中枢对二氧化碳的敏感性；同时也可以通过刺激颈动脉体化学感受器，反射性地兴奋呼吸中枢，促使呼吸加深加快。当呼吸中枢受到抑制时，其作用较为明显。尼可刹米对血管运动中枢有微弱的兴奋作用。在临床上，主要用于各种原因所引起的呼吸衰竭。尼可刹米的作用时间较为短暂，一次静脉注射的作用仅能维持 5～10min，其作用相对温和，安全范围较大，不易引发惊厥。然而，反复应用或者过量使用可能会引起血压升高、心动过速、咳嗽、呕吐、出汗、肌肉震颤以及僵直等情况。

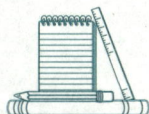

### 二甲弗林

二甲弗林（dimefline）能够直接兴奋呼吸中枢，其作用强度约为尼可刹米的 100 倍。起效迅速，但维持时间较短。它能显著改善呼吸状况，提高肺换气量以及动脉血氧分压，降低二氧化碳分压。主要用于中枢性呼吸抑制以及手术、外伤等引发的虚脱和休克，对肺性脑病具有较好的苏醒作用。其安全范围比尼可刹米小，过量易致惊厥。静脉给药时需稀释后缓慢注射，并严密观察患者的反应。有惊厥史的患者以及妊娠期妇女禁用。

### 洛贝林

洛贝林（lobeline）通过刺激颈动脉体化学感受器，反射性地兴奋呼吸中枢。作用持续时间较短，安全范围较大，很少引起惊厥。临床应用于新生儿窒息、小儿感染性疾病引起的呼吸衰竭以及一氧化碳中毒等情况。大剂量使用时会兴奋迷走神经中枢，引起心动过缓、传导阻滞；若剂量继续加大，则会兴奋交感神经节，导致心动过速。

### 多沙普仑

多沙普仑（doxapram）在小剂量时可通过刺激颈动脉体化学感受器，反射性地兴奋呼吸中枢，使呼吸加深加快，潮气量增加，同时具有轻度的中枢兴奋作用。加大剂量则可直接兴奋延髓呼吸中枢。多沙普仑还可轻度增加心输出量，升高血压。主要用于解救麻醉药、中枢抑制药引起的中枢抑制作用，也可用于急性呼吸衰竭。多沙普仑的安全范围较其他呼吸兴奋药大，偶尔会出现喉、支气管痉挛以及呼吸窘迫等不良反应。静脉注射时如果过快容易引起溶血，应缓慢静注。

# 任务三　促大脑功能恢复药

促进脑功能恢复与促智药是目前临床上常用的一类提高中枢神经系统活动的药物。主要促进各种脑损伤后脑功能水平的恢复和提高，改善各种脑损伤后机体的认知功能。作用机制可能为增加脑血液，改善脑供血，促进脑代谢，保护或修复脑细胞。

### 吡拉西坦

吡拉西坦（piracetam）是 γ–氨基丁酸（GABA）的衍生物，属于脑代谢改善药。

【药理作用】吡拉西坦能够促进脑内 ADP 转化为 ATP，提高脑内 ATP 与 ADP 的比值，改善脑内代谢能量供应状况。它可直接作用于大脑皮质，促进脑组织对葡萄糖、氨基酸和磷脂的利用，推动脑内蛋白质和核酸的合成，具有激活、保护和修复大脑神经细胞的作用。此外，吡拉西坦还可以促进乙酰胆碱合成，改善胆碱能神经兴奋性传递功能。动物实验和临床观察表明，吡拉西坦能够抵抗物理因素和化学因素所致的脑功能损伤，改善学习、记忆和回忆能力，对缺氧所致的逆行性遗忘也有一定效果。

【临床应用】主要适用于老年精神衰退综合征、脑动脉硬化症、脑血管意外引起的思维和记忆功能减退；也可用于儿童发育迟缓、智力低下者；对巴比妥、氰化物、一氧化碳、乙醇中毒后的意识障碍有一定疗效。

【不良反应】偶见口干、食欲差、呕吐、荨麻疹和失眠，停药后这些症状会消失。锥体外系疾病、舞蹈病患者使用此药可能会加重病情。接受抗凝治疗的患者，如同时应用吡拉西坦，宜调整抗凝药物的用法，以防出血。

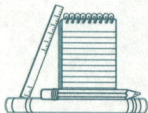

### 胞磷胆碱

胞磷胆碱（citicoline）为核苷衍生物，在体内参与卵磷脂的生物合成，促使胆碱与甘油二酯结合，促进卵磷脂的合成，能够改善大脑代谢。通过减少大脑血流阻力，增加大脑血流量，从而促进大脑物质代谢，改善脑循环，对促进大脑功能恢复和促进苏醒等具有一定作用。此外，胞磷胆碱可增强脑干网状结构，尤其是与意识密切相关的上行网状结构，激活系统的机能；增加锥体系统的机能，改善运动麻痹。

胞磷胆碱主要用于急性颅脑外伤和脑手术引起的意识障碍及脑卒中所致偏瘫的患者，也可适用于脑梗死、药物急性中毒、严重感染所致的神经系统后遗症。

偶可致失眠、头痛、头晕、恶心、呕吐、厌食、面部潮红、兴奋等，停药后可消失。

### 复习思考题

中枢兴奋药根据作用部位的不同，可分成哪几类，各类的代表药物是什么？

扫一扫，查阅
复习思考题
答案

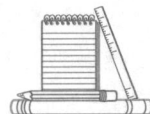

# 模块四　作用于心血管系统及肾脏的药物

## 项目十八　钙通道阻滞药概论

> 【学习目标】
>
> 掌握：钙通道阻滞药的药理作用、临床应用、不良反应。
>
> 熟悉：钙通道阻滞药的分类及代表药。
>
> 了解：钙通道阻滞药的体内过程。

### 案例导入

患者，女，58岁，夜间卧床休息时胸前痛1周，加重1天入院。近1周来常于半夜或凌晨左胸前痛并感左前臂内侧麻胀痛，时间从几十秒到30min不等。今凌晨呈一系列短暂发作，每次持续1～2min，间隔数分钟后又出现，总时长达20min。发作时自测血压150/100mmHg，服用"硝苯地平"疼痛缓解。昼间无类似发作。心电图标准2导联：ST段抬高，T波倒置。既往有高血压病史5年。诊断：变异性心绞痛。

请思考：

1. 作用于血管平滑肌离子通道的药物有哪些？

2. 该患者为什么用硝苯地平有效，能否改用普萘洛尔？

钙通道阻滞药（calcium channel blockers，CCB）又称钙拮抗药，是一类通过干扰细胞膜$Ca^{2+}$通道活性，阻滞膜外$Ca^{2+}$内流，减少胞浆$Ca^{2+}$水平而发挥治疗作用的药物。$Ca^{2+}$作为胞内第二信使，参与机体许多生理功能以及疾病的发生与发展过程，包括心脏起搏、心肌细胞和骨骼肌及血管平滑肌的兴奋－收缩偶联、神经递质释放、腺体分泌及基因表达等，在维持细胞和器官的正常生理功能上起到极为重要的作用。

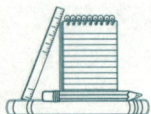

# 任务一　分类

**1. 选择性钙通道阻滞药**　根据其化学结构特点，分为 3 类。

（1）二氢吡啶类　硝苯地平（nifedipine）、氨氯地平（amlodipine）、尼卡地平（nicardipine）、尼莫地平（nimodipine）、尼群地平（nitrendipine）等。

（2）苯烷胺类　维拉帕米（verapamil）、加洛帕米（gallopamil）等。

（3）地尔硫䓬类　地尔硫䓬（diltiazem）等。

**2. 非选择性钙通道阻滞药**　主要有普尼拉明（prenylamine）、苄普地尔（bepridil）、卡罗维林（caroverine）和氟桂利嗪（flunarizine）等。

---

**知识链接**

### 钙通道阻滞药的发现过程简介

钙通道阻滞药的发现历经逐步发展。1883 年，英国生理学家林格发现钙离子为维持心脏跳动必需离子。20 世纪 40 年代，确认钙离子可直接引起肌肉收缩。20 世纪 60 年代早期，德国公司开发出普尼拉明和维拉帕米用于扩张冠状动脉治疗心绞痛。德国弗莱堡大学教授弗兰克斯泰因发现维拉帕米和普尼拉明能拮抗钙离子内流、降低心肌收缩力，并在 1967 年命名为"钙拮抗药"。英国药理学家内勒博士提供硝苯地平样品，证实其为有效钙拮抗药。从 20 世纪 60 年代起，钙通道阻滞药成为治疗心绞痛、高血压和某些心律失常的新药物。随着对钙通道亚型研究深入，发现其分为多个亚型，且钙通道阻滞药与钙通道结合力和膜去极化成正比。1989 年，罗氏药厂开发出选择性 T- 通道阻滞药米贝地尔，后因严重不良反应退市。钙通道阻滞药的研发为心血管疾病治疗提供了有效药物选择。

---

# 任务二　体内过程

钙通道阻滞药口服均能吸收，首过消除明显，生物利用度都较低。硝苯地平还可舌下给药。药物与血浆蛋白结合率高，在体内经肝脏代谢，肾脏排泄。硝苯地平、维拉帕米与地尔硫䓬 $t_{1/2}$ 较短，约为 4h，但其缓释剂型和第二代二氢吡啶类药如非洛地平、尼群地平等 $t_{1/2}$ 较长，药物效应可保持 24h。三种钙通道阻滞药的药动学参数见表 18-1。

表 18-1　钙通道阻滞药药动学参数

| | 口服生物利用度 | 产生作用时间（min） | $t_{1/2}$（h） | 蛋白结合率 |
| --- | --- | --- | --- | --- |
| 维拉帕米 | 20%～35% | < 1.5（i.v），30（口服） | 6 | 90% |
| 硝苯地平 | 45%～70% | < 1（i.v），5～20（口服，舌下） | 4 | 90% |
| 地尔硫䓬 | 40%～65% | < 3（i.v），> 30（口服） | 3～4 | 70%～80% |

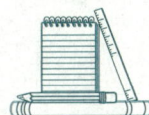

# 任务三　药理作用

## 一、对心脏的作用

**1. 负性肌力作用**　钙通道阻滞药可使心肌细胞内的 $Ca^{2+}$ 含量减少，进而抑制心肌收缩功能，致使心肌收缩力减弱。

**2. 负性频率及负性传导作用**　能够减慢房室结的传导速度，降低窦房结的自律性，从而减慢心率。其中，维拉帕米和地尔硫䓬对心脏的负性频率和负性传导作用最为显著。

**3. 保护缺血的心肌细胞**　心肌缺血时，细胞内"钙超载"会使心肌细胞尤其是线粒体功能严重受损，丧失氧化磷酸化能力，最终导致细胞死亡。钙通道阻滞药通过抑制 $Ca^{2+}$ 内流，减轻"钙超载"，对心肌细胞起到保护作用。

## 二、对平滑肌的作用

**1. 血管平滑肌**　血管平滑肌收缩所需的 $Ca^{2+}$ 主要源自细胞外 $Ca^{2+}$ 内流。钙通道阻滞药对血管平滑肌的抑制作用强于对心肌的作用。其舒张冠状血管的作用最为突出，尤其在冠脉处于收缩状态时，舒张效果更为明显。因此，临床上钙通道阻滞药在治疗以冠脉痉挛为主的变异型心绞痛方面效果良好。此外，钙通道阻滞药对外周血管，包括肺、肾、肠系膜及肢体血管均有舒张作用，尼莫地平、尼卡地平等可选择性舒张脑血管。而且，钙通道阻滞药舒张动脉血管的作用明显强于舒张静脉血管。

**2. 其他平滑肌**　较大剂量的钙通道阻滞药还能松弛支气管、胃肠道、输尿管及子宫平滑肌。

## 三、抗动脉粥样硬化作用

1. 减轻"钙超载"导致的动脉壁损伤。

2. 抑制平滑肌增殖和动脉基质蛋白合成，增加血管壁顺应性。

3. 抑制脂质过氧化，保护内皮细胞。

4. 硝苯地平可使细胞内 cAMP 增加，提高溶酶体和胆固醇的水解活性，有助于动脉壁脂蛋白的代谢，从而降低细胞内胆固醇水平。

## 四、对红细胞和血小板结构与功能的影响

钙通道阻滞药通过抑制 $Ca^{2+}$ 内流，降低细胞内 $Ca^{2+}$ 浓度，增强红细胞的变形能力和稳定性，降低血液黏滞度。钙通道阻滞药通过抑制 $Ca^{2+}$ 内流，阻止血小板的聚集与活性产物的合成和释放；促进膜磷脂的合成，稳定血小板膜。

## 五、对肾脏功能的影响

钙通道阻滞药扩张肾入球小动脉和出球小动脉，有效地降低肾血管阻力，增加肾血流量及肾小球滤过率，同时抑制肾脏肥厚，特别是抑制肾小球系膜的增生，改善肾微循环。

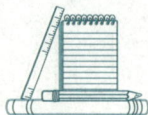

## 任务四　临床应用

### 一、高血压

钙通道阻滞药常用于治疗各种高血压。钙通道阻滞药对正常人血压没有影响，其降压作用主要是由于舒张血管平滑肌，降低外周血管阻力所致。降压效果与给药前血压水平有关，给药前血压越高，降压效果越好。与其他血管扩张药相比，钙通道阻滞药有如下优点：①选择性扩张小动脉平滑肌，降低后负荷而不减少心输出量；②能扩张重要器官如心、脑、肾的血管，增加血流量，改善器官功能，可降低高血压脑卒中的发生率；③可预防和逆转心肌、血管平滑肌肥厚；④对血脂、血糖、尿酸及电解质等无不良影响。

二氢吡啶类药如硝苯地平、尼卡地平、尼莫地平扩张外周血管作用较强，用于控制严重高血压。

### 二、心绞痛

**1. 变异型心绞痛**　常在休息时如夜间或早晨发作，由冠状动脉痉挛所引起。钙通道阻滞药可扩张冠状动脉，增加冠脉流量，改善心绞痛症状。硝苯地平疗效最佳。

**2. 稳定型心绞痛**　常见于冠状动脉粥样硬化患者，休息时并无症状，此时心脏血液供求关系是平衡的，劳累时心脏做功增加，血液供不应求，导致心绞痛发作。钙通道阻滞药通过舒张冠脉，减慢心率，降低血压及抑制心肌收缩力而发挥治疗效果。三类选择性钙通道阻滞药均可应用。

**3. 不稳定型心绞痛**　较为严重，疼痛昼夜都可发作，且可能伴随有其他症状，如出汗、恶心、呼吸困难等。因冠状动脉粥样硬化斑块形成或破裂引起，导致血流受阻。此外，冠脉张力增高也可能导致心绞痛。维拉帕米和地尔硫䓬疗效较好，硝苯地平因降压时反射性地加快心率，有增加心肌缺血的危险，应与β肾上腺素受体拮抗药联合用药，以控制心率并减少心肌的氧耗。

### 三、心律失常

阵发性室上性心动过速首选维拉帕米。维拉帕米治疗房颤及房扑，可减慢心室率，少数患者亦可转复为窦性心律，特别是在单用地高辛疗效欠佳时，较少量的维拉帕米即可增强地高辛的作用。地尔硫䓬对心脏的电生理效应及临床应用与维拉帕米类似。

### 四、脑血管疾病

尼莫地平具有脂溶性，易通过血脑屏障，对脑血管有选择性扩张作用。氟桂利嗪和尼莫地平常用于缺血性脑血管疾病、脑外伤后遗症、眩晕症及偏头痛等。

---

**知识链接**

**钙通道阻滞药的临床新用途**

近年来的研究发现，钙通道阻滞药除用于心脑血管疾病的治疗外，还有一些新的临床用途：①肾脏疾病：钙通道阻滞药可用于急、慢性肾功能衰竭，对肾功能有一定的

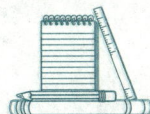

保护和改善作用；②妊娠期高血压：钙通道阻滞药对轻、中度妊娠期高血压患者可有效改善血管收缩引起的高血压等症状；③变态反应性疾病：钙通道阻滞药通过阻滞 $Ca^{2+}$内流，抑制肥大细胞脱颗粒，抑制了 I 型变态反应的始动部位，可与抗组胺药联用，抗过敏效果更佳。

## 任务五　不良反应

钙通道阻滞药不良反应较轻，常见的有：①头痛、面部潮红、头晕、脚踝部水肿、心动过速，二氢吡啶类药物更为多见；②胃肠道反应有恶心、食管反流、呕吐、便秘。

用药应注意药物间的相互作用。钙通道阻滞药能提高地高辛浓度，延长西咪替丁 $t_{1/2}$，而硝苯地平可降低奎尼丁血药浓度。基础血压偏低、左室收缩功能减弱、病态窦房结综合征和房室结传导阻滞的患者慎用。顺行性旁路传导、逆行性折返型心律失常、室性心动过速和复合性心动过速患者禁用。

### 复习思考题

1. 简述选择性钙通道阻滞药的分类及列举 1～2 个代表药物。
2. 钙通道阻滞药的药理作用及临床应用有哪些？

扫一扫，查阅复习思考题答案

扫一扫，查阅本项目数字资源

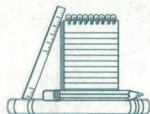

# 项目十九　抗高血压药

【学习目标】

掌握：常用的抗高血压药的分类、代表药、药理作用、临床应用及不良反应。

熟悉：其他抗高血压药的降压机制及作用特点。

了解：抗高血压药的选药和应用原则。

### 案例导入

患者，男，53 岁，在医院体检中心量血压，发现血压 165/105mmHg，自述有高血压家族病史，医生嘱咐他及时就医。但该患者认为平时无任何不适症状，而且能吃能睡、面色红润，不需要特殊治疗。诊断：2 级高血压。

请思考：

1. 该患者是否需要进行药物治疗，为什么？
2. 可以推荐使用哪些抗高血压药物？

抗高血压药是一类能够降低外周血管阻力，使动脉血压下降，治疗高血压的药物。《中国高血压防治指南（2024 年修订版）》对高血压的分类标准进行了明确的定义和分级。根据该指

南，高血压的定义为：成年人在安静情况下未应用抗高血压药时，非同日 3 次测量，诊室血压 ≥ 140/90mmHg；或家庭血压 ≥ 135/85mmHg；或 24h 动态血压 ≥ 130/80mmHg，白天血压 ≥ 135/85mmHg，夜间血压 ≥ 120/70mmHg。

高血压依据病因可分为原发性和继发性两大类。原发性高血压是最常见的高血压类型，确切病因尚未完全阐明，可能涉及遗传因素、环境因素（如饮食、生活方式）、年龄、性别等多种因素，约占所有高血压病例的 90%，也称为高血压病。继发性高血压是由已知疾病或病理生理状态引起的高血压，又称为症状性高血压，常见原因如肾及肾血管疾病、结缔组织病、血液疾病、妊娠等，某些药物的使用可能引起或加重高血压（如避孕药、抗抑郁药、非甾体抗炎药）等。

对于原发性高血压，目前尚无针对病因的根治方法。但它的药物治疗在近几十年中有显著进展，合理应用抗高血压药物，能控制血压并减少或防止心、脑、肾等并发症，如脑卒中、冠心病等，从而降低发病率及死亡率，延长寿命。多数高血压患者需长期服药以控制症状，若结合非药物治疗，如限盐少脂、戒烟限酒、控制体重、适量运动、保持心理平衡等，可取得更好的效果。

# 任务一　抗高血压药的分类

心输出量和外周血管阻力是动脉血压形成的关键因素。心输出量受心脏功能、回心血量以及血容量等因素影响，外周血管阻力主要取决于小动脉的紧张程度。交感神经系统 – 肾上腺素能神经系统以及肾素 – 血管紧张素 – 醛固酮系统对这两个因素起着重要的调节作用。依据药物的作用机制与作用部位，抗高血压药物可分为以下几类：

**1. 利尿药**　如氢氯噻嗪等。

**2. 钙通道阻滞药（CCBs）**　如硝苯地平、尼群地平等。

**3. 肾素 – 血管紧张素 – 醛固酮系统抑制药**

（1）血管紧张素转化酶抑制药（ACEIs）　如卡托普利、依那普利等。

（2）血管紧张素 Ⅱ 受体拮抗药（ARBs）　如氯沙坦钾等。

**4. 交感神经抑制药**

（1）中枢性抗高血压药　如可乐定、甲基多巴等。

（2）神经节阻滞药　如樟磺咪芬、美卡拉明等。

（3）去甲肾上腺素能神经元末梢阻滞药　如利血平、胍乙啶等。

（4）肾上腺素受体拮抗药　①$\alpha_1$ 肾上腺素受体拮抗药，如哌唑嗪。②$\beta$ 肾上腺素受体拮抗药，如普萘洛尔。③$\alpha$、$\beta$ 肾上腺素受体拮抗药，如卡维地洛。

**5. 血管扩张药**

（1）直接血管扩张药　如肼屈嗪、硝普钠等。

（2）钾通道开放药　如吡那地尔、米诺地尔等。

目前，常用的抗高血压药有利尿药、钙通道阻滞药、$\beta$ 肾上腺素受体拮抗药、血管紧张素转化酶抑制药及血管紧张素 Ⅱ 受体（$AT_1$ 亚型受体）拮抗药。

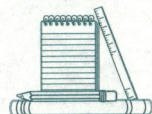

**知识链接**

**高血压分类标准**

　　高血压是全球范围内普遍存在的慢性疾病，其分类标准对于临床诊断和治疗至关重要。历史上，世界卫生组织（WHO）和其他卫生机构曾采用"轻度""中度"和"重度"高血压的分类方法，这种表述直接描述了高血压的严重程度，但可能缺乏具体的血压数值对应，导致诊断和治疗上的模糊性。

　　根据《中国高血压防治指南（2024 年修订版）》，针对 18 岁以上成年人，我国采用正常血压、正常高值和高血压进行血压水平分类，并根据诊室血压水平进一步将高血压分为 1 级、2 级、3 级。1 级（轻度）高血压，诊室血压 140 ～ 159/90 ～ 99mmHg；2 级（中度）高血压，诊室血压 160 ～ 179/100 ～ 109mmHg；3 级（重度）高血压，诊室血压 ≥ 180/110mmHg。将血压水平 120 ～ 139 和（或）80 ～ 89mmHg 定为正常高值血压，旨在明确此类人群应重视进行生活方式干预。分级基于诊室血压测量，也考虑家庭血压和 24h 动态血压结果，且强调治疗应基于分级、分期和分型原则，并根据血压水平、心血管危险因素、靶器官损害、临床并发症及糖尿病和慢性肾脏病等合并症进行心血管危险分层。

　　不同国家和地区的高血压指南可能有所差异，但大多数会根据血压数值来明确高血压的分类。这有助于医生更准确地评估患者的血压水平，并据此制定合适的治疗策略。

# 任务二　常用的抗高血压药

## 一、利尿药

　　限制钠盐摄入是早期高血压治疗的重要措施之一。20 世纪 50 年代，噻嗪类利尿药的问世使得通过药物调节体内钠离子平衡成为治疗高血压的主要方法之一。各类利尿药单独使用均具有降低血压的作用，且能增强其他降压药物的效果。临床常用的降压利尿药以噻嗪类为主，代表药物有氢氯噻嗪（hydrochlorothiazide）、吲达帕胺（indapamide）等。

### 氢氯噻嗪

　　【药理作用】氢氯噻嗪的降压作用温和且持久，降压过程平稳，长期应用不易产生耐受性。目前，利尿药降低血压的确切机制尚未完全明确。在用药初期，可能通过排钠利尿，减少细胞外液及血容量，进而使心输出量降低。长期应用时，可降低小动脉细胞内 $Na^+$ 浓度，$Na^+$-$Ca^{2+}$ 交换减少，降低细胞内钙离子浓度，从而降低缩血管物质对血管平滑肌的反应性。

　　【临床应用】主要用于原发性高血压的治疗。若 25mg 剂量不能有效控制血压，可考虑联合用药或更换其他抗高血压药物。此外，还可用于水肿性疾病，以排泄体内过多的钠和水，减少细胞外液容量，消除水肿；也可用于中枢性或肾性尿崩症以及肾石症（主要用于预防含钙盐成分形成的结石）等。

　　【不良反应】氢氯噻嗪长期大剂量使用除可导致低血钾（长期单独应用时，应与留钾利尿药合用）、低血钠，引起高脂血症、高血糖及高尿酸血症、高钙血症等外，还能增高血浆肾素活性，合用 β 肾上腺素受体拮抗药可避免或减轻。（详见项目二十四）

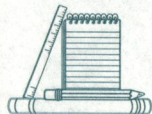

### 吲达帕胺

吲达帕胺是一种非噻嗪类利尿药，口服吸收完全，生物利用度达 93%，不受食物影响。其血浆蛋白结合率为 71%～79%，$t_{1/2}$ 为 14～24h（平均 18h），用药 7 天之后血药浓度达稳态，重复给药不引起药物蓄积。吲达帕胺主要以非活性代谢物的形式经尿液（达给药剂量的 70%）和粪便（22%）排泄。

吲达帕胺具有利尿和钙通道阻滞双重作用。降压作用强效且持久，其降低外周血管阻力作用大于利尿作用。用于 1、2 级高血压，尤其适用于伴有水肿、高脂血症的高血压患者。不良反应少且呈剂量依赖性，故可采用最低有效剂量以减少不良反应发生。长期用药仅有轻度的血钾降低和尿酸升高，对糖、脂代谢无明显影响。为减少电解质的失衡，可以采用较小的有效剂量。长期应用应及时补钾，严重肝、肾功能不全者禁用。

## 二、钙通道阻滞药

钙通道阻滞药可选择性阻滞细胞膜上 $Ca^{2+}$ 通道，抑制 $Ca^{2+}$ 内流，松弛血管平滑肌，降低外周血管阻力，使血压下降。其中，二氢吡啶类药物对血管平滑肌具有较强的选择性、降压效果显著，作为抗高血压的代表药物有硝苯地平（nifedipine）、尼群地平（nitrendipine）和氨氯地平（amlodipine）等。

### 硝苯地平

【体内过程】硝苯地平口服给药 30～60min 起效，1～2h 达降压高峰，作用持续 4～8h；舌下给药 2～3min 起效，20min 达到高峰。硝苯地平在肝脏内转换为无活性的代谢产物，约80%经肾排泄，20%随粪便排出。肝肾功能不全的患者，代谢和排泄速率降低。

【药理作用】硝苯地平抑制细胞外 $Ca^{2+}$ 的内流，选择性松弛血管平滑肌。降压时伴有反射性心率加快，心输出量增加，血浆肾素活性增高。对糖、脂代谢无不良影响。

【临床应用】可用于各级高血压的治疗，既可以单独使用，也可与利尿药、β 肾上腺素受体拮抗药、血管紧张素转化酶抑制剂等联合用药，以增强疗效并减少不良反应。若使用硝苯地平的控释剂或缓释剂，可减少血药浓度波动，降低不良反应发生率，延长作用时间，减少用药次数，适合高血压病的长期治疗。

【不良反应】一般较为轻微，常见面部潮红、头痛、眩晕、心悸、踝部水肿。其中，踝部水肿是由毛细血管前血管扩张所致，并非水钠潴留。硝苯地平的短效制剂可能会加重心肌缺血，因此伴有心肌缺血的高血压患者应慎用。

### 尼群地平

尼群地平的药理作用、临床应用和不良反应与硝苯地平相似。其对血管平滑肌的松弛作用较硝苯地平更强，降压作用温和且持久，可用于高血压的治疗。肝功能不良者应慎用或减量使用。

### 氨氯地平

氨氯地平是一种长效钙通道阻滞药。与硝苯地平相比，其降压作用起效缓慢但持久。可单独使用或与其他药物合并用于治疗各级高血压以及自发性心绞痛。氨氯地平的不良反应发生率较低，且不易引起交感神经反射性兴奋。

## 三、β 肾上腺素受体拮抗药

β 肾上腺素受体拮抗药可用于各级高血压，更适用于高肾素活性、高血流动力学的青年高血

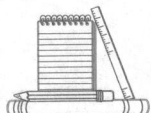

压。长期应用无水钠潴留，与利尿药合用可加强降压作用。与利尿药和扩血管药联合应用可治疗 3 级或顽固性高血压。常用的药物有普萘洛尔（propranolol）、美托洛尔（metoprolol）和阿替洛尔（atenolol）等。

### 普萘洛尔

【药理作用】普萘洛尔对 $\beta_1$、$\beta_2$ 肾上腺素受体无选择性。可通过多种机制产生降压作用，即减少心输出量、抑制肾素分泌、在不同水平抑制交感神经系统活性（中枢部位、压力感受性反射及外周神经水平）和促进前列环素的生成等。

【临床应用】适用于各级高血压。既可单独应用，也可与其他抗高血压药合用。对心输出量及肾素活性偏高者疗效较好，对高血压伴有心绞痛、偏头痛、焦虑症等尤为合适。

【不良反应】长期使用不能突然停药，以免诱发或加重高血压或 / 和心绞痛。支气管哮喘、严重左心室衰竭及重度房室传导阻滞者禁用。

### 美托洛尔和阿替洛尔

美托洛尔和阿替洛尔的降压机制与普萘洛尔相同，但对心脏 $\beta_1$ 肾上腺素受体有较大选择性，对支气管的 $\beta_2$ 肾上腺素受体影响较小。口服用于各级高血压，降压作用持续时间较长，每日服用 1 ~ 2 次，作用优于普萘洛尔。

### 卡维地洛

卡维地洛（carvedilol）为 $\alpha$、$\beta$ 肾上腺素受体拮抗药，降低外周阻力。也可以舒张冠状动脉和肾血管，还有抗氧化作用。药效可维持 24h，主要适用于各级高血压或伴有肾功能不全、糖尿病的患者，作用优于普萘洛尔。

## 四、血管紧张素转化酶抑制药

肾素 – 血管紧张素 – 醛固酮系统（RAAS）在血压调节及体液的平衡中起到十分重要的作用，对高血压发病有重大影响。除存在整体的 RAAS 外，组织中也存在独立的 RAAS。作用于该系统的药物主要为血管紧张素转化酶抑制药（angiotensin converting enzyme inhibitor，ACEIs）和血管紧张素 II 受体拮抗药（angiotensin receptor blockers，ARBs）。

ACEIs 抑制 ACE 活性，使血管紧张素 II（angiotension II，Ang II）的生成减少，缓激肽的降解减少，扩张血管，降低血压。卡托普利（captopril）是第一个口服有效的 ACEIs。近年来又合成了 10 余种高效、长效、不良反应少的 ACEIs。该类药物的作用特点为：①降压时不伴有反射性心率加快，对心输出量没有明显影响。②可防止或逆转高血压患者的血管壁增厚及心肌重构。③能增加肾血流量，保护肾脏。④能改善胰岛素抵抗，不引起电解质紊乱和脂质代谢改变。⑤久用不易产生耐受性。

### 卡托普利

【体内过程】口服生物利用度约 70%，胃肠道食物可减少其吸收，宜在饭前 1h 空腹服用。口服后 15 ~ 30min 血压开始下降，1 ~ 1.5h 达降压高峰，降压持续 8 ~ 12h。部分在肝脏代谢，主要从尿排出，40% ~ 50% 为原形药物。肾功能不全者会导致药物蓄积，$t_{1/2}$ 为 2 ~ 3h，不透过血脑屏障。

【药理作用】卡托普利具有中等强度的降压作用，可降低外周阻力，增加肾血流量，不伴有反射性心率加快。降压机制主要涉及：①抑制血管紧张素转化酶，减少 Ang II 形成，从而产生舒张血管的作用。② ACE 又称激肽酶 II，能降解缓激肽等。抑制 ACE，可减少缓激肽降解，提高缓激肽在血中的含量，进而促进一氧化氮（NO）及前列环素（PGI$_2$）的生成，增强扩张血管

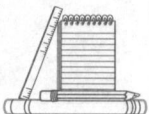

效应。③抑制 Ang Ⅱ 生成的同时，可减少醛固酮分泌，有利于水、钠排出。④特异性扩张肾血管作用也有利于促进水、钠排泄。

【临床应用】用于各级高血压，降压作用与血浆肾素水平相关，对血浆肾素活性高者疗效较好，尤其适用于合并有糖尿病、左心室肥厚、心力衰竭、心肌梗死的高血压患者。与利尿药及 β 肾上腺素受体拮抗药联合用药用于 3 级高血压及顽固性高血压的治疗。

【不良反应】耐受性良好，但应从小剂量开始使用。主要不良反应有咳嗽、血管神经性水肿、皮疹、味觉及嗅觉改变等。久用可发生中性粒细胞减少，应定期检查血象。因减少 Ang Ⅱ 生成的同时减少醛固酮分泌，可致高血钾，应定期监测血钾和血肌酐水平。双侧肾动脉狭窄、高血钾及妊娠初期的患者禁用。

### 依那普利

依那普利（enalapril）降压作用机制与卡托普利相似，但抑制 ACE 的作用较卡托普利强 10 倍，降压作用强而持久，主要用于高血压的治疗，对心功能的有益影响优于卡托普利，其他不良反应与卡托普利相似。

其他 ACEIs 还有：赖诺普利（lisinopril）、喹那普利（quinapril）、培哚普利（perindopril）、雷米普利（ramipril）、福辛普利（fosinopril）等。这些药物的共同特点是长效，每日只需服药一次。除了赖诺普利外，其余均为前体药。作用及临床应用与依那普利相似。

## 五、血管紧张素 Ⅱ 受体拮抗药

ARBs 可直接拮抗 Ang Ⅱ 的缩血管作用而降压，与 ACEIs 相比，选择性更强，不影响缓激肽的降解，对 Ang Ⅱ 的拮抗作用更完全，不良反应较 ACEIs 少。血管紧张素 Ⅱ 受体（AT）主要有 AT$_1$ 和 AT$_2$ 两种亚型。AT$_1$ 主要分布在心血管、肾、肺及神经，对心血管功能的稳定具有调节作用。AT$_2$ 主要分布在肾上腺髓质，生理作用尚不完全清楚。目前临床使用的 AT$_1$ 受体拮抗药为非肽类，又称沙坦类，如氯沙坦钾（losartan potassium）、缬沙坦（valsartan）、厄贝沙坦（irbesartan）等。

### 氯沙坦钾

氯沙坦钾可选择性地与 AT$_1$ 受体结合，对抗 Ang Ⅱ 所引起的血管收缩，从而降低血压。临床用于各级高血压，适用于不同年龄的高血压患者，对伴有糖尿病、肾病和慢性心功能不全的患者疗效好。氯沙坦钾长期应用还有促进尿酸排泄作用。

氯沙坦钾不引起干咳，血管神经性水肿发生率低，不良反应主要有头晕、肾功能障碍、高血钾和与剂量相关的体位性低血压。孕妇及哺乳期妇女禁用。

## 任务三　其他类

## 一、中枢性抗高血压药

该类药物包括可乐定（clonidine）、甲基多巴（methyldopa）和莫索尼定（moxonidine）。

### 可乐定

【药理作用】降压作用中等偏强，静脉注射给药可引起血压短暂升高（激动外周 α$_1$ 肾上腺素受体），随后血压持续下降。口服仅出现降压效应而无升压过程。

可乐定对中枢神经系统有明显的抑制作用，目前认为有下列机制参与：①选择性兴奋延髓

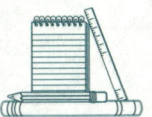

背侧孤束核突触后膜的 $\alpha_2$ 肾上腺素受体，抑制交感神经中枢的传出冲动，使外周血管扩张，血压下降；②激动延髓头端腹外侧核的 $I_1$ 咪唑啉受体，使交感神经张力下降，外周血管阻力降低，从而产生降压作用。可乐定的降压作用是以上两种受体之间协同作用的结果。此外，可乐定激动脑内阿片受体，促进内源性阿片肽的释放；引起的口干、嗜睡等副作用主要由 $\alpha_2$ 肾上腺素受体介导。过大剂量也可兴奋外周血管平滑肌上的 $\alpha_2$ 肾上腺素受体，引起血管收缩，使降压作用减弱。因此，可乐定尚有镇静、镇痛作用，能抑制胃肠道分泌和运动。

【临床应用】较少单独使用，与利尿剂联合用药有协同作用。常用于其他抗高血压药无效的患者，对兼有溃疡病的高血压及肾性高血压较为适宜。也用于预防偏头痛、阿片类镇痛药成瘾者的脱毒治疗以及开角型青光眼治疗。

【不良反应】常见口干、嗜睡和便秘，其他有头痛、眩晕、腮腺肿痛、鼻黏膜干燥、阳痿、抑郁、浮肿、体重增加和心动过缓等。合用利尿药可减少水肿等水钠潴留现象。突然停药可引起交感神经亢进的现象，表现为血压骤升、心悸、兴奋、震颤、腹痛、出汗等，应用可乐定或酚妥拉明可消除上述反应，因此需要逐渐减量后再停药。高空作业或驾驶机动车辆的人员不宜使用。

### 莫索尼定

莫索尼定是第二代中枢性抗高血压药，口服吸收好，作用持久，可每日给药一次。其对 $I_1$ 咪唑啉受体的选择性比可乐定高，但对 $\alpha_2$ 肾上腺素受体作用较弱，降压效能略低于可乐定，主要用于 1、2 级高血压。不良反应较可乐定少，有口干、嗜睡等，无反跳现象。

## 二、血管扩张药

### （一）直接扩张血管药

本类药可松弛血管平滑肌，降低外周血管阻力，产生降压作用。由于药物不良反应较多，一般不单独使用，常与利尿药和 β 肾上腺素受体拮抗药等合用。代表药物有硝普钠（sodium nitroprusside）、肼屈嗪（hydralazine）等。

### 硝普钠

硝普钠可直接松弛小动脉和静脉平滑肌，在血管内通过释放 NO 而产生强大的舒张血管作用。口服不吸收，静脉滴注后 1～2min 起效。主要用于高血压危象、难治性心力衰竭等，也用于手术麻醉时控制性降压。静脉滴注可见恶心、呕吐、出汗、头痛、发热、不安、肌肉痉挛等。大剂量或连续使用，可因血中代谢产物氰化物蓄积而中毒，一旦出现氰化物中毒症状，应用高铁血红蛋白形成剂及供硫剂进行抢救。肝肾功能不全者禁用。

---

**知识链接**

#### 高血压危象

高血压危象指原发性或继发性高血压患者疾病发展过程中，在一些诱因的作用下血压突然和显著升高，病情急剧恶化，同时伴有进行性心、脑、肾、视网膜等重要的靶器官功能不全的表现。患者多数有高血压病史，血压显著升高，常以舒张压升高更明显，多高于 130mmHg，眼底检查视网膜出血、渗出及视神经乳头水肿，伴或不伴有不同程度心、脑、肾功能障碍症状体征及实验室检查异常表现，可考虑诊断高血压危象。对于有高血压病史的患者，不适当减药、停药和其他诱发因素未得到很好控制都会诱发高血压危象；提高高血压患者的知晓率、治疗率和控制率可有效预防高血压危象的发生。

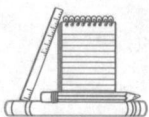

### （二）钾通道开放药

钾通道开放药是一类钾通道激活药，也是一类新型的血管扩张药，主要有米诺地尔（minoxidil）、吡那地尔（pinacidil）、尼可地尔（nicorandil）等。该类药物通过激活血管平滑肌细胞膜上的钾通道，促进 $K^+$ 从细胞内向外流动，导致细胞膜超极化，使细胞膜电压依赖性钙通道的激活受到抑制，$Ca^{2+}$ 内流减少，从而导致细胞内钙浓度下降而产生平滑肌舒张作用。临床主要用于 1、2 级高血压。与利尿药和 β 肾上腺素受体拮抗药联合用药可纠正水钠潴留或反射性心率加快的副作用。

米诺地尔在局部长期使用时，可用于治疗男性型脱发和斑秃，确切机理尚不清楚，可能与扩张皮下血管，改善毛囊周围的微循环有关。

## 三、α₁ 肾上腺素受体拮抗药

选择性 α₁ 肾上腺素受体拮抗药可降低动脉阻力，增加静脉容量，增加血浆肾素活性，不易引起反射性心率增加，长期使用后肾素活性可恢复正常。适用于各级高血压。代表药物有哌唑嗪（prazosin）、特拉唑嗪（terazosin）、乌拉地尔（urapidil）等。

#### 哌唑嗪

【药理作用】可选择性拮抗突触后膜 α₁ 肾上腺素受体，降低外周阻力而降压。降压时不引起反射性心率加快、不影响肾血流量。可松弛尿道括约肌，改善前列腺增生患者的排尿困难。还可降低甘油三酯、总胆固醇、低密度脂蛋白胆固醇、极低密度脂蛋白胆固醇，增加高密度脂蛋白胆固醇，对缓解冠状动脉病变有利。

【临床应用】用于 1、2 级高血压及伴有肾功能障碍者，尤其适合高血压合并高血脂或前列腺增生的患者。重度高血压可合用利尿药或 β 肾上腺素受体拮抗药以增强降压效果，也可用于嗜铬细胞瘤的治疗。还可用于充血性心力衰竭。

【不良反应】①首剂现象：首次用药 90min 内出现体位性低血压、心悸、晕厥、意识消失，用药数次后这种现象可消失。若首次剂量减为 0.5mg，在临睡前服用可避免其发生。②其他不良反应：眩晕、疲乏、鼻塞、口干、尿频、头痛、嗜睡及胃肠道反应等，一般毋须停药。

## 四、去甲肾上腺素能神经元末梢阻滞药

这类药物主要通过干扰去甲肾上腺素在神经末梢的储存和释放来发挥作用，从而减少血管的收缩作用，导致血压下降。如利血平（reserpine）及胍乙啶（guanethidine）。利血平通过耗竭神经末梢的去甲肾上腺素储存来发挥降压作用，降压作用较弱，不良反应多，目前已不单独应用，常与其他药物组成复方制剂，治疗 1、2 级高血压。

胍乙啶通过减少去甲肾上腺素的释放来降低血压，较易引起肾、脑血流量减少及水钠潴留，用于其他抗高血压药不能控制的 3 级高血压。这类药物副作用较多，不单独用药。

## 任务四 抗高血压药的应用原则

高血压一旦确诊，就应积极治疗，力求将血压控制在 140/90mmHg（目标血压）以下。但高血压药物治疗的最终目标不仅仅是单纯地降低血压，必须考虑减轻或逆转患者的靶器官损伤，防止严重并发症的出现，从而提高生活质量，延长寿命。为达到这一目标，应用抗高血压药物

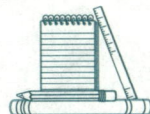

时应遵循以下原则：

**1. 药物治疗与生活方式干预相结合**　高血压的治疗方法主要包括药物治疗和生活方式干预。改善生活方式是基础，合理用药是血压达标的关键，两者缺一不可。所有的高血压患者均应进行治疗性生活方式干预；对于正常高值血压人群，亦应改善生活方式，预防高血压的发生。

**2. 长期用药**　高血压病的治疗需要长期系统用药甚至终生用药，应提高患者对长期治疗重要性的认识，坚持按医嘱用药，即使血压趋向正常也不能随便停药。

**3. 根据高血压程度选用药物**　我国高血压的药物治疗主要选用利尿药、β肾上腺素受体拮抗药、钙通道阻滞药、ACEI 及 ARB 五大类。常用的抗高血压药均可作为初始治疗用药，应根据血压水平和心血管风险选择初始单药或联合治疗。

**4. 平稳持续降压**　优先使用长效降压药，即每日服药 1 次可有效控制 24h 血压的长效药物，以减少血压波动、维持血压节律，更有利于预防心脑血管并发症。应避免降压过快、过剧而增加靶器官的损害，更换药物时应逐步替代。

**5. 个体化治疗**　不同患者或同一患者在不同病程阶段所需药物和剂量不同。应根据患者的合并症、药物疗效及耐受性，结合患者个人意愿或长期承受能力，选择适合个体的降压药。一般患者采用常规剂量治疗；衰弱和高龄老年人及有心、脑、肾疾病的很高危者，初始治疗时通常应采用较小的有效治疗剂量，后根据需要可考虑逐渐增加至足剂量。

**6. 联合用药**　联合用药可从不同环节发挥协同降压作用，又能相互减轻各自的不良反应，各药用量也可相应减少。但联合用药时要注意各药的作用特点，同类药物不宜联合用药。

**7. 根据并发症选用药物**　①高血压合并心功能不全、心脏扩大者，宜用利尿药、ACEI、ARB、β肾上腺素受体拮抗药等。②高血压合并肾功能不良者，宜用 ACEI、ARB、钙通道阻滞药，必要时可联合中枢性降压药等。③高血压合并窦性心动过速，年龄在 50 岁以下者，宜用β肾上腺素受体拮抗药。④高血压合并消化性溃疡者，宜用可乐定，不用利血平。⑤高血压合并支气管哮喘、慢性阻塞性肺部疾病患者，不用β肾上腺素受体拮抗药。⑥高血压伴有潜在性糖尿病、高脂血症或痛风者，不宜用噻嗪类利尿药。⑦高血压伴有精神抑郁者，不宜用利血平或甲基多巴。

**8. 高血压危象及脑病时药物的选用**　宜静脉给药以迅速降低血压，可选用硝普钠，也可用高效能利尿药如呋噻米等，但应注意不可降压过快，以免造成重要器官灌流不足等。

扫一扫，查阅
复习思考题
答案

**复习思考题**

简述常用的抗高血压药的分类，每类各列举 1 ～ 2 个代表药。

扫一扫，查阅
本项目数字
资源

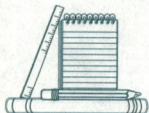

# 项目二十　抗心绞痛药

**【学习目标】**

掌握：抗心绞痛药的分类及代表药；硝酸酯类、β肾上腺素受体拮抗药、钙通道阻滞药的药理作用、临床应用及不良反应。

熟悉：硝酸酯类与β肾上腺素受体拮抗药联合用药治疗心绞痛的意义及注意事项。

了解：心绞痛与心肌氧供需平衡的关系。

## 案例导入

患者，男，56岁，高血压史15年，活动伴有心前区疼痛2年。近日因天气寒冷、户外工作等因素心前区疼痛症状加重2周，到医院就诊。诊断为稳定型心绞痛。

**请思考：**

1. 该患者使用硝酸甘油后是否能缓解，为什么？
2. 使用硝酸甘油片时应注意哪些问题？

# 任务一　概述

心绞痛是冠状动脉供血不足，心肌急剧、暂时的缺血和缺氧所引起的临床综合征。发作时胸骨后部及心前区出现阵发性绞痛或闷痛，并可放射至左上肢，疼痛是由缺血、缺氧的代谢产物乳酸、丙酮酸或类似激肽的多肽类物质等所引起。心绞痛是冠状动脉粥样硬化性心脏病（冠心病）的常见症状。

心肌的氧供应取决于冠状动脉的血流量及动、静脉的氧分压差。通常情况下心肌细胞只能通过增加冠状动脉血流量来摄取更多的氧，而冠状动脉的血流量又取决于冠状动脉阻力、侧支循环、灌流压及舒张时间等因素。因此，药物可以通过舒张冠状动脉、解除冠状动脉痉挛、促进侧支循环的形成及延长舒张期时间等途径增加冠状动脉供血供氧。

影响心肌氧耗的主要因素是心室壁肌张力、心率和心肌收缩力。心室壁肌张力越大，维持张力所需的能量也就越多，心肌耗氧量就越大。心室壁肌张力与心室内压力和心室容积成正比，心室内压增高和心室容积增大均可使心肌耗氧量增加。心率与心肌耗氧量成正比。每分钟射血时间＝每搏射血时间×心率，射血时心室壁肌张力最高，所以，射血时间越久，耗氧越多；心肌收缩性越强，用氧越多。因此，药物通过舒张静脉，减少回心血量，降低心脏前负荷；舒张外周小动脉，降低血压，减轻后负荷；降低心室壁肌张力；减慢心率及减小心肌收缩力等方式可降低心肌耗氧量。

此外，冠状动脉粥样硬化斑块的变化，血小板聚集和血栓形成是诱发不稳定型心绞痛的重要因素，药物具有抑制血小板聚集，抗血栓形成作用，或应用抗血小板聚集药、抗血栓形成药，也有助于心绞痛的防治。

治疗心绞痛主要是通过增加心肌供氧或减少心肌耗氧，改善心肌对氧的供需平衡。药物可通过舒张静脉，减少回心血量、降低前负荷；舒张外周小动脉、降低血压，减轻后负荷；降低室壁肌张力；减慢心率及降低收缩性等作用而降低心肌对氧的需求。目前常用的抗心绞痛药主要包含硝酸酯类、β肾上腺素受体拮抗药、钙通道阻滞药三大类。

---

**知识链接**

### 心绞痛的诊断分型

临床对心绞痛患者的分型诊断尚未统一，目前常见的分型如下：①劳累性心绞痛，在体力劳动或情绪激动等致使心肌需氧量增加时诱发。根据发作频率、病程及预后，可将劳累性心绞痛分为稳定型、初发型和恶化型。②自发性心绞痛，多发生于静息状态且无明显的心肌需氧量增加时，发作时疼痛持续时间较长，程度较重，且不易被硝

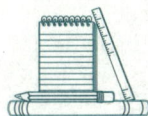

酸甘油缓解，可分为卧位型（发作于熟睡或休息时）、变异型（由冠状动脉痉挛引发）、中间综合征及梗死后心绞痛。③混合性心绞痛，无论心肌耗氧量是否增加均有可能发作。临床通常将心绞痛分为稳定型心绞痛和不稳定型心绞痛两种，即将初发型、恶化型、自发性心绞痛等统称为不稳定型心绞痛。变异型心绞痛因具有短暂的 ST 段抬高这一特异心电图变化而在临床上被单独保留。

# 任务二　常用的抗心绞痛药

## 一、硝酸酯类

硝酸酯类常用的药物有硝酸甘油、硝酸异山梨酯、单硝酸异山梨酯等。其中硝酸甘油最常用。

### 硝酸甘油

硝酸甘油（nitroglycerin）是硝酸酯类的代表药，临床应用已有一百多年历史。

【体内过程】硝酸甘油舌下给药易经口腔黏膜迅速吸收，2～5min 出现作用，3～10min 作用达峰值，维持 20～30min，血浆 $t_{1/2}$ 约为 3min，舌下给药的生物利用度为 80%，也可经皮肤吸收而达到治疗效果。经肝代谢，从尿排出。

【药理作用】硝酸甘油的基本作用是松弛平滑肌，但以松弛血管平滑肌的作用最为明显，现分述如下。

1. 降低心肌耗氧量　硝酸甘油能舒张全身静脉和动脉，但舒张毛细血管后静脉远较舒张小动脉的作用为强。外周静脉扩张，回心血量减少，左室舒张末压（前负荷）降低。扩张动脉使外周阻力（后负荷）降低。动静脉扩张使心肌耗氧量减少。对较大的冠状动脉也有明显舒张作用，对毛细血管括约肌则作用较弱。它也能舒张头、面、颈、皮肤血管及肺血管。

2. 改善缺血区的血供　硝酸甘油能明显舒张较大的心外膜血管和狭窄的冠状血管以及侧支血管，此作用在冠状动脉痉挛时更为明显。它对阻力血管的舒张作用微弱。当冠状动脉因粥样硬化或痉挛而发生狭窄时，缺血区的阻力血管已因缺氧而处于舒张状态。这样，非缺血区阻力就比缺血区为大，用药后将迫使血液从输送血管经侧支血管流向缺血区，而改善缺血区的血流供应（图 20-1）。

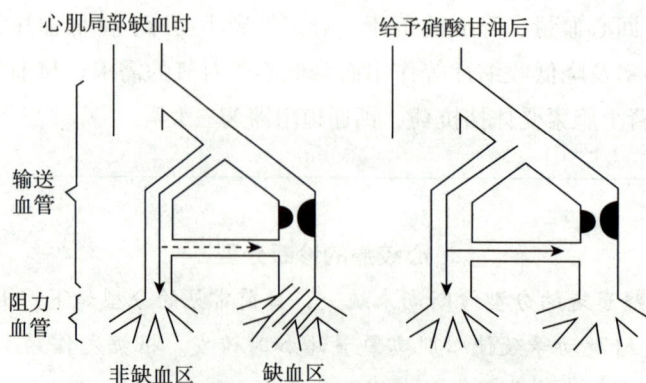

图 20-1　硝酸甘油增加缺血区血流量示意图

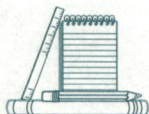

**3. 增加心内膜下区的血液灌流量** 硝酸甘油能使冠状动脉血流量重新分配。心内膜下血管是由心外膜血管垂直穿过心肌延伸而来的，因此内膜下血流易受心室壁肌张力及室内压力的影响，张力与压力增高时，内膜层血流量就减少。在心绞痛急性发作时，左心室舒张末期压力增高，所以心内膜下区域缺血最为严重。硝酸甘油能降低左心室舒张末压，舒张心外膜血管及侧支血管，使血液易从心外膜区域向心内膜下缺血区流动，从而增加缺血区的血流量，增加心内膜下区的血液灌流量。

【作用机制】硝酸甘油在平滑肌细胞内经谷胱甘肽转移酶的催化释放出一氧化氮（NO），NO激活鸟苷酸环化酶（GC），增加细胞内 cGMP 的含量，从而激活依赖于 cGMP 的蛋白激酶。减少细胞内 $Ca^{2+}$ 的释放和细胞外 $Ca^{2+}$ 内流，细胞内 $Ca^{2+}$ 浓度降低导致肌球蛋白轻链去磷酸化，进一步使肌球蛋白和激动蛋白发生相互作用，使血管平滑肌松弛，产生扩血管作用。此外，硝酸甘油的扩血管作用还可能与增加前列腺素生成和引起细胞膜超极化有关；硝酸甘油释出的 NO 还能抑制血小板聚集和黏附，有利于冠心病的治疗。

【临床应用】

**1. 心绞痛** 硝酸甘油舌下给药可迅速缓解各种类型心绞痛，也可用于运动前预防心绞痛发作；软膏、贴剂等长效剂型可用于长期预防心绞痛发作。

**2. 急性心肌梗死** 硝酸甘油用于治疗急性心肌梗死，早期多采用静脉给药。一方面能减少心肌耗氧量，另一方面可通过抗血小板聚集和黏附作用，使坏死的心肌得以存活或使梗死面积缩小。但应限制用量，以免血压过度降低引起交感神经兴奋，进一步加重心肌缺血。

**3. 充血性心力衰竭** 硝酸甘油能够舒张全身静脉和动脉血管，降低心脏前、后负荷，缓解充血性心力衰竭患者肺充血、增加心输出量。

**4. 急性肺动脉高压** 硝酸甘油可舒张肺血管，从而降低肺血管阻力，改善肺通气。

【不良反应】

**1. 血管舒张引起的不良反应** 治疗量下常见的有面颊部血管扩张，引起面部潮红；脑膜血管扩张引起搏动性头痛，也可使颅内压升高增加出血风险，因此颅脑出血、颅外伤患者禁用；眼内血管扩张则可升高眼内压，因此青光眼患者慎用。较大剂量硝酸甘油能够引起下肢血管扩张，出现直立性低血压，严重时发生晕厥。

**2. 高铁血红蛋白血症** 超大剂量时硝酸甘油还会引起高铁血红蛋白血症，表现为口唇、指甲发绀，还可出现呼吸急促、眩晕、意识丧失等症状。可采用静脉注射亚甲蓝解救。

**3. 耐受性** 连续用药后可出现耐受性，停药 1～2 周后，耐受性可消失。耐受性的发生可能与"硝酸酯受体"中的巯基被耗竭有关。为克服耐受可采用下列措施：调整给药次数和剂量，不宜频繁给药；采用最小剂量；采用间歇给药法，无论采用何种给药途径，如口服、舌下、静脉注射或透皮给药，每天不用药的间歇期必须在 8h 以上；补充含巯基的药物，如加用卡托普利、甲硫氨酸等。

禁用于心肌梗死早期（有严重低血压及心动过速时）、严重贫血、青光眼、颅内压增高和已知对硝酸甘油过敏的患者。还禁用于使用枸橼酸西地那非的患者，后者增强硝酸甘油的降压作用。

---

知识链接

**硝酸甘油的抗肿瘤作用**

硝酸甘油在抗肿瘤方面具有潜在作用。一氧化氮不仅能扩张血管稳定心血管功能，还与炎症、免疫、神经传递等过程紧密相关，且具有潜在抗癌作用。而能释放一氧化

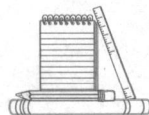

氮的硝酸甘油也成为潜在的抗癌药物。由于一氧化氮具有促癌和抗癌的两面性（在一定程度上取决于其浓度高低），硝酸甘油的治疗潜力引发了人们对改进肿瘤学标准疗法的兴趣。

越来越多的临床前研究表明，硝酸甘油贴剂对各种抗癌疗法具有增敏作用，能够提高机体对铂类药物的敏感性，可作为辅助治疗癌症的药物。同时，硝酸甘油还能提高机体对癌症的免疫反应，通过多种途径影响癌细胞的增殖和凋亡，发挥抗癌功效。总之，硝酸甘油在癌症治疗方面具有潜在应用价值，可能增强放疗和化疗的疗效，减少肿瘤的侵袭和转移。然而，目前这些研究大多处于临床前阶段，还需要更多的临床研究来验证硝酸甘油在癌症治疗中的效果和安全性。

硝酸异山梨酯

硝酸异山梨酯（isosorbide dinitrate）的作用及作用机制与硝酸甘油相似而作用较弱，与硝酸甘油相比作用出现较慢、维持时间较久，经肝代谢后可得两个活性代谢产物，仍具有扩张血管及抗心绞痛作用。但剂量范围个体差异较大，不良反应较多。

## 二、β 肾上腺素受体拮抗药

β 肾上腺素受体拮抗药如普萘洛尔（propranolol）、吲哚洛尔（pindolol）、噻吗洛尔（timolol）及选择性 $β_1$ 肾上腺素受体拮抗药如阿替洛尔（atenolol）、美托洛尔（metoprolol）、醋丁洛尔（acebutolol）等均可用于心绞痛，能使多数患者心绞痛发作次数减少，硝酸甘油用量减少，并增加运动耐量，改善缺血性心电图的变化。兹以普萘洛尔为例介绍如下：

【药理作用】心绞痛时，交感神经活性增强，心肌局部和血中儿茶酚胺含量增高，更大程度地激动 β 肾上腺素受体，使心肌收缩性加强，心率加快，心肌耗氧量明显增加，因而加重了心肌缺血缺氧。普萘洛尔等 β 肾上腺素受体拮抗药则能明显降低心肌耗氧量，也降低后负荷而缓解心绞痛。临床观察表明，用普萘洛尔后，对心率减慢和收缩性减弱较明显的患者，所获疗效最好。

普萘洛尔还能改善缺血区的供血，因用药后心肌耗氧量减少，非缺血区的血管阻力增高，促使血液向缺血区已舒张的阻力血管流动，从而增加缺血区的供血。其次，β 肾上腺素受体拮抗药能减慢心率，使舒张期延长，从而冠脉的灌流时间延长，这有利于血液从心外膜血管流向易缺血的心内膜区。普萘洛尔还能促进氧从血红蛋白的解离而增加全身组织包括心肌的供氧。

【临床应用】治疗稳定型和不稳定型心绞痛，可减少发作次数，对同时患有高血压或心律失常者更为适用。对心肌梗死也有效，能缩小梗死范围。普萘洛尔不宜用于与冠状动脉痉挛有关的变异型心绞痛，因拮抗冠状动脉上的 β 肾上腺素受体，α 肾上腺素受体占优势，易致冠状动脉收缩。

普萘洛尔的个体差异较大。久用停药时，应逐渐减量，否则会加剧心绞痛的发作，引起心肌梗死或突然死亡，可能是长期用药后 β 肾上腺素受体数量增加（向上调节），而突然停药时对内源性儿茶酚胺的反应有所增强所致。长期应用后对血脂也有影响，本类药物禁用于血脂异常的患者。

β 肾上腺素受体拮抗药和硝酸酯类联合用药可相互取长补短。两药对耗氧量的降低有协同作用，还可减少不良反应的发生，如 β 肾上腺素受体拮抗药可取消硝酸酯类所引起的反射性心率加快、心肌收缩力增强；硝酸酯类可缩小 β 肾上腺素受体拮抗药引起的心室容积扩大，进而缩短心室射血时间，降低心肌耗氧量。但两药均可降低血压，联合用药宜适当减少给药剂量，避免因血压过度降低，导致冠脉灌注压降低，反而会加重心绞痛。

β 肾上腺素受体拮抗药和硝酸酯类联合用药时，宜选用作用时间相近的药物，如硝酸异山梨

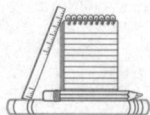

酯与普萘洛尔合用为佳。

## 三、钙通道阻滞药

常用的钙通道阻滞药有硝苯地平（nifedipine）、维拉帕米（verapamil）、地尔硫草（diltiazem）等。

【药理作用】

**1. 降低心肌耗氧量**　阻滞血管平滑肌电压依赖性钙通道，降低 $Ca^{2+}$ 内流而扩张冠状动脉和外周动脉，并能使心肌收缩性下降、心率减慢，减轻心脏负荷，从而降低心肌耗氧量。

**2. 增加缺血区供血**　因舒张冠状血管，增加冠状动脉和侧支血管血流量而改善缺血区的供血供氧，对处于痉挛状态的血管舒张作用显著，从而增加冠脉血流量和缺血区血流量。

**3. 保护缺血心肌细胞**　抑制钙离子内流，减轻缺血心肌细胞中 $Ca^{2+}$ 超负荷而保护心肌细胞，对急性心肌梗死者能缩小梗死范围。

**4. 抑制血小板聚集**　抑制钙离子内流还可以降低血小板内 $Ca^{2+}$ 浓度而抑制血小板聚集，防止血栓的形成，改善冠脉血液循环。

【临床应用】

钙通道阻滞药扩张冠状动脉作用强大，变异型心绞痛是其最佳适应证，尤其适合伴阻塞性肺部疾病及外周血管痉挛性疾病的患者，也可用于稳定型及不稳定型心绞痛。

硝苯地平扩张外周小动脉血管和冠状动脉作用显著、血压下降后反射性加强心肌收缩力，部分抵消其对心肌抑制的作用，较少诱发心力衰竭，适合变异型心绞痛伴高血压的患者，与β肾上腺素受体拮抗药有协同作用；维拉帕米多用于稳定型心绞痛，但其扩张冠状动脉作用较弱，不宜单独用于变异型心绞痛，与β肾上腺素受体拮抗药虽可取得协同效果，但二者均抑制心肌和传导，且致血压下降，故慎用于传导阻滞和心力衰竭的心绞痛患者；地尔硫草的疗效介乎硝苯地平和维拉帕米之间，可用于各型心绞痛，但伴传导阻滞和心力衰竭的心绞痛患者慎用。

【不良反应】治疗剂量的不良反应较轻，常见外周水肿、面部潮红、头痛、皮疹、心悸等，多与扩血管作用有关。

---

**知识链接**

### 其他抗心绞痛药

近年来，心绞痛药物防治研究成果显著，多种新型药物可用于临床心绞痛的辅助治疗或在传统药物不耐受时作为替代。

尼可地尔是首个上市的钾通道开放药。它能激活血管平滑肌细胞膜钾离子通道，促使 $K^+$ 外流，使细胞超极化，进而抑制 $Ca^{2+}$ 内流；还可释放一氧化氮（因其属硝酸酯类化合物），增加血管平滑肌细胞内 cGMP 生成，从而减轻钙超载对缺血心肌细胞的损害。尼可地尔能持续增加冠状动脉血流量，抑制冠状动脉痉挛，且在扩张冠状血管时，不影响血压、心率、心肌收缩力以及心肌耗氧量。适用于冠心病、心绞痛的治疗，对各型心绞痛均有效，尤其适用于伴有心房颤动、心脏扩大及其他抗心绞痛药慎用的患者。

雷诺嗪可抑制心肌细胞内 $Na^+$ 增加（在心肌缺血时，细胞内钠离子浓度可能升高），减少缺血心肌细胞内 $Na^+$-$Ca^{2+}$ 交换，减轻细胞内钙超载，以此改善缺血心脏的舒张功能。高剂量的雷诺嗪还能抑制部分脂肪酸氧化，改善心肌能量代谢。雷诺嗪可显著减少慢性稳定型心绞痛的发作频率，常用于辅助治疗难治性心绞痛，与硝酸酯类或β肾上腺素受体拮抗药联合使用具有协同作用。

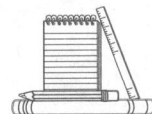

**复习思考题**

1. 抗心绞痛药分为哪几类？各类列举一个代表药并说明其作用机制。
2. 硝酸异山梨酯与普萘洛尔合用治疗心绞痛的药理学基础是什么？请简要说说注意事项。
3. β 肾上腺素受体拮抗药能否用于治疗变异型心绞痛，为什么？

# 项目二十一　抗心律失常药

【学习目标】

掌握：抗心律失常药的分类及代表药；利多卡因、苯妥英钠、普萘洛尔、胺碘酮、维拉帕米的药理作用、适应证及不良反应。

熟悉：抗心律失常药的基本作用。

了解：抗心律失常药的临床应用原则。

## 案例导入

患者，女性，78 岁。胆囊结石伴胆囊炎住院，行全麻下行腹腔镜胆囊切除术，围手术期出现心律失常。诊断：室上性心动过速、房早频发、房扑伴有不规则房室传导阻滞。

请思考：

1. 该患者可以使用哪些药物来治疗术后心律失常？
2. 该药物属于哪类抗心律失常药，其作用机制如何？

心律失常指心脏搏动的频率或（和）节律异常。临床上心律失常可分为缓慢型心律失常和快速型心律失常两大类。缓慢型心律失常主要有窦性心动过缓、房室传导阻滞等；快速型心律失常主要包括室上性快速型心律失常（窦性心动过速、房性期前收缩、房性心动过速、心房扑动、心房颤动及阵发性室上性心动过速）和室性快速型心律失常（室性期前收缩、室性心动过速及心室纤颤）。缓慢型心律失常常用阿托品、异丙肾上腺素等药物进行治疗。这里主要介绍治疗快速型心律失常的药物。

## 任务一　抗心律失常药的基本作用及分类

### 一、抗心律失常药的基本作用

#### （一）降低自律性

自律性增高是引发心律失常的重要机制之一。自律细胞（窦房结、心房传导系统、房室结、浦肯野纤维）的 4 相自动除极速率加快或最大舒张电位减小或阈电位下移，均可致自律性增高。

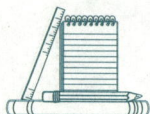

抗心律失常药β肾上腺素受体拮抗药可降低动作电位4相斜率、钠或钙通道阻滞药可提高动作电位发生的阈值、腺苷和乙酰胆碱则增加静息膜电位绝对值、钾通道阻滞药通过延长动作电位时程（APD）等方式降低自律性。

具体来说，钠通道阻滞药可阻滞心肌细胞的快速钠通道，减慢去极化速度，延长APD，从而降低自律性；β肾上腺素受体拮抗药拮抗β肾上腺素受体，减少cAMP生成，降低心脏的自律性和兴奋性；延长有效不应期（ERP），激活钾通道，促进复极化，缩短APD动作电位时程，降低自律性；钙通道阻滞药阻滞L型钙通道，减少慢反应细胞（如窦房结细胞）的钙离子内流，降低自动去极化速率。

### （二）减少后除极与触发活动

后除极指一个动作电位0相除极后自发出现的一种振荡性除极活动，若后除极振幅增高并达到阈值时即可产生冲动，形成触发活动。后除极分为早后除极与迟后除极。前者发生在完全复极之前的2相或3相中，主要由$Ca^{2+}$内流增多引起；迟后除极发生在完全复极后的4相中，是细胞内$Ca^{2+}$过多诱发$Na^+$短暂内流所致，钙通道阻滞药（如维拉帕米）和钠通道阻滞药（如奎尼丁）可通过减少细胞内钙蓄积、抑制钠内流，减少后除极与触发活动的发生，发挥抗心律失常作用。

### （三）消除折返

正常时浦肯野纤维末梢的两个分支A与B同时传导冲动到达心室肌，引起心室肌一致性除极，随后冲动在心室肌内各自消失在对方的不应期中。若A支出现病变，则产生单向传导阻滞，即冲动不能通过病变区下传，只能沿B支到达心室肌，再逆行至A支。由于逆行的冲动传导速度慢，当折回A支或B支时，此处的不应期已过，对心室肌形成折返（图21-1）。单个折返激动引起一次期前收缩，连续的折返激动则引发室性心动过速、心室颤动或扑动等快速型心律失常。

**1. 改变传导性**　抗心律失常药可通过加快传导或减慢传导取消折返：①抑制0相$Na^+$或$Ca^{2+}$内流，减慢传导，使单向传导阻滞变为双向传导阻滞，如奎尼丁可抑制0相$Na^+$内流，维拉帕米抑制0相$Ca^{2+}$内流，减慢传导，使单向传导阻滞变为双向传导阻滞；②促进4相$K^+$外流，加大膜电位，从而加快0相除极速率，加快传导，消除单向传导阻滞，如血钾降低时利多卡因可促进$K^+$外流，加快传导，取消折返。

**2. 延长有效不应期（ERP），消除和防止折返的发生**　改变ERP及APD，使ERP与APD的比值（ERP/APD）增大时，冲动将有更多机会落入ERP中，有助于取消折返。如奎尼丁能阻滞0相$Na^+$内流，绝对延长ERP。利多卡因可促进3相$K^+$外流，相对延长ERP。以上机制均可有效消除折返，促使邻近心肌细胞ERP趋向均一化，也能有效防止或取消折返。

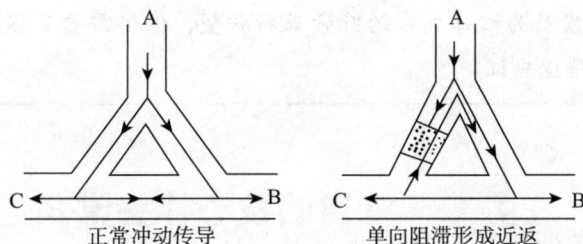

**图21-1　浦肯野纤维末梢正常冲动传导及单向阻滞形成折返示意图**
A：正常冲动传导；B：单向阻滞形成折返

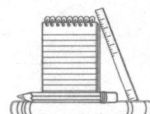

## 二、抗心律失常药的分类

抗心律失常药分为 4 类，其中Ⅰ类药又分为Ⅰa 类、Ⅰb 类、Ⅰc 类三类（表 21-1）。

表 21-1　常用的抗心律失常药的分类及主要适应证

| 分类 | 作用机制 | 常用药物 | 主要适应证 |
|------|----------|----------|------------|
| Ⅰ类 | 阻滞钠通道 | | |
| Ⅰa 类 | 适度阻滞钠内流 | 奎尼丁、普鲁卡因胺 | 心房颤动及心房扑动的转律 |
| Ⅰb 类 | 轻度阻滞钠内流 | 利多卡因、苯妥英钠、美西律、妥卡尼 | 室性心律失常 |
| Ⅰc 类 | 重度阻滞钠内流 | 氟卡尼、普罗帕酮 | 广谱抗心律失常 |
| Ⅱ类 | 拮抗 β 肾上腺素受体 | 普萘洛尔、美托洛尔、阿替洛尔、醋丁洛尔 | 窦性心动过速 |
| Ⅲ类 | 阻滞钾通道，延长 APD | 胺碘酮 | 广谱抗心律失常 |
| Ⅳ类 | 阻滞钙通道 | 维拉帕米、地尔硫䓬 | 室上性心动过速 |

**知识链接**

### 抗心律失常药的新分类系统简介

在传统的 Vaughan Williams 四类分类法基础上，科学家提出了更为详细准确的抗心律失常药现代分类系统。该系统在经典四类药物分类基础上进行拓展，新增了四个类别，即 0 类、Ⅴ类、Ⅵ类和Ⅶ类药物，每类都有独特作用机制和潜在临床应用。

0 类药物为 HCN 通道阻滞药，如伊伐布雷定，能抑制超极化激活的环核苷酸门控通道，该通道与心脏起搏活动相关，主要用于治疗慢性心力衰竭和某些心律失常。

Ⅴ类药物是机械敏感性通道阻滞药，可影响心肌细胞对机械牵张的敏感性，其通道参与心脏应激性反应，或许对与心脏机械负荷相关的心律失常有治疗效果。

Ⅵ类药物为缝隙连接通道阻滞药，能阻滞细胞间缝隙连接，这些连接在心脏细胞间电耦合和同步活动中起着重要作用，可能减少某些心律失常中的折返活动。

Ⅶ类药物是上游靶向调节药，可影响细胞内信号传导途径，调节与心律失常相关的基因表达和蛋白质合成，例如他汀类药物可能对心脏结构和电生理特性产生积极影响。

这些新类别的药物代表着抗心律失常治疗的新方向，为心律失常治疗提供了除传统钠通道、钾通道、钙通道阻滞药和 β 肾上腺素受体拮抗药之外的治疗选择。不过，这些药物的研究和开发虽为心律失常治疗带来新希望，但仍需更多临床研究来验证其安全性、有效性及最佳适应证。

# 任务二　常用的抗心律失常药

抗心律失常药主要通过作用于心肌细胞的离子通道，干扰 $Na^+$、$Ca^{2+}$、$K^+$ 等离子的转运，改变细胞的电生理特性，从而减少异位起搏活动，调节折返环路的传导性或有效不应期以消除折返，发挥抗心律失常的作用。

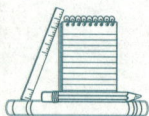

## 一、Ⅰ类药——钠通道阻滞药

### （一）Ⅰa 类药——适度阻滞钠通道药

#### 奎尼丁

奎尼丁（quinidine）是从金鸡纳树皮中分离的一种生物碱，为奎宁的右旋体。

【体内过程】口服易吸收，$1 \sim 3h$ 血药浓度达峰值，$t_{1/2}$ 约 6h，生物利用度约 80%，心肌中药物浓度约为血中的 10 倍，$10\% \sim 20\%$ 以原形由肾脏排出。

【药理作用】

低浓度的奎尼丁能适度阻滞心肌细胞膜钠通道，高浓度的奎尼丁能抑制 $K^+$ 外流和 $Ca^{2+}$ 内流，是广谱抗心律失常药。

治疗量的奎尼丁能降低心房肌、心室肌和浦肯野纤维的自律性，对正常窦房结影响小，对病态窦房结综合征者则明显降低自律性；降低膜反应性，减慢传导速度，使单向传导阻滞变为双向阻滞，取消折返激动引起的心律失常；延长心房肌、心室肌、浦肯野纤维的 ERP 和 APD。

奎尼丁还有明显抗胆碱作用及拮抗外周血管 α 肾上腺素受体的作用。

【临床应用】为广谱抗心律失常药，适用于心房纤颤、心房扑动、室上性和室性心动过速的转复和预防，以及频发室上性和室性期前收缩的治疗。心房纤颤、心房扑动目前多采用电转律法，但奎尼丁可用于电转律后维持窦性节律，防止复发。

【不良反应】安全范围小，应用受到限制。

**1. 胃肠道反应** 以腹泻最常见。腹泻引起低钾血症可加重奎尼丁所致尖端扭转型室性心动过速。

**2. 心血管反应** 心脏毒性反应较为严重。能减弱心肌收缩力，并拮抗 α 肾上腺素受体，降低血压，可引起直立性低血压；中毒严重者可发生奎尼丁晕厥。抗胆碱作用可加快窦性频率。

**3. 金鸡纳反应** 表现为头痛、头晕、耳鸣、腹泻、视力减退、恶心等，严重时可产生惊厥、呼吸抑制、休克甚至死亡。

**4. 变态反应** 可出现瘙痒、皮疹、发热、哮喘、血小板减少、粒细胞减少等。

【禁忌证】严重心肌损害、心功能不全、重度房室传导阻滞、低血压、强心苷中毒及对奎尼丁过敏者禁用。肝、肾功能不全者慎用。

【药物相互作用】可降低地高辛肾脏清除率，增加地高辛血药浓度；与双香豆素、华法林竞争血浆蛋白结合，增强药物的抗凝血作用；减慢三环类抗抑郁药、可待因在肝脏的代谢；肝药酶诱导剂和抑制剂均影响奎尼丁在肝脏中的代谢。

#### 普鲁卡因胺

普鲁卡因胺（procainamide）对心肌的电生理作用与奎尼丁相似，但无明显拮抗胆碱受体或 α 肾上腺素受体作用。其特点为：①可降低自律性，减慢传导速度，延长大部分心脏组织的 APD 和 ERP，但较奎尼丁的作用弱；②为广谱抗心律失常药，对房性、室性心律失常均有效，但对心房纤颤、心房扑动的转复作用弱于奎尼丁，主要用于室性心律失常，可用作奎尼丁的替换药。静脉注射或静脉滴注用于室性早搏、阵发性室性心动过速等危急病例的抢救。③久用少数患者可致红斑狼疮样综合征。长期口服不良反应多，现已少用。

### （二）Ⅰb 类药——轻度阻滞钠通道药

#### 利多卡因

利多卡因（lidocaine）是一种常用的局部麻醉药，也是一种安全、有效的抗心律失常药。

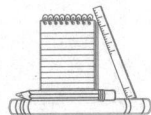

【体内过程】利多卡因口服吸收良好，但首过消除明显，须静脉滴注给药。作用时间短，注射一次可维持 20min 左右。主要在肝脏代谢，仅约 10% 的药物以原形经肾排泄。

【药理作用】利多卡因是 I b 类抗心律失常药，作用于浦肯野纤维，抑制 0 相 $Na^+$ 内流，显著减慢传导；抑制 4 相 $Na^+$ 内流，使除极速率下降；促进 3 相 $K^+$ 外流，加快复极，缩短浦肯野纤维及心室肌的 APD、ERP，且缩短 APD 更为显著，相对延长 ERP。

【临床应用】利多卡因对各种室性心律失常疗效显著。能有效地防治急性心肌梗死、心胸手术及强心苷类药物等所致的室性早搏、室性心动过速及心室纤颤，是治疗室性心律失常的首选药，特别适用于危急病例。但对室上性心律失常无效。

【不良反应】发生率较低，多在静脉注射和剂量过大时发生。

**1. 中枢神经系统症状**　如嗜睡、眩晕、听觉减退、视力模糊、定向障碍、惊厥等。

**2. 抑制心血管系统**　如窦性心动过缓、房室阻滞、血压下降等心脏毒性。

严重房室传导阻滞、过敏患者禁用。与维拉帕米、西咪替丁联合用药时需降低静脉滴注速度。

### 苯妥英钠

苯妥英钠（phenytoin sodium）兼有抗癫痫及抗中枢疼痛综合征的作用。抗心律失常作用与利多卡因相似，可抑制 $Na^+$ 内流，降低浦肯野纤维自律性；促进 $K^+$ 外流，加快传导速度；苯妥英钠还能与强心苷竞争结合 $Na^+$–$K^+$–ATP 酶，因此，主要用于室性心律失常，特别对强心苷中毒引起的室性心律失常有效，可作为首选药。也可用于其他原因如心肌梗死、心脏手术、心导管术、电转律术、麻醉等所致的快速型室性心律失常，但疗效不及利多卡因。静脉注射剂量过大或过快时，可出现低血压、心动过缓等心血管抑制等毒性反应。

I b 类药还有美西律（mexiletine）及妥卡尼（tocainide）等，可口服，作用持久。主要用于治疗各种室性心律失常。美西律的不良反应多见，妥卡尼少见。

### （三）Ic 类药——明显阻滞钠通道药

#### 普罗帕酮

普罗帕酮（propafenone）重度阻滞钠通道，尚有弱的拮抗 β 肾上腺素受体作用、钙通道阻滞作用和与普鲁卡因相似的局部麻醉作用。用于治疗室上性、室性期前收缩，室性、室上性心动过速，伴发心动过速和心房纤颤的预激综合征。也可用于各种早搏的治疗。主要不良反应有口干、舌唇麻木（因具有局部麻醉作用），嘱咐患者饭后或与食物、饮料同时吞服，不得嚼碎服用。早期还可出现头晕、恶心、便秘等症状，严重时可出现心律失常。因拮抗 β 肾上腺素受体，引起窦性心动过缓和哮喘，窦房结功能障碍、严重房室传导阻滞者禁用；心肌严重损害、妊娠及哺乳期妇女慎用。

氟卡尼（flecainide）、恩卡尼（encainide）等对钠通道的阻滞作用较普罗帕酮强，适用于治疗室性或室上性心律失常。不良反应有心动过缓、传导阻滞、低血压、共济失调和视力模糊等。

## 二、II 类药——β 肾上腺素受体拮抗药

### 普萘洛尔

普萘洛尔（propranolol）拮抗心脏 $β_1$ 肾上腺素受体，能减慢 4 相自动除极化的速率，可降低窦房结、心房和浦肯野纤维自律性，此作用在运动及情绪激动时尤为明显；减少儿茶酚胺所致的迟后除极而防止触发活动，减慢房室结传导，延长房室交界细胞的有效不应期而产生抗心律失常作用。

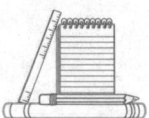

主要用于室上性心律失常，包括窦性心动过速、心房颤动、心房扑动及阵发性室上性心动过速等，尤其对交感神经过度兴奋、情绪激动、甲亢、嗜铬细胞瘤等所诱发的窦性心动过速疗效好，为首选药。对由运动或情绪变动所引发的室性早搏及缺血性心脏病患者的室性心律失常亦有良好效果。对急性心肌梗死患者，长期使用可减少心律失常的发生及再梗死率，降低死亡率。

可诱发窦性心动过缓、房室传导阻滞、低血压、心力衰竭等不良反应。病态窦房结综合征、房室传导阻滞、支气管哮喘或慢性肺部疾病患者禁用。

美托洛尔（metoprolol）、阿替洛尔（atenolol）、纳多洛尔（nadolol）、醋丁洛尔（acebutolol）等为选择性 β₁ 肾上腺素受体拮抗药，对室上性心律失常有良好疗效。

## 三、Ⅲ类药——延长 APD 的药

### 胺碘酮

胺碘酮（amiodarone）通过减少 $K^+$ 外流，明显延长 APD 和 ERP，延长心肌的复极过程，具有钾通道阻滞作用。

【体内过程】口服吸收缓慢、不完全，因血浆蛋白结合率达 95%，作用持续时间长，停药后作用可持续 4～6 周，全部清除需 4 个月。广泛分布于组织中，尤以脂肪组织及血流量较高的器官为主。几乎全部在肝中代谢，主要经胆汁和粪便排泄。

【药理作用】胺碘酮抑制心脏多种离子通道，能阻滞心肌细胞膜的钾通道，明显延长复极过程，显著延长 APD 和 ERP，还能阻滞钠通道和钙通道。此外，还有一定的 α、β 肾上腺素受体拮抗作用和舒张外周血管作用。主要降低窦房结和浦肯野纤维的自律性，减慢房室结和浦肯野纤维的传导速度，显著延长心房肌、心室肌、浦肯野纤维和房室旁路的 APD 和 ERP。

【临床应用】为广谱抗心律失常药，对各型期前收缩、室上性心动过速、室性心动过速、心房扑动、心房颤动和预激综合征所致的房室折返性心动过速等有较好的疗效。由于胺碘酮抗心律失常效果好，且可减少心肌耗氧量，是目前治疗冠心病等器质性心脏病或心功能不全最常用的抗心律失常药。

【不良反应】不良反应较多，且与用药剂量大小及用药时间长短成正比。

1. **胃肠道反应**　如食欲减退、恶心、呕吐及便秘等。

2. **心血管反应**　静脉注射可致心动过缓、房室传导阻滞及低血压等，剂量过大可致严重心律失常，如尖端扭转型室性心动过速。

3. **甲状腺功能紊乱**　由于含碘，长期服用可引起甲状腺功能亢进或低下。

4. **其他**　可致光敏性皮炎、角膜褐色微粒沉着、肝功能损害、间质性肺炎及肺纤维化等。

用药期间应定期检测肝功能、$T_3$、$T_4$，定期进行肺部 X 光检查。有心动过缓、房室传导阻滞、甲状腺功能异常及过敏患者禁用。

## 四、Ⅳ类药——钙通道阻滞药

钙通道阻滞药对心脏的抑制作用有明显差异。硝苯地平减慢心率作用较差，甚至可反射性兴奋交感神经，加快心率，因此不用于治疗心律失常；维拉帕米和地尔硫䓬减慢心率作用较明显，常用于治疗快速型心律失常。

### 维拉帕米

维拉帕米（verapamil）口服吸收迅速而完全，首过消除明显，生物利用度低。口服给药 2h

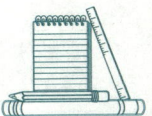

后起效，3h 血药浓度达高峰，维持 6h 左右，静脉注射立即起效。血浆蛋白结合率约为 90%，主要在肝脏代谢，肝功能不良者消除减慢。

【药理作用及临床应用】钙通道阻滞药能阻滞 $Ca^{2+}$ 内流，降低窦房结、房室结的自律性；减慢传导，使房室结细胞 0 相除极速率减慢，变单向阻滞为双向阻滞而消除折返；延长窦房结和房室结的有效不应期而消除折返。维拉帕米的负性频率、负性传导和负性肌力作用是所有钙通道阻滞药中最显著的，是阵发性室上性心动过速的首选药。能抑制心肌收缩力、扩张冠脉、扩张外周血管，对伴有冠心病、高血压的心律失常患者尤为适用。

【不良反应】口服安全性好，可出现便秘、腹胀、腹泻、眩晕、头痛、精神抑郁、嗜睡、皮疹等。静脉注射过快或剂量过大可致心动过缓、房室传导阻滞甚至心脏停搏，也可引起血压下降、诱发心力衰竭。与其他抗高血压药联合用药时，应调整剂量以免血压过低。静脉注射须缓慢给药，并注意监测血压和心电变化。

【禁忌证】严重心衰、重度低血压（收缩压 < 90mmHg）、病窦综合征（安装心脏起搏器除外）、Ⅱ度房室传导阻、Ⅲ度房室传导阻滞患者禁用。可通过胎盘并可分泌入乳汁，孕妇、哺乳期妇女也应禁用。肝肾功能损害者慎用。

### 地尔硫䓬

地尔硫䓬（diltiazem）口服吸收迅速而完全，生物利用度约 40%，65% 由肝脏代谢。其对心肌的电生理作用与维拉帕米相似，能降低自律性，抑制房室传导并延长不应期，也用于治疗阵发性室上性心动过速。不良反应少，注射给药可引起房室传导阻滞及低血压。

因有一定的 β 肾上腺素受体拮抗作用，一般不宜与 β 肾上腺素受体拮抗药联合用药。禁忌证同维拉帕米。

## 任务三　抗心律失常药的应用原则

抗心律失常药的应用需遵循科学合理的原则。在选用抗心律失常药时，应先明确心律失常的类型，充分掌握各药的作用机制、作用特点及适应证，同时密切关注药物的不良反应，尤其是致心律失常作用以及药物的禁忌证。

**1. 消除引发心律失常的诱因**　电解质紊乱（如低血钾）、心肌缺血缺氧、病理状态（如甲状腺功能亢进）以及某些药物（如强心苷类、茶碱类等）都是常见的心律失常诱因。去除这些诱因是最为基本的抗心律失常治疗措施。

**2. 结合患者病情及药物适应证、禁忌证合理选药**　抗心律失常药种类繁多，安全范围较窄。临床选用时需考虑心律失常的类别、患者病情的轻重以及心、肝、肾的功能状态，并结合药物特点进行选择。例如：

（1）窦性心动过速　应针对病因进行治疗，可选用 β 肾上腺素受体拮抗药，也可选用维拉帕米。

（2）心房颤动或心房扑动　转律用奎尼丁，预防复发可加用或单用胺碘酮，控制心室频率用强心苷类。

（3）阵发性室上性心动过速　先采用兴奋迷走神经的方法，首选药为维拉帕米，也可选用普萘洛尔、胺碘酮等。

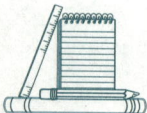

（4）室性心律失常（包括室性早搏、阵发室性心动过速、心室纤颤）　首选利多卡因，也可用胺碘酮等。

（5）强心苷中毒引起的室上性及室性心律失常　首选苯妥英钠，室性心律失常也可用利多卡因。

**3.谨慎联合用药**　抗心律失常药有致心律失常作用，联合用药容易引发严重的心脏毒性反应，所以应尽量减少联合用药。一般先单独用药，当单用药物效果不佳时再联用不同类型的药物，同时需密切监测患者的心电图、血压及肝肾功能等。

### 复习思考题

1. 抗心律失常药分哪几类？说出各类 1～2 个代表药物名称。

2. 简述抗心律失常药的应用原则。

扫一扫，查阅复习思考题答案

扫一扫，查阅本项目数字资源

# 项目二十二　治疗充血性心力衰竭的药物

【学习目标】

掌握：作用于肾素 – 血管紧张素 – 醛固酮系统的药物的药理作用、临床应用、不良反应及注意事项。

熟悉：强心苷类药物的药理作用、临床应用、不良反应及防治措施。

了解：其他治疗充血性心力衰竭的药物的作用特点、不良反应及合理应用。

## 案例导入

患者，女，77 岁，因患有充血性心力衰竭，服用地高辛片 0.25mg，每天 3 次，连续服用 3 周，氢氯噻嗪片 25mg，每天 3 次，连续服用 1 周，出现恶心、呕吐、乏力而入院。心电图显示室性期前收缩，二联律。

**请思考：**

1. 该患者为什么会出现这些症状？

2. 应如何进行解救？

充血性心力衰竭（congestive heart failure，CHF）是各种心脏疾病引起的心脏收缩功能和 / 或舒张功能障碍，使心输出量不能满足机体代谢需要，组织、器官血液灌注不足，肺循环和 / 或体循环淤血的临床综合征。

充血性心力衰竭时可出现神经内分泌系统的激活，在心衰早期起到一定的代偿作用，但其长期存在又是导致心血管重构和心衰恶化的重要原因。充血性心力衰竭时可出现如下变化：①心收缩功能减弱及心输出量不足，反射性地引起交感神经活性增高，血中 NA 浓度升高，从而使心肌收缩力增强、心率加快，血管收缩以维持血压，起到一定的代偿作用，但也增加了心肌耗氧量，使后负荷加重，心脏做功增加，促进心肌肥厚，诱发心律失常甚至猝死。②心输出量

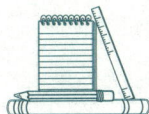

不足造成肾血流量减少，使肾素分泌增加，血中血管紧张素Ⅱ（Ang Ⅱ）含量升高，Ang Ⅱ能强烈收缩血管，促进醛固酮分泌，使水钠潴留增加，久之也将造成恶性循环。

充血性心力衰竭可以由多种心脏疾病引起，包括冠状动脉疾病、高血压、心脏瓣膜疾病、心肌病等。治疗心力衰竭通常包括药物治疗、生活方式的改变、可能的手术干预，以及在某些情况下使用机械辅助设备或心脏移植。

治疗充血性心力衰竭的药物主要包括：①作用于肾素－血管紧张素－醛固酮系统（RAAS）的药物，包括血管紧张素转化酶抑制药（如卡托普利）、血管紧张素Ⅱ受体（AT₁受体）拮抗药（如氯沙坦钾）和醛固酮受体拮抗药（螺内酯）；②利尿药：氢氯噻嗪、呋塞米等；③β肾上腺素受体拮抗药：美托洛尔、比索洛尔、卡维地洛等；④正性肌力药，包括强心苷类和非强心苷类正性肌力药，如地高辛、多巴酚丁胺等；⑤血管扩张药：硝普钠、哌唑嗪等。

---

**知识链接**

### 慢性心功能不全和充血性心力衰竭

慢性心功能不全是指心脏泵血功能长期处于不足状态，不一定特别强调血液回流和组织充血情况。这个术语更多地描述了心脏功能持续下降的状况。而 CHF 则突出了心脏泵血功能不足导致的血液回流受阻和组织充血。慢性心功能不全是一个更为宽泛的概念，它涵盖了心力衰竭的早期阶段，此时可能尚未出现明显的心衰症状。而充血性心力衰竭通常指的是心功能不全的晚期阶段，患者已呈现出心力衰竭的典型症状，如呼吸困难、水肿等。

二者在治疗方面具有相似之处，但也存在差异。在治疗慢性心功能不全时，可能更多地聚焦于早期干预和预防心衰的进一步发展，包括控制血压、改善心肌缺血、预防和控制感染等。而对于 CHF 的治疗，则更侧重于缓解症状、提升生活质量和改善预后，可能会使用利尿药、ACEIs、β-blockers、醛固酮受体拮抗药等，必要时还会考虑机械辅助循环支持或心脏移植等更为积极的治疗手段。在治疗 CHF 时，可能需要更加密切地监测患者的病情变化，因为 CHF 患者的病情往往更加不稳定，需要更频繁的医疗干预。此外，CHF 患者可能需要更多的非药物治疗措施，如限制盐分摄入、进行适当的体力活动以及给予心理支持等。具体的治疗方案应依据患者的具体情况和病情阶段进行个性化定制。

---

## 任务一　作用于肾素－血管紧张素－醛固酮系统的药物

### 一、血管紧张素转化酶抑制药

常用的血管紧张素转化酶抑制药有卡托普利（captopril）、依那普利（enalapril）等，其治疗 CHF 的机理为：

1.降低外周血管阻力，降低心脏后负荷。ACEIs 抑制血管紧张素Ⅰ转化酶，从而减少血液及组织中血管紧张素Ⅱ的生成。血管紧张素Ⅱ减少可使血管扩张，降低外周阻力，进而减轻心脏后负荷，增加心输出量。同时，ACEIs 还可抑制缓激肽的降解，使血中缓激肽含量增加，缓激肽也具有扩血管作用，进一步降低心脏后负荷。

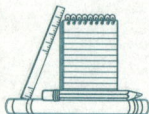

2.醛固酮生成减少，可减轻水、钠潴留，从而降低心脏前负荷。

3.预防和逆转心肌与血管重构，改善心功能。

4.改善血流动力学。ACEIs可降低全身血管阻力，增加心输出量。它还能降低左室充盈压、左室舒张末压，降低室壁张力，改善心脏的舒张功能。此外，降低肾血管阻力，增加肾血流量。用药后患者症状得以缓解，运动耐力也会增加。

5.降低交感神经活性。Ang Ⅱ可作用于交感神经突触前膜 AT$_1$ 受体及中枢神经系统的 AT$_1$ 受体，促进去甲肾上腺素释放，进一步加重心肌负荷及心肌损伤。而 ACEIs 通过减少 Ang Ⅱ 的生成，发挥降低交感神经活性的作用。

临床研究表明，ACEIs 能降低病死率，改善患者预后。如今，ACEI 已成为临床上治疗充血性心力衰竭的重要药物，广泛用于消除或缓解 CHF 症状，延缓 CHF 的发生。在临床应用中，常与利尿药、地高辛联合使用。

## 二、血管紧张素Ⅱ受体（AT$_1$）拮抗药

主要包括氯沙坦钾（losartan potassium）、缬沙坦（valsartan）、厄贝沙坦（irbesartan）等药物，可拮抗 Ang Ⅱ 受体，对抗 Ang Ⅱ 的缩血管作用和促进心血管生长作用，短期内表现为血管舒张，外周阻力下降，长期应用可预防和逆转心血管的重构，治疗充血性心力衰竭的疗效与 ACEIs 相似。且不良反应少，不易引起咳嗽、血管神经性水肿等，临床可作为对 ACEIs 不能耐受的替代品。

## 三、醛固酮受体拮抗药

醛固酮具有保钠排钾，维持渗透压的作用，还能促进心血管重构，阻止心肌细胞对 NA 的摄取，使 NA 游离浓度增高，加速心力衰竭进展。CHF 时血浆中醛固酮浓度升高至正常水平 20 倍以上，增加了室性心律失常和猝死的发生率。醛固酮受体拮抗药螺内酯单独应用作用较弱，与 ACEIs 联合用药可同时降低 Ang Ⅱ 和醛固酮水平，改善心脏功能，减少室性心律失常的发生，降低病死率，疗效更好。应注意单用或与 ACEI、ARB 类联合用药可致高血钾。

# 任务二 利尿药

利尿药短期应用可促进水钠的排出，减少血容量和回心血量，降低心脏前、后负荷，消除水肿；长期应用可减少血管壁中 $Na^+$ 含量，使 $Na^+$–$Ca^{2+}$ 交换减少，细胞内 $Ca^{2+}$ 减少，而使血管扩张，外周阻力下降。

利尿药在 CHF 的治疗中起着重要作用，目前仍是治疗 CHF 的一线药物，广泛用于各种心力衰竭的治疗。轻度 CHF 可单用氢氯噻嗪（hydrochlorothiazide）；中度 CHF 可口服呋塞米（furosemide）或与氢氯噻嗪、螺内酯（spironolactone）联合用药；严重 CHF、慢性 CHF 急性发作、急性肺水肿等，宜静脉注呋塞米。

利尿药容易引起电解质紊乱，尤其排钾利尿药易引起低钾血症，是充血性心力衰竭时诱发心律失常的常见原因，与强心苷类药物联合用药时更易发生。因此，排钾利尿药多与留钾利尿药联合使用。

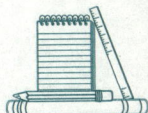

## 任务三　β肾上腺素受体拮抗药

传统的观点认为β肾上腺素受体拮抗药抑制心肌，可加重CHF。但自20世纪70年代中期临床上应用β肾上腺素受体拮抗药治疗心力衰竭后，认为应用β肾上腺素受体拮抗药可改善某些CHF的症状，提高患者的生活质量，减少不良反应的发生率，降低病死率。β肾上腺素受体拮抗药目前已成为治疗CHF的常规药物。临床上多选用对β₁肾上腺素受体具有选择性拮抗作用的药物，如美托洛尔（metoprolol）、阿替洛尔（atenolol）或α、β肾上腺素受体拮抗药卡维地洛（carvedilol）、拉贝洛尔（labetalol）。

其治疗充血性心力衰竭的机制为：①拮抗β₁肾上腺素受体，减慢心率，降低心肌耗氧量；②使肾素分泌减少，减弱RAAS的作用，心脏功能得到改善；③阻滞NA的作用，减少心肌细胞的损伤及凋亡。④β肾上腺素受体拮抗药不仅可以拮抗交感活性，还具有明确的抗心律失常和抗心肌缺血作用，也是降低CHF病死率的主要机制。

这类药物适用于缺血性心肌病、高血压性心脏病及扩张型心肌病所致的CHF，与ACEIs联合用药可增强疗效。对严重心动过缓、严重房室传导阻滞、严重左室功能减退、支气管哮喘等患者仍应慎用或禁用。

## 任务四　正性肌力药

### 一、强心苷类

强心苷类药物是一类选择性作用于心脏、加强心肌收缩力的苷类化合物，一般来源于洋地黄类植物，又称洋地黄类药物。常用的强心苷类药物有洋地黄毒苷、地高辛和毛花苷丙、毒毛花苷K等。

【体内过程】各种强心苷类药物的作用相似，但药物代谢动力学存在差异。洋地黄毒苷具有较高的脂溶性，口服后吸收良好，与血浆蛋白结合率高，部分经胆汁排泄并形成肝肠循环。其显效缓慢，半衰期较长。毒毛花苷K的脂溶性相对较低，口服吸收少，通常需静脉注射给药，绝大部分以原形经肾脏排出，显效快，半衰期短。地高辛的脂溶性处于洋地黄毒苷和毒毛花苷K之间，起效和排泄速度均较快，蓄积性较小，应用起来比洋地黄毒苷更加安全。然而，由于地高辛部分以原形经肾脏排出，对于肾功能不全者，其清除速度减慢，容易出现蓄积中毒现象，此时应适当减少剂量（见表22-1）。

表 22-1　强心苷类药物的药动学特点

| 药物 | 口服吸收率（%） | 血浆蛋白结合率（%） | 生物转化（%） | 肾排泄（%） | 肝肠循环（%） | $t_{1/2}$ |
|---|---|---|---|---|---|---|
| 洋地黄毒苷（digitoxin） | 90～100 | 97 | 70 | 10 | 26 | 5～7d |
| 地高辛（digoxin） | 62～85 | 25 | 20 | 60～90 | 7 | 36h |
| 毛花苷丙（cedilanide） | 20～30 | <20 | 少 | 90～100 | 少 | 23h |
| 毒毛花苷K（strophanthinK） | 2～5 | 5 | 0 | 100 | 少 | 19h |

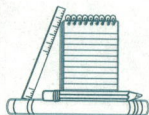

【药理作用】

**1. 正性肌力作用** 即增强心肌收缩力。强心苷的正性肌力作用是其治疗 CHF 的重要药理学基础。强心苷对心脏具有高度的选择性，能增强正常和衰竭心脏的收缩力，对衰竭心脏更有效。强心苷治疗量时能显著加强衰竭心脏的收缩力，增加心输出量，从而缓解心衰的症状。其正性肌力作用特点：

（1）缩短收缩期 加快心肌纤维缩短速度，使心肌收缩敏捷，舒张期相对延长，从而增加心肌供血和回心血量。

（2）增加衰竭心脏输出量 对正常的心脏，强心苷收缩血管而增加外周阻力，限制了心输出量的增加；但在充血性心力衰竭状态，强心苷通过间接反射的作用，抑制了正处于兴奋状态的交感神经活性，从而使外周血管阻力下降，得以保证衰竭心脏排出量增加。

（3）不增加甚至使心肌耗氧量降低 心肌耗氧量主要取决于心肌收缩力、心率和室壁张力这三个因素。强心苷尽管使心肌收缩力增加（使心肌耗氧量增加），但同时又可使衰竭的心脏排空充分，室腔内残余血量减少，心脏容积随之缩小，心室壁张力下降，心肌耗氧量降低；而且，心肌收缩力增强，心输出量增加，能反射性地使心率下降和降低外周血管阻力，使心输出量进一步增加，这都有利于进一步降低心肌耗氧。因此，对心力衰竭来说，使用强心苷后心肌总的耗氧量不增加，甚至会降低。

**2. 负性频率作用** CHF 时交感神经活性增强，心率加快，过快的心率使舒张期缩短，心室充盈不全，心输出量减少，从而加重心力衰竭。强心苷类药物通过加强心肌收缩力，增加心输出量，刺激主动脉弓和颈动脉窦压力感受器，提高迷走神经兴奋性，从而减慢心率；强心苷减慢心率的另一个机制是增加心肌对迷走神经的敏感性，故强心苷过量引起的心动过缓和房室传导阻滞可用阿托品对抗。

强心苷减慢心率的作用对 CHF 患者是有利的，使衰竭心脏得到充分休息，改善心肌供血，静脉回心血量增多而使心输出量增加。治疗量的强心苷对正常心率影响小，而对心率较快及伴有房颤的 CHF 患者可明显减慢心率。

**3. 对心肌的电生理特性及心电图的影响** 强心苷对心肌的电生理的影响比较复杂，主要有五个方面：降低窦房结的自律性、缩短心房的有效不应期、减慢房室结传导速率（负性传导），提高浦肯野纤维的自律性并缩短其有效不应期。

治疗量强心苷最早引起 T 波变化，其幅度减小、波形压低甚至倒置，S-T 段降低呈鱼钩状；随后还由于减慢房室传导，可见 P-R 间期延长；浦肯野纤维和心室肌 ERP 和 APD 缩短，可出现 Q-T 间期缩短，窦性频率减慢，表现为 P-P 间期延长。中毒量强心苷可引起各种心律失常，心电图也会出现相应变化。

**4. 其他** ①利尿作用：强心苷使心输出量增加，进而使肾血流量增加，血浆中肾素的活性降低，还可减少肾小管对 $Na^+$ 的再吸收，CHF 患者用药后尿量明显增加；②催吐：中毒量可兴奋延髓催吐化学感受区（CTZ）而引起呕吐。

现认为，心肌细胞膜上存在 $Na^+$-$K^+$-ATP 酶，即强心苷受体。治疗量的强心苷适度抑制 $Na^+$-$K^+$-ATP 酶（20%～40%），使 $Na^+$-$K^+$ 交换减少，进而 $Na^+$-$Ca^{2+}$ 交换增加，细胞内 $Ca^{2+}$ 量增加，使心肌收缩力加强。

中毒量强心苷严重抑制 $Na^+$-$K^+$-ATP 酶，使细胞内 $Na^+$、$Ca^{2+}$ 大量增加，$K^+$ 量明显减少，导致心肌细胞自律性增高，传导减慢，引起心律失常。

【临床应用】强心苷主要用于治疗 CHF 和某些快速型心律失常。

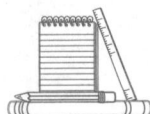

**1. 充血性心力衰竭**　强心苷对多种原因引起的心力衰竭都有一定的疗效，但在治疗效果上有一定差别：①对心室率过快或伴有心房纤颤的 CHF 疗效最好；②对瓣膜病、风湿性心脏病、高血压性心脏病、先天性心脏病及冠心病等引起的 CHF 疗效较好；③对继发于严重贫血、甲亢及维生素 $B_1$ 缺乏症等能量代谢障碍的 CHF 疗效较差；④对肺源性心脏病、严重心肌损伤或活动性心肌炎如风湿活动期的 CHF 不但疗效较差，还易发生强心苷中毒；⑤对严重二尖瓣狭窄及缩窄性心包炎等机械因素引起的 CHF 疗效更差，甚至无效。

**2. 某些快速型心律失常**　①心房纤颤：强心苷减慢心室频率，增加心输出量，改善循环障碍。这一作用主要是通过兴奋迷走神经及对房室结的直接作用，减慢心室率，改善心室的泵血功能，增加输出量，缓解和消除房颤时的血流动力学障碍。②心房扑动：强心苷可缩短心房的不应期，使心房扑动转为心房纤颤，再通过负性传导作用，减慢心室率。③阵发性室上性心动过速：强心苷可增强迷走神经功能，降低心房的兴奋性而终止阵发性室上性心动过速的发作。

---

### 知识链接

#### 心房扑动与心房纤颤

心房颤动（房颤）指病理原因导致心房产生 250～600 次 /min 不规则的心房激动频率。心搏往往快且不规则，有时可以达到 100～160 次 /min，而且节律不整齐，心房失去有效的收缩功能，其主要危险在于心房过多的冲动传到心室，引起心室率过快，导致严重的循环障碍。心房扑动（房扑）指心房异位起搏点频率达到 250～350 次 /min 且规则，引起心房快而协调收缩的快速性异位心律失常。介于房性心动过速和心房颤动之间。心电图特点为 P 波消失，出现大小、形态、间距基本相同的 F 波。但更易传入心室，引起心室率过快且难以控制。两者均可有阵发性和慢性持续型两种类型。

心房扑动与心房纤颤的病因基本相同，最常见者为风湿性心脏病、二尖瓣狭窄，其次是冠心病、甲亢性心脏病、心肌病（包括克山病）、心肌炎、高血压性心脏病，也可发生于无器质性心脏病者（特发性的房颤）。

心房纤颤的主要体征是心律绝对不规则，心音强弱不等，患者脉搏次数显著少于心搏数，称为脉搏短绌。心房扑动时心律可规则或不规则，视心房与心室传导比例而定，若规则按比例传导，如 3∶1 或 6∶1 等，则心室律规则。

---

【不良反应】强心苷的安全范围较为狭窄，治疗量约相当于中毒量的 60%，与中毒量较为接近，且不同患者之间存在个体差异，因此容易发生不同程度的毒性反应。特别是在伴有低血钾、高血钙、低血镁、心肌缺氧、酸碱平衡失调、发热、心肌病理状态、高龄以及合并用药等因素的情况下，更易引发毒性反应。

**1. 胃肠道反应**　这是最常见的早期中毒症状。患者会出现厌食、恶心、呕吐、腹泻等表现。当强心苷用量不足导致心力衰竭未得到有效控制时，也可能出现胃肠道症状，应注意加以鉴别。

**2. 心脏反应**　这是最为严重的不良反应。中毒时，各种快速型和缓慢型心律失常均可发生。室性期前收缩出现较早且最为常见，房室传导阻滞也较为常见，还可能发生窦性心动过缓、窦性停搏等。其中，室性心动过速最为严重，一旦出现应立即停药并进行紧急抢救。

**3. 神经系统反应**　患者会有眩晕、头痛、疲倦、失眠、谵妄等不适症状。严重中毒时，还会引起中枢神经兴奋症状，如行为失常、精神失常、谵妄甚至惊厥。视物模糊、黄视症、绿视症等视觉障碍是本类药物的特殊不良反应，通常是强心苷中毒的先兆，可作为停药的重要指征。

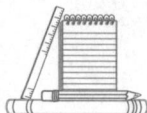

**知识链接**

**黄视症、绿视症**

强心苷类药物在治疗心力衰竭时，其安全范围较小，容易引发中毒。其中，神经系统反应中特别值得注意的是视觉障碍，比如黄视症和绿视症。黄（绿）视症是一种视觉障碍，患者看到的所有物体都呈现黄（绿）色，这可能是由于药物直接作用于视网膜中的视锥细胞所致。当患者出现黄视或绿视时，通常是强心苷中毒的先兆，具有特异性，可以作为停药的指征。在治疗过程中，医生需要密切监测患者的症状和体征，包括心电图的变化，及时发现并处理这些副作用。

【防治措施】

**1.预防** 应警惕诱发因素如低血钾、高血钙、低血镁、心肌缺氧及老年人肾功能低下等。其中预防低血钾最为重要，强心苷应用期间，特别是与排钾利尿药联合用药时，或患者伴有严重呕吐、腹泻时，极易引起低钾血症而致心律失常，尤应监测血钾水平，及时补钾或合用留钾利尿药。补钾以口服为主，对严重心律失常者，可静脉滴注。强心苷应用期间及停药两周内禁止静脉注射钙盐。

**2.诊断** 须密切观察用药前后患者的反应，警惕中毒先兆的出现，如一定次数的室性期前收缩、窦性心律过缓（低于 60 次 / 分）、黄视症 / 绿视症等，同时注意心电图的变化与血浆电解质水平。要注意鉴别患者出现的症状和体征是过量中毒引起的，还是药物用量不足、病情未能有效控制造成的。

**3.解救** 首先应停药，包括停用强心苷和排钾利尿药。补充钾盐是治疗强心苷中毒的重要措施，可以稳定心肌细胞膜，减少心律失常的发生。苯妥英钠能与强心苷竞争性结合 $Na^+$–$K^+$–ATP 酶，还有抗心律失常作用，是强心苷中毒所致快速型心律失常的首选药，也可选用利多卡因。中毒时的心动过缓或房室阻滞宜用阿托品解救。抢救危及生命的严重地高辛中毒，地高辛抗体的 Fab 片段有确切疗效。

【给药方法】

**1.每日维持量法** 对于病情不急或者在两周内使用过强心苷的患者，每日给予小剂量的地高辛进行维持。经过 $4 \sim 5$ 个 $t_{1/2}$（约一周）后，便能达到稳态血药浓度。这种方法与传统方法的疗效相当，并且能够明显降低中毒的发生率。

**2.全效量后改用维持量** 这是强心苷传统的给药方式，分为两个步骤。首先使用全效量，即在短期内给予能够充分发挥疗效而又不致引起中毒的最大耐受剂量，即"洋地黄化"量。之后，逐日给予维持量。这种方法显效较快，但容易导致中毒，目前已少用。

## 二、非强心苷类正性肌力药

### （一）β₁肾上腺素受体激动药

**多巴酚丁胺**

多巴酚丁胺（dobutamine）选择性激动心脏 β₁肾上腺素受体，对β₂、α₁肾上腺素受体作用较弱，能加强心肌收缩力，降低外周血管阻力，使心输出量增加。主要用于强心苷疗效不佳的严重左心衰竭、急性心肌梗死后及施行心脏手术的慢性心功能不全，短期用药疗效显著，但血压过低者不宜应用。

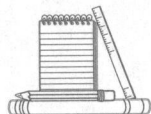

### （二）磷酸二酯酶抑制药

#### 米力农

米力农（milrinone）属双吡啶类衍生物，能选择性抑制磷酸二酯酶Ⅲ（PDE Ⅲ）活性而提高细胞内 cAMP 含量，产生正性肌力作用和血管舒张作用，可用于难治性充血性心力衰竭的治疗。短期应用不良反应较少，但久用后疗效并不优于地高辛，反易引起心律失常，且病死率较高。现仅供短期静脉给药。

---

**知识链接**

#### 钙增敏药及钙通道阻滞药

钙增敏药是一类新型的强心药物。此类药物通过提高心肌收缩蛋白对 $Ca^{2+}$ 的敏感性来发挥强心作用，成功克服了传统强心药增加心肌耗氧量以及引起细胞内钙超载等弊端。在治疗心力衰竭、休克以及心脏保护等方面具有良好的发展前景。多数钙增敏药具有不同程度的抑制 PDE-Ⅲ 的作用。本类药物主要有匹莫苯、左西孟旦等。

钙通道阻滞药治疗 CHF 的机制是：①扩张外周动脉，降低总外周血管阻力，从而减轻心脏的后负荷，改善 CHF 的血流动力学障碍。②具有降压和扩张冠状动脉的作用，对抗心肌缺血；③改善舒张期的功能障碍，缓解钙超载，改善心室的松弛性和僵硬度。在钙通道阻滞药中氨氯地平的抑制心脏作用弱，对血管的选择性高，能抑制 CHF 时的神经内分泌异常，同时兼有抗动脉粥样硬化、抗 TNF-α 及抗白介素的作用，故对伴有高血压、心绞痛及心肌缺血的 CHF 有较好的疗效。维拉帕米对心脏抑制作用显著，不能用于治疗 CHF。

---

# 任务五　血管扩张药

对于强心苷及利尿药治疗无效的重度和难治性心功能不全，若与血管扩张药联合应用，往往能够取得较好的疗效。血管扩张药治疗 CHF 的机制为：①扩张静脉，减少回心血量，降低心脏的前负荷，从而缓解肺循环淤血；②扩张小动脉，降低外周阻力，减轻后负荷，增加心输出量、组织供血量以及肾血流量。

**1. 肼屈嗪、硝苯地平**　这类药物主要舒张小动脉，降低心脏后负荷，进而增加心输出量。适用于心输出量明显减少、外周阻力升高的 CHF 患者。

**2. 硝酸酯类药物**　如硝酸甘油，主要舒张静脉，降低心脏前负荷，同时也能舒张小动脉，降低心脏后负荷。用于肺静脉淤血症状明显的 CHF 患者。

**3. 硝普钠、哌唑嗪**　能够同时舒张容量血管和阻力血管，降低心脏前、后负荷。适用于心输出量低、肺静脉压高的 CHF 患者。

在应用血管扩张药时需注意调整药物剂量，应使血压维持在（90～100）/（50～60）mmHg 为宜，避免血压过度下降。因为血压过度下降可引起冠脉灌注压下降，使心肌供血减少，反而会加重 CHF。

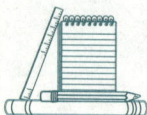

**复习思考题**

1. 治疗充血性心力衰竭有哪些类别的药物？每类各列出一个代表药物名称。

2. 简述强心苷类药物的临床应用、不良反应及中毒防治措施。

3. 简述血管紧张素转化酶抑制药治疗充血性心力衰竭的机理。

扫一扫，查阅
复习思考题
答案

# 项目二十三　抗动脉粥样硬化药

扫一扫，查阅
本项目数字
资源

**【学习目标】**

掌握：他汀类、苯氧酸类抗动脉粥样硬化的药理作用、临床应用、主要不良反应及注意事项。

熟悉：抗动脉粥样硬化药的分类及代表药；胆汁酸结合树脂、烟酸类等抗动脉粥样硬化药的药理作用、临床应用、主要不良反应。

了解：抗氧化剂、多烯脂肪酸类、动脉内皮保护药的药理作用和临床应用。

## 案例导入

患者，女，53岁，因"发现血压升高10余年，头昏，心前区不适10余天"收住院。入院检查：血压180/100mmHg，总胆固醇7.72mmol/L，甘油三酯3.76mmol/L。冠状动脉造影提示：左冠状动脉前降支中段狭窄达60%，第一对角支开口处狭窄20%，左回旋支中段狭窄50%；右冠状动脉内膜不光滑，中段狭窄30%。诊断：①高血压；②冠状动脉粥样硬化性心脏病。给予阿托伐他汀钙片40mg（1次/晚），阿司匹林肠溶片100mg（1次/日），酒石酸美托洛尔片25mg（2次/日）等药物治疗2周后，症状明显缓解。治疗4周后，血脂检测：总胆固醇5.79mmol/L，甘油三酯3.58mmol/L，血总胆固醇下降明显，接近正常值范围。

**请思考：**

1. 该患者为什么选用他汀类调血脂药？

2. 他汀类调血脂药可能引起哪些不良反应？

动脉粥样硬化（atherosclerosis，AS）是一类动脉硬化性血管疾病，其特征是富含脂质的炎性斑块沉积于动脉壁，导致动脉壁增厚、管腔狭窄。它是缺血性心脑血管疾病形成的病理基础。因此，防治动脉粥样硬化是防治心脑血管病的重要举措之一。脂质代谢紊乱、肥胖、高血压、糖尿病、氧自由基增加以及血小板功能亢进等因素能够促进动脉粥样硬化的发生与发展，因此在防治动脉粥样硬化时应全面考虑，对早期或轻度血脂代谢紊乱的患者，首先应通过改变生活方式进行防治，如采取调节饮食（低热量、低脂肪、低胆固醇饮食）、加强体育锻炼、戒烟限酒等措施；若血脂仍不正常，再考虑采用药物治疗。

血脂是血浆中所含脂类的统称，包括胆固醇（Ch）、三酰甘油（TG）、磷脂（PL）和游离脂肪酸（FFA）。其中，胆固醇又分为胆固醇酯（CE）和游离胆固醇（FC），两者总和称为总胆固醇（TC）。血脂以胆固醇酯和三酰甘油为核心，外包胆固醇和磷脂构成球形颗粒，再与不同类型的载脂蛋白（apo）相结合，形成脂蛋白（LP），溶解于血浆中并进行转运与代谢。应用超速离

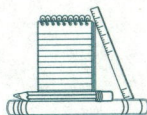

心法可将脂蛋白分为乳糜微粒（CM）、极低密度脂蛋白（VLDL）、中间密度脂蛋白（IDL）、低密度脂蛋白（LDL）和高密度脂蛋白（HDL）等。其中，VLDL、IDL 和 LDL 会促进动脉粥样硬化的形成，而 HDL 则具有防止动脉粥样硬化形成的作用。

各种脂蛋白在血浆中的浓度基本保持恒定，相互之间维持着动态平衡。如果比例失调，则为脂代谢异常；某些血脂或脂蛋白超出正常范围，则为高脂蛋白血症，又称高脂血症。一般将高脂蛋白血症分为六型（表 23-1）。

表 23-1　高脂蛋白血症的分型

| 分型 | 高脂血症的类型 | 发生率 | 脂蛋白变化 | 血脂变化 | 冠心病 |
|------|------|------|------|------|------|
| I | 高甘油三酯血症 | 极低 | CM ↑ | TC ↑、TG ↑↑↑ | 不易发生 |
| Ⅱa | 高胆固醇血症 | 较高 | LDL ↑ | TC ↑↑ | 很易发生 |
| Ⅱb | 混合型高血脂血症 | 较高 | VLDL、LDL ↑ | TC ↑↑、TG ↑↑ | 很易发生 |
| Ⅲ | 家族性异常 β 脂蛋白血症（内源性） | 低 | IDL ↑ | TC ↑↑、TG ↑↑ | 易发生 |
| Ⅳ | 高前 β 脂蛋白血症 | 高 | VLDL ↑ | TG ↑↑ | 易发生 |
| Ⅴ | 混合型高甘油三酯血症 | 较低 | CM、VLDL ↑ | TC ↑、TG ↑↑↑ | 可能易发生 |

注：↑、↑↑、↑↑↑ 分别表示作用轻度升高、中度升高、明显升高

# 任务一　调血脂药

胆固醇与动脉粥样硬化之间关系紧密。TC 和 LDL 是引发动脉粥样硬化病变的重要危险因素。降低 TC 和 LDL 水平，能够相应地减少冠心病以及脑血管病的发病率和死亡率。

## 一、他汀类

3- 羟基 -3- 甲基戊二酰辅酶 A（HMG-CoA）还原酶是肝细胞合成 Ch 过程中的限速酶，他汀类药物抑制该酶活性，能够减少内源性胆固醇的生成，是目前治疗高胆固醇血症和降低 LDL 的最有效的药物。包括洛伐他汀（lovastatin）、普伐他汀（pravastatin）、辛伐他汀（simvastatin）、氟伐他汀（fluvastatin）、阿托伐他汀（atorvastatin）等。

【体内过程】除洛伐他汀之外，其他他汀类药物受食物的影响较小。洛伐他汀和辛伐他汀必须在肝脏内转化为活性物质才能够发挥作用，用药后 0.6 ～ 4h 血药浓度达到高峰。除普伐他汀外，其他药物的原形以及代谢活性物质与血浆蛋白结合率高。大部分药物由肝脏代谢，随胆汁排出，经肾脏排泄的比例较低。

【药理作用】

**1. 调血脂作用**　他汀类药物抑制 HMG-CoA 还原酶活性，使肝内胆固醇合成减少；通过负反馈调节作用，使肝细胞表面的 LDL 受体数量和活性增加，致使血浆 LDL 降低；进而使 VLDL 合成明显减少，HDL 上升。

**2. 其他作用**　他汀类药物能够调节血管内皮功能，增加血管对扩血管物质的反应性；抑制血管平滑肌细胞的增殖和迁移；稳定和缩小动脉粥样硬化斑块；降低脂蛋白的氧化；抑制血小板聚集、黏附，阻止血栓形成等。这些机制均有助于防治动脉粥样硬化病变。

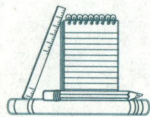

【临床应用】

**1. 高胆固醇血症** 主要应用于以高胆固醇血症为主的高脂血症。对于 Ⅱ、Ⅲ 型高脂血症及糖尿病性和肾性高脂血症，他汀类药物是首选治疗药物。降低 LDL 的作用普伐他汀相对较弱。与胆汁酸结合树脂联合用药，疗效会更好。

**2. 其他** 用于肾病综合征，血管成形术后再狭窄及心脑血管急性事件的预防等。

【不良反应】不良反应少而轻。最常见的不良反应为胃肠道不适、头痛、头晕、皮疹、视觉模糊和味觉障碍。偶可引起血氨基转移酶可逆性升高，因此用药期间需定期检查肝功能。少见的不良反应有阳痿、失眠。如出现肌肉触痛、僵硬、无力，应警惕横纹肌溶解的发生，但较罕见。与免疫抑制药、叶酸衍生物、烟酸、吉非罗齐、红霉素等联合用药可增加肌病发生的危险。孕妇及活动性肝炎患者禁用。

---

知识链接

### 横纹肌溶解综合征

引发横纹肌溶解的因素有很多，如固定姿势压迫肌肉、过度运动、高压电电击、全身性痉挛、毒虫咬伤、烧伤或被重物压伤以及部分药物不良反应等都有可能造成横纹肌溶解。表现为肌肉的疼痛、压痛、肿胀及无力等肌肉受累症状，亦可有发热、全身乏力、白细胞和（或）中性粒细胞比例升高等炎症反应。因骨骼肌被破坏，释放入血的肌血红素可能堵塞肾小管，约 30% 患者还会出现急性肾衰竭。他汀类药物可能引起横纹肌溶解，尤其是与苯氧酸类药联合用药，更可导致横纹肌溶解发生的危险性增加。

---

## 二、胆汁酸结合树脂

胆汁酸结合树脂包括考来烯胺（cholestyramine）、考来替泊（colestipol）等药物。口服不吸收，不溶于水，不易被消化酶破坏。

【药理作用】能明显降低血浆 TC、LDL 和载脂蛋白 B 水平，对 HDL 几乎无影响，不降低 TG 甚至稍有升高。其作用机制为：①在小肠与胆汁酸形成不溶性化合物，阻止其重吸收而随粪便排出，因胆汁酸是肠道吸收 Ch 的必需物质，故可减少 Ch 吸收；②促进肝中 Ch 转化为胆汁酸，使肝中 Ch 水平下降，从而使肝脏 LDL 受体活性增加而降低血浆中 LDL。

【临床应用】适用于 Ch 升高的 Ⅱ 型高脂血症。4～7 天生效，2 周内血浆 LDL、Ch 浓度明显降低。本类药物可使 HMG-CoA 还原酶活性增加，故常与他汀类药物联合用药。考来烯胺具有利胆、改善肝功能作用，可用于胆汁淤积性黄疸。因降低血清中的胆汁酸，可缓解因胆酸过多而沉积于皮肤所致的瘙痒。

【不良反应及注意事项】常致食欲缺乏、恶心、腹胀、便秘等。长期服用可使肠内结合胆盐减少，引起脂肪吸收不良，脂溶性维生素吸收障碍，应适当补充 A、D、K 等脂溶性维生素。因可妨碍噻嗪类、香豆素类、洋地黄类药物的吸收，若需联合用药时应在本类药物用前 1h 或用后 4h 服用。考来烯胺制剂为氯化物，可致高氯性酸血症。

## 三、胆固醇吸收抑制药

### 依折麦布

依折麦布（ezetimibe）是一种口服、强效的降血脂药。它能附着于小肠绒毛刷状缘，抑制饮

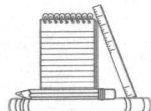

食和胆汁中 Ch 及植物固醇的吸收，从而降低小肠中的 Ch 向肝脏中的转运，使得肝脏 Ch 贮量降低从而增加血液中 Ch 的清除。与安慰剂比较，依折麦布抑制小肠对 Ch 吸收的 54%。该药不增加胆汁分泌（如胆酸螯合剂），也不抑制 Ch 在肝脏中的合成（如他汀类），同时不影响小肠对 TG、脂肪酸、胆汁酸、孕酮及脂溶性维生素 A、D 等的吸收。依折麦布与 HMG–CoA 还原酶抑制药联合用药能进一步有效改善血清中 TC、LDL、ApoB、TG 及 HDL 水平，其优于两种药物的单独应用。

依折麦布可用于各型高脂血症患者，包括原发性（杂合子家族性或非家族性）高胆固醇血症、纯合子家族性高胆固醇血症、纯合子谷甾醇血症（或植物甾醇血症）。尤其适用于饮食控制之外的辅助治疗，对于他汀类疗效不佳或不能耐受的患者以及一些遗传性和药源性高脂血症患者尤为适用。

患者普遍对依折麦布具有良好的安全性和耐受性。其不良反应轻微且呈一过性，最常见的不良反应为头痛、恶心，此外还有头晕、感觉异常、血小板减少症、免疫系统异常、肝脏系统异常、抑郁等。

## 四、苯氧酸类

氯贝丁酯（clofibrate）是最早应用的苯氧酸类衍生物，降脂作用明显，但不良反应多而严重。新型苯氧酸类药效强且毒性低，降低 TG 的作用较为显著。常用药物有吉非贝齐（gemfibrozil）、苯扎贝特（bezafibrate）、非诺贝特（fenofibrate）、环丙贝特（ciprofibrate）等。

【体内过程】苯氧酸类药口服吸收迅速而完全，数小时即达血药浓度高峰。部分有肝肠循环，主要以原形物或代谢产物形式从肾脏排出。

【药理作用】苯氧酸类药能明显降低患者血浆中 TG、VLDL 及 IDL 含量，升高 HDL 含量，吉非贝齐、苯扎贝特、非诺贝特的作用较强。其作用机制为：可增强脂蛋白脂酶的活性，该酶可促进 TG 和 VLDL 的代谢；VLDL 中的三酰甘油与 HDL 中的胆固醇酯有相互交换作用，VLDL 减少，使交换减弱，胆固醇酯留于 HDL 中，使 HDL 升高。此外，苯氧酸类药物还有抗血小板聚集等作用。

【临床应用】苯氧酸类药以降 TG、VLDL 及 IDL 为主，所以临床应用于Ⅱb、Ⅲ、Ⅳ型高血脂症。对 HDL 下降的轻度高胆固醇血症也有较好疗效，也可用于伴有 2 型糖尿病的高脂血症患者。

【不良反应】苯氧酸类药物不良反应较轻。主要为胃肠道反应，如食欲缺乏、恶心、腹胀等。其次有头痛、失眠、乏力、皮疹、阳痿等。偶有皮疹、脱发、视物模糊、血常规及肝、肾功能异常等，停药后可恢复。肝肾功能异常者、孕妇、哺乳期妇女禁用。

## 五、烟酸类

### 烟酸

烟酸（nicotinic acid）为水溶性 B 族维生素，口服吸收迅速而完全。

【药理作用】大剂量烟酸能降低血浆中 VLDL、LDL 和 LP（a），升高 HDL，特别对已升高的 TG 降低作用更为明显。烟酸是目前少有的降 LP（a）药，LP（a）是从人的 LDL 中提取的脂蛋白，是形成动脉粥样硬化的独立危险因素。此外，烟酸可抑制 $TXA_2$ 的生成，增加 $PGI_2$ 的生成，发挥抑制血小板聚集和扩张血管的作用。

【临床应用】为广谱调血脂药。对Ⅱb 和Ⅳ型高脂血症疗效最好，更适用于高 LP（a）血症。也可用于心肌梗死。与他汀类或苯氧酸类联合用药，可提高疗效。

【不良反应】有皮肤潮红、瘙痒等不良反应，服药前 30min 服用阿司匹林可以减轻；胃肠刺

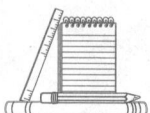

激症状如恶心、呕吐、腹泻较常见，餐时或餐后服可减轻症状，溃疡患者禁用；大剂量可引起血糖升高，糖尿病患者禁用；长期应用可引起皮肤干燥、色素沉着；偶有尿酸增加，肝功能异常。

### 阿昔莫司

阿昔莫司（acipimox）为烟酸衍生物。药理作用类似烟酸，作用较强而持久，能降低血浆中TG、TC、LDL-C、LP（a），升高HDL，不影响血糖和尿酸代谢。临床应用同烟酸，用于Ⅱ、Ⅲ、Ⅳ型高脂血症及伴有高脂血症的糖尿病。不良反应较少较轻。

## 任务二　抗氧化药

氧自由基直接损伤血管内皮，还可氧化LDL，通过产生氧化型低密度脂蛋白（ox-LDL）对内皮细胞造成损伤和促进泡沫细胞形成，进而加速动脉粥样硬化的发生和发展。抗氧化药对动脉粥样硬化的形成可发挥抑制作用。

### 普罗布考

普罗布考（probucol）是强效的脂溶性抗氧化药，能防止氧自由基脂蛋白的氧化修饰，阻止动脉粥样硬化的形成和发展。

【药理作用】

**1. 抗氧化作用**　因脂溶性高，可与脂蛋白结合，抑制细胞对LDL的氧化修饰作用，防止脂质过氧化，减少脂质过氧化物的生成，如抑制ox-LDL的生成及由ox-LDL引起的一系列病理过程，从而抑制动脉粥样硬化形成，并使病变消退。还能使患者皮肤、肌腱的黄色瘤明显缩小。

**2. 调血脂作用**　普罗布考能抑制HMG-CoA还原酶，降低血浆中TC和LDL-C，但同时也引起HDL-C明显下降，对血浆TG和VLDL一般无影响。与他汀类或胆汁酸螯合剂联合用药，可增强其调血脂作用。

【临床应用】降脂作用较弱、抗氧化作用较强，对动脉粥样硬化有良好的防治效应。对LDL升高的高胆固醇血症（Ⅱa型）效果好，对血浆中TG和VLDL无影响，与他汀类及胆汁酸结合树脂联合用药可增强其调血脂作用。还可缓解心绞痛，降低冠心病的发病率。

【不良反应】可见腹泻、腹胀、腹痛、恶心等消化道症状。偶有嗜酸性粒细胞增多、感觉异常、血管神经性水肿。个别患者心电图Q-T间期延长，心肌损伤患者禁用。普罗布考能降低HDL，需注意观察HDL的变化。

### 维生素E

维生素E（vitamine E）抗氧化作用强，可清除氧自由基，去除脂质过氧化物，并减少自由基的生成。能防止氧化型LDL的形成及其引起的一系列动脉粥样硬化过程。还有抑制血小板聚集和预防血栓栓塞的作用。用于冠心病、脂代谢紊乱、抗衰老等。

## 任务三　多烯脂肪酸类

多烯脂肪酸指有2个或2个以上不饱和键结构的脂肪酸，也称多不饱和脂肪酸（polyunsaturated fatty acids，PUFAs）。根据第一个不饱和键的位置，PUFAs可分为n-3型及n-6

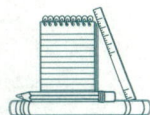

型两大类。

n-6PUFAs 主要存在于玉米油、葵花子油、红花油、亚麻子油等植物油中，降脂作用较弱，临床应用疗效可疑。本类药品有月见草油、亚油酸丸、复方心脑康胶丸（红花油、维生素 E 等组成的复方制剂）等。

n-3PUFAs 主要含于海洋生物藻、鱼及贝壳类中，长期服用可使血浆 TG、VLDL 明显下降，TC 和 LDL 也下降，HDL 有所升高，并抑制血小板聚集，能预防动脉粥样硬化斑块形成并使斑块消退。

# 任务四　动脉内皮保护药

在动脉粥样硬化的发病过程中，血管内皮损伤有重要意义。机械、化学、细菌毒素等因素都可损伤血管内皮，改变其通透性，引起白细胞和血小板黏附、聚集形成血栓，并释放各种活性因子导致内皮进一步损伤，最终促使动脉粥样硬化斑块形成。因此，保护血管内皮免受各种因子损伤，是抗动脉粥样硬化的重要措施。

目前常用的药物有粘多糖和多糖类，如肝素（heparin）、硫酸乙酰肝素（heparin sulfate）、硫酸软骨素 A（chondroitine sulfate A）、藻酸双酯钠等。

肝素（heparin）是黏多糖的典型代表，具有降低 TC、LDL、TG、VLDL，升高 HDL，保护动脉内皮细胞及抗血栓形成等多方面的抗 AS 作用，但口服无效，抗凝血作用过强。

低分子量肝素制剂有依诺肝素（enoxaparin）、替地肝素（tedelparin）等分子质量低、生物利用度高、抗凝血作用弱、抗血栓形成作用强的药物。主要用于治疗冠心病、急性心肌梗死等。

藻酸双酯钠（polysaccharide sulfate，PSS）为海洋酸性糖酯类物质，属于天然类肝素制剂，具有调血脂、抗血小板聚集、保护血管内皮及防止动脉粥样硬化斑块形成的作用。临床用于防治缺血性心脑血管病。

扫一扫，查阅复习思考题答案

## 复习思考题

简述他汀类药物的药理作用、临床应用及不良反应有哪些？

扫一扫，查阅本项目数字资源

# 项目二十四　利尿药和脱水药

【学习目标】

掌握：利尿药的分类及代表药；呋塞米、氢氯噻嗪、螺内酯、氨苯蝶啶的药理作用、临床应用及主要不良反应。

熟悉：甘露醇的药理作用、临床应用及不良反应。

了解：尿液的生成过程及各类利尿药的作用部位、作用机制。

## 案例导入

患者，男，56 岁，因急性肺水肿入院。主诉呼吸急促，胸闷。体检发现肺部湿啰音，心

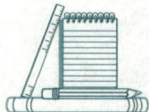

率增快。立即给予呋塞米注射，20min 后症状缓解，肺部湿啰音减少。继续观察并调整治疗方案。

**请思考：**

1. 呋塞米属于哪类利尿药，其临床应用有哪些？

2. 使用呋塞米时应注意哪些问题？

# 任务一　利尿药

利尿药是一类直接作用于肾脏，促进水与电解质的排出，使尿量增加的药物。主要用于各种原因引起的水肿，也可用于治疗慢性心功能不全、高血压、高钙血症等非水肿性疾病。

## 一、利尿药作用的生理学基础

尿液的生成过程包括肾小球的滤过、肾小管和集合管的重吸收及分泌。利尿药通过增加肾小球的滤过，或影响肾小管和集合管的重吸收与分泌发挥利尿作用（图 24-1）。

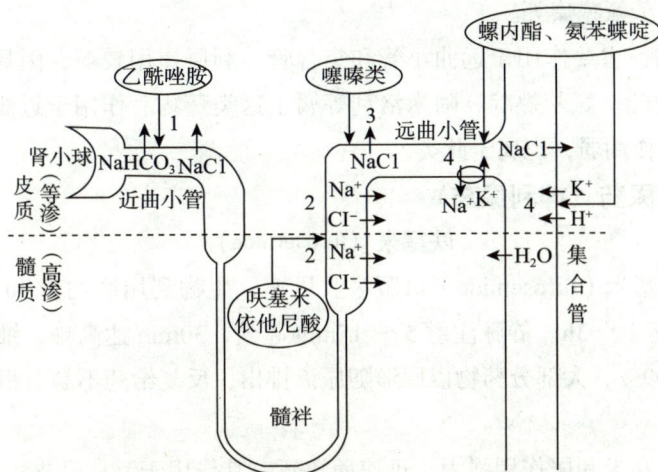

**图 24-1　肾小管各段功能和利尿药作用部位**

### （一）肾小球的滤过

正常成人每日由肾小球滤过生成约 180L 原尿，但每日仅仅排出 1～2L 终尿，这说明原尿中 99% 以上的水可在肾小管和集合管中重吸收。有些药物（如氨茶碱、强心苷等）虽能增加肾血流量和肾小球滤过率，使原尿量增多，但由于肾脏存在球 - 管平衡的调节机制，终尿量增加并不明显。大多数利尿药通过影响肾小管和集合管的重吸收与分泌发挥利尿作用。

### （二）肾小管和集合管的重吸收与分泌

**1. 近曲小管**　原尿中 60%～70% 的 $Na^+$ 在近曲小管被重吸收。其重吸收主要通过钠泵（$Na^+$-$K^+$-ATP 酶）主动重吸收以及 $Na^+$-$H^+$ 交换完成。如强心苷类药物能抑制钠泵，乙酰唑胺（acetazolamide）能抑制 $Na^+$-$H^+$ 交换产生利尿作用。但药物通过抑制近曲小管对 $Na^+$ 的重吸收所产生的利尿作用并不明显，原因是近曲小管对 $Na^+$ 的主动重吸收被抑制后导致管腔内 $Na^+$ 和 $Cl^-$ 增加，可引起远曲小管代偿性对 $Na^+$ 和 $Cl^-$ 的重吸收加强。

**2. 髓袢升支粗段**　原尿中 30%～35% 的 $Na^+$ 在此部位被重吸收。此段对 $Na^+$ 的重吸收是通

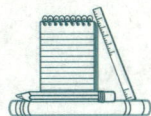

过 $Na^+$-$K^+$-$2Cl^-$ 同向转运体转运，几乎不伴有对水的重吸收，流经此段的小管液中的 $Na^+$、$Cl^-$ 因重吸收被逐渐稀释，渗透压也由高渗变为低渗，此即尿液的稀释功能。同时 $Na^+$、$Cl^-$ 被转运到髓质间质，与尿素一起形成髓质高渗区，当低渗小管液流经髓质高渗区的集合管时，在抗利尿激素的作用下，大量水被重吸收，形成高渗尿，即尿液的浓缩功能。呋塞米等高效能利尿药抑制髓袢升支粗段 $Na^+$-$K^+$-$2Cl^-$ 同向转运体，降低肾脏的稀释和浓缩功能，可产生强大的利尿作用。

**3. 远曲小管和集合管** 5%～10%的 $Na^+$ 在此部位被重吸收。噻嗪类利尿药抑制远曲小管近端的 $Na^+$-$Cl^-$ 同向转运体，影响尿液的稀释功能而产生利尿作用。在远曲小管远端和集合管还存在着醛固酮参与的 $Na^+$-$K^+$ 交换，低效能利尿药螺内酯可拮抗醛固酮受体，氨苯蝶啶和阿米洛利则直接抑制 $Na^+$-$K^+$ 交换产生留钾排钠的利尿作用。

## 二、常用的利尿药

利尿药的分类尚未统一，按利尿药的利尿效能主要分为以下三大类。

**1. 高效能利尿药** 主要作用于髓袢升支粗段髓质部和皮质部，利尿作用强大，又称为袢利尿药，如呋塞米、依他尼酸、布美他尼等。

**2. 中效能利尿药** 主要作用于远曲小管近端，利尿作用中等，又称为噻嗪类利尿药，如氢氯噻嗪、氢氟噻嗪、苄氟噻嗪等。

**3. 低效能利尿药** 主要作用于远曲小管和集合管，利尿作用较弱，因具有留钾作用而称为留钾利尿药，如螺内酯、氨苯蝶啶、阿米洛利等属于这类药物。作用于近曲小管的碳酸酐酶抑制药乙酰唑胺因利尿作用弱，也属于此类。

### （一）高效能利尿药（袢利尿药）

#### 呋塞米（furosemide）

**【体内过程】** 呋塞米（furosemide）口服吸收迅速，生物利用度约为 60%，约 30min 起效，1～2h 达高峰，持续 2～3h。静脉注射 5～15min 起效，30min 达高峰，维持 2～3h。血浆蛋白结合率为 95%～99%，大部分药物以原形随尿液排出，反复给药不易蓄积。

**【药理作用】**

**1. 利尿作用** 呋塞米利尿作用强大，迅速而短暂。其作用于髓袢升支粗段髓质部和皮质部。能特异性抑制 $Na^+$-$K^+$-$2Cl^-$ 同向转运体，减少 NaCl 的重吸收，降低肾脏的稀释和浓缩功能，产生强大的利尿作用。由于 $Na^+$ 重吸收减少，使到达远曲小管尿液中的 $Na^+$ 浓度升高，因而促进 $Na^+$-$K^+$ 交换导致 $K^+$ 排出增加。利尿同时，除增加 $Na^+$、$K^+$、$Cl^-$ 的排出，还增加 $Mg^{2+}$ 和 $Ca^{2+}$ 的排出。

**2. 扩血管作用** 静脉注射呋塞米可扩张肾血管，显著增加肾血流量，改变肾皮质内血流分布，对受损的肾功能有保护作用；可扩张小静脉，减轻心脏负荷，降低左室充盈压，减轻肺水肿，有助于急性左心衰竭的治疗。扩血管机制可能与呋塞米抑制前列腺素分解酶，促进前列腺素的生物合成，使 $PGE_2$ 的含量增加有关。

**【临床应用】**

**1. 严重水肿** 主要用于严重的心、肝、肾性水肿和其他利尿药无效的顽固性水肿。因易引起电解质紊乱，不作为轻、中度水肿的常规应用。

**2. 急性肺水肿和脑水肿** 呋塞米能扩张血管，降低外周阻力，减轻心脏负荷；同时通过其强大的利尿作用，可降低血容量，减少回心血量，降低左室舒张末期压力而消除左心衰竭引起

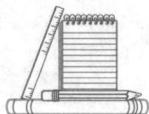

的急性肺水肿。对脑水肿也有一定的降低颅内压作用，但单用效果不佳，常与脱水药甘露醇联合用药。

**3. 防治急性肾衰竭**　呋塞米能扩张肾血管，降低肾血管阻力，增加肾血流量，同时其强大的利尿作用可冲洗阻塞的肾小管，防止肾小管的萎缩和坏死，故可用于急性肾衰竭早期的防治。但对无尿的肾衰竭者禁用。

**4. 加速毒物排泄**　配合输液，可用于某些经肾排泄的药物中毒的抢救，如长效巴比妥类、水杨酸类、氟化物、碘化物等中毒。

**5. 其他**　呋塞米可抑制肾小管髓袢升支粗段对钙离子的重吸收，增加其排出而降低血钙浓度，用于高钙血症的紧急处理。

【不良反应】

**1. 水和电解质紊乱**　常为利尿过度或长期用药所引起，表现为低血容量、低血钾、低血钠、低血镁、低氯性碱血症。以低钾血症最常见，其症状为恶心、呕吐、腹胀、无力或心律失常等，严重时可引起心肌、骨骼肌及肾小管的器质性损害及肝昏迷，应鼓励患者多吃含钾丰富的食物，久用应补充钾盐或与留钾利尿药联合用药，并注意监测血液钾离子浓度。严重肝功能损害者，血钾过低可诱发肝昏迷，故肝硬化腹水患者应慎用或忌用。低血钾会增加强心苷对心脏的毒性，这一点应予以注意。

**2. 耳毒性**　长期大剂量静脉给药，可引起暂时性的耳鸣、听力下降或耳聋，少数不可逆。用药期间应监测听力，并避免与具有耳毒性的药物如氨基糖苷类抗生素联合用药。

**3. 胃肠道反应**　常见恶心、呕吐、上腹不适及胃肠出血，宜饭后服用。

**4. 高尿酸血症**　抑制尿酸排泄，可引起高尿酸血症，继而诱发痛风。

**5. 其他**　偶见变态反应，对磺胺类药过敏的患者可发生交叉过敏反应。无尿或严重肾功能衰竭、糖尿病、高尿酸血症或有痛风史、严重肝功能损害、高钙血症、低钠血症、红斑狼疮患者及妊娠、哺乳期妇女等慎用。

### 依他尼酸

依他尼酸（ethacrynic acid）为较早应用的袢利尿药。药理作用、作用机制及临床应用与呋塞米相似，但更易引起水电解质紊乱和耳毒性，故临床少用。对磺胺类过敏者，可选用依他尼酸。

### 布美他尼

布美他尼（bumetanide）利尿作用较呋塞米强大，不良反应与呋塞米相似，但较轻。

### （二）中效能利尿药（噻嗪类及类噻嗪类利尿药）

这是临床广泛应用的一类口服利尿药，也是抗高血压药，其具有共同的化学结构，由一个磺酰氨基和一个苯并噻二嗪组成，以氢氯噻嗪（hydrochlorothiazide）最为常用，同类药物还有氯噻嗪（chlorothiazide）、氢氟噻嗪（hydroflumethiazide）、苄氟噻嗪（bendroflumethiazide）、苄噻嗪（benzthiazide）、环戊噻嗪（cyclopenthiazide）等。它们作用相似，仅所用剂量不同，但均能达到同样效果。其他药物如吲哒帕胺（indapamide）、氯噻酮（chlortalidone）等虽无噻嗪环结构，但药理作用与噻嗪类相似，同属中效能利尿药。

### 氢氯噻嗪

【体内过程】脂溶性高，口服给药吸收迅速而完全，2h起效，4～6h血药浓度达高峰，持续6～12h。血浆蛋白结合率为64%，主要以原形从肾脏排出，少量经胆汁分泌。

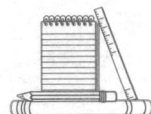

**【药理作用】**

1. 利尿作用　主要作用于远曲小管近端，抑制 $Na^+$–$Cl^-$ 同向转运体，减少 NaCl 重吸收，影响尿液的稀释功能，产生温和而持久的利尿作用。由于转运至远曲小管的 $Na^+$ 增加，促进了 $K^+$–$Na^+$ 交换，使尿液 $K^+$ 的排泄也增多，长期服用可引起低血钾。

2. 抗利尿作用　氢氯噻嗪能明显减少尿崩症患者的尿量及口渴症状。其作用机制可能是抑制磷酸二酯酶，增加远曲小管和集合管细胞内 cAMP 含量，后者能提高远曲小管和集合管对水的通透性，对水的重吸收增加；同时由于 $Na^+$、$Cl^-$ 排出增加，血浆渗透压下降，可减轻尿崩症患者的口渴感，减少饮水，最终尿量减少而具有抗利尿作用。

3. 降压作用　噻嗪类利尿药是常用的抗高血压药之一，用药早期通过利尿、减少血容量降压；长期用药则因减少外周血管内 $Na^+$ 负荷，使 $Ca^{2+}$ 减少，扩张血管而产生降压作用。

**【临床应用】**

1. 治疗各种水肿　治疗各种原因所致的水肿，为轻、中度心源性水肿的首选利尿药。对肾性水肿的疗效与肾功能损害的程度相关，对肾功能损害严重者疗效差；对肝硬化腹水疗效亦较差，宜与留钾利尿药联合用药，以防血钾过低诱发肝昏迷。

2. 抗高血压　为基础抗高血压药，也可与其他药物合用，提高疗效，减少不良反应。

3. 治疗尿崩症　主要用于治疗肾性尿崩症和加压素无效的垂体性尿崩症。

4. 其他　可用于高钙尿伴有肾结石者，以抑制高钙尿所致肾结石的形成。

**【不良反应】**

1. 水和电解质紊乱　较为常见，如低血钾、低血钠、低血镁、低氯性碱血症等，其中低钾血症最常见。临床常见口干、烦渴、肌肉痉挛、乏力等，用药期间应注意补钾或与留钾利尿药联合用药，并加强对血钾的监测。

2. 升高血糖　长期用药可使血糖升高，糖耐量降低，能诱发或加重糖尿病。其原因可能是因其抑制了胰岛素的分泌以及减少组织对葡萄糖的利用。糖尿病患者慎用。

3. 高尿酸血症　噻嗪类利尿药可竞争性抑制尿酸的排泄，导致尿酸潴留，引起高尿酸血症。痛风患者慎用。宜与促尿酸排泄的氨苯蝶啶联合用药。

4. 其他　胃肠道反应、变态反应，少数患者可出现血尿氮升高，加重肾功能不良。高脂血症患者慎用。

---

**知识链接**

### 尿崩症

尿崩症是由于下丘脑－神经垂体病变引起抗利尿激素（ADH）不同程度的缺乏，或由于多种病变引起肾脏对 ADH 敏感性缺陷，导致肾小管重吸收水的功能障碍所表现的临床综合征。前者为中枢性尿崩症，后者为肾性尿崩症，其临床特点为多尿、烦渴、低比重尿或低渗尿。尿崩症常见于青壮年，男女之比为 2∶1。

---

### （三）低效能利尿药（留钾利尿药）

本类药物利尿作用弱、起效慢、维持久，共同不良反应是可致高钾血症。

### 螺内酯

**【体内过程】**螺内酯（spironolactone）口服易吸收，原形药物无明显药理活性，需经肝脏代谢为有活性的坎利酮后才发挥作用。故螺内酯起效缓慢，服药后 1 天起效，2～3 天达高峰。停

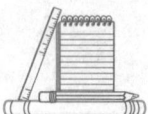

药后作用可维持 2～3 天。

【药理作用】螺内酯是醛固酮的竞争性拮抗药，可与醛固酮受体结合，对抗醛固酮在远曲小管及集合管的保钠排钾作用，使尿中 $Na^+$ 及水的排出量增加。

【临床应用】利尿作用弱，较少单独应用，常与高效能利尿药或中效能利尿药联合用药，以增加利尿效果并减少 $K^+$ 排出。对与醛固酮升高有关的顽固性水肿，如肝硬化腹水和肾病综合征水肿效果好。

【不良反应】不良反应较轻，少数患者可引起头痛、困倦与精神紊乱等。久用可致高血钾，肾功能不全，尤其是少尿、无尿时易发生，故肾功能不全或血钾过高者禁用。此外，还有性激素样副作用，可引起男子乳房女性化和性功能障碍、妇女多毛症等，停药可消失。

用药期间应注意监测血钾和心电图。与含钾食物、血管紧张素转化酶抑制药、血管紧张素 Ⅱ 受体拮抗药、环孢素等联合用药时，可增加高钾血症的发生概率。

### 氨苯蝶啶和阿米洛利

氨苯蝶啶（triamterene）与阿米洛利（amiloride）虽化学结构不同，但药理作用相似。两者均可作用于远曲小管末段和集合管，阻滞 $Na^+$ 通道而抑制 $Na^+–K^+$ 交换，增加 $Na^+$ 的排出量，同时也抑制远曲小管和集合管对 $K^+$ 的分泌作用，减少 $K^+$ 的排出，产生较弱的排钠留钾的利尿作用。利尿作用较螺内酯快、短、强，且不受血中醛固酮的影响。常与中效、高效利尿药联合用药治疗肝硬化腹水及其他顽固性水肿。

不良反应较少，常见有恶心、呕吐、腹泻等胃肠道反应。长期服用均可引起高钾血症，肾功能不全、糖尿病患者及老年人较易发生，应慎用。

# 任务二　脱水药

## 案例导入

患者，女，42 岁，因车祸导致急性脑水肿急诊入院。主诉剧烈头痛，后发展为意识模糊。头颅 CT 显示脑组织肿胀。立即给予甘露醇静脉滴注，迅速降低颅内压。治疗后患者头痛缓解，意识恢复。继续密切监测颅内压变化，调整治疗方案。

请思考：

1. 甘露醇是哪类利尿药，有何药理作用？

2. 使用甘露醇时应注意哪些问题？

脱水药又称渗透性利尿药，静脉给药后能迅速提高血浆渗透压，产生组织脱水作用，当这些药物通过肾脏时，不易被重吸收，使水在髓袢升支和近曲小管的重吸收减少，肾排水增加，产生渗透性利尿作用。常用药物有甘露醇、山梨醇、高渗葡萄糖等。有共同特点：在体内不被代谢；不易透出血管进入组织；易经肾小球滤过；不被肾小管重吸收。

### 甘露醇

甘露醇（mannitol）是临床最为常用的脱水药，通常使用 20% 甘露醇高渗溶液静脉注射或静脉滴注。甘露醇主要在血管内存留，极少向外周组织分布，主要以原形经肾排泄。

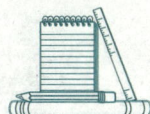

【体内过程】口服后不被吸收，静脉注射后约 10min 左右起效，2 ～ 3h 达血药浓度峰值，药物效应可持续 6 ～ 8h。主要分布于细胞外液，仅有小部分在肝脏内转化为糖原，大部分以原形由肾排泄。

【药理作用】

**1. 脱水作用**　甘露醇静脉给药后，能迅速提高血浆渗透压，促使组织间液中的水分向血浆转移，从而产生组织脱水作用，可降低颅内压和眼内压。口服给药时则会产生渗透性腹泻，能够清除胃肠道内的毒物。

**2. 利尿作用**　静脉给药后，血浆渗透压升高，血容量增加，肾小球滤过率增加。同时，由于甘露醇不易被肾小管重吸收，可使肾小管管腔的渗透压升高，阻止水、$Na^+$、$K^+$、$Cl^-$ 的重吸收，进而产生利尿作用。

【临床应用】

**1. 治疗脑水肿**　甘露醇能够降低颅内压，是当前降低颅内高压安全有效的首选药物。常用于因颅脑损伤、脑膜炎、脑瘤、脑组织缺氧等引起的颅内压升高。

**2. 治疗青光眼**　可减少房水量，降低青光眼患者的眼内压，用于青光眼术前降低眼压或青光眼急性发作时的治疗。

**3. 防治急性肾衰竭**　通过利尿作用，能够维持足够的尿量，稀释肾小管内的有害物质；通过脱水作用可减轻肾间质水肿；同时还能扩张血管，增加肾血流量，提高肾小球滤过率并保证肾小管的充盈度，防止肾小管萎缩、坏死。然而，如果急性肾功能衰竭已经形成，则应停止使用甘露醇，否则有引发急性左心衰竭、急性肺水肿的风险。

【不良反应】不良反应少见。当静脉注射过快时，可能会引起一过性头痛、眩晕、畏寒及视物模糊等。快速静脉注射可因血容量突然增加而加重心脏负荷，所以心功能不全者及活动性颅内出血者禁用。

### 山梨醇

山梨醇（sorbitol）是甘露醇的异构体。其药理作用及临床应用均与甘露醇相似，由于药物进入人体后部分在肝内转化为果糖，从而失去高渗作用，故作用较弱，疗效不及甘露醇，但其溶解度大且价廉，故也被广泛应用。临床常用 25% 的山梨醇高渗溶液。

### 高渗葡萄糖

高渗葡萄糖（hypertonic glucose）是浓度为 50% 的葡萄糖溶液，具有脱水和渗透性利尿作用，但因其可部分从血管弥散进入组织中，且易被代谢，故作用较弱且不持久。单独用于脑水肿因其可进入脑组织，并伴随水分进入脑组织，停药后可使颅内压回升出现"反跳"现象，临床上多与甘露醇交替应用治疗脑水肿，适应证及注意事项同甘露醇。

## 复习思考题

1. 常用的利尿药中哪些是排钾利尿药？哪些是留钾利尿药？临床应用中应分别注意哪些问题？

2. 螺内酯和氨苯蝶啶利尿作用部位、机制、特点及临床应用有何异同点？

扫一扫，查阅
复习思考题
答案

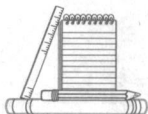

# 模块五　作用于内脏及血液系统的药物

## 项目二十五　作用于呼吸系统的药物

扫一扫，查阅本项目数字资源

> 【学习目标】
>
> 掌握：平喘药的分类及代表药，各类常用平喘药的药理作用、临床应用及不良反应。
>
> 熟悉：镇咳药的分类、药理作用和临床用途。
>
> 了解：祛痰药的分类、药理作用和临床用途。

### 案例导入

患者，女，18岁，公园游玩时突发干咳，胸闷，气喘，既往有类似发作史，查体：双肺轻微哮鸣音。诊断为支气管哮喘。

请思考：

1. 该患者可以选什么药物进行治疗？

2. 此类药物的作用机制是什么？使用过程中应注意哪些问题？

## 任务一　平喘药

哮喘是呼吸系统疾病中的常见症状之一，在支气管哮喘和喘息性支气管炎中较为多见。它是支气管平滑肌痉挛、气道炎症以及气道高反应性共同作用的结果，且哮喘的发作还与速发型变态反应有关。目前，治疗哮喘的药物主要分为三类：抗炎平喘药、支气管扩张药和抗过敏平喘药。

### 一、抗炎平喘药

#### （一）糖皮质激素类药

糖皮质激素有强大的抗炎、抗过敏功效，是当下防治哮喘最为有效的药物。为充分发挥其局部抗炎作用，同时避免全身性不良反应，常采用气雾吸入的方式给药，而静脉滴注则用于抢救重症哮喘或哮喘持续状态。常用药物有倍氯米松（beclomethasone）、氟替卡松（fluticasone）、曲安奈德（triamcinolone acetonide）、布地奈德（budesonide）等。

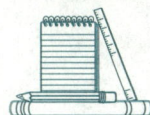

### 倍氯米松

倍氯米松是地塞米松的衍生物，其抗炎作用强度约为地塞米松的 600 倍。通过气雾吸入后，可直接作用于气道，发挥抗炎平喘的作用。倍氯米松起效较缓慢，用药 1～2 周后才会产生明显疗效。主要用于预防支气管哮喘发作，对于多数反复发作的哮喘患者，采用吸入给药的方式能够控制病情，但不宜用于哮喘急性发作和哮喘持续状态的抢救治疗。

倍氯米松经吸入后吸收作用极小，几乎不会产生全身不良反应。然而，长期吸入倍氯米松可能会引发声音嘶哑、咽部念珠菌感染等情况，因此用药后宜漱口。若剂量过大或用药时间过长，也可能导致全身不良反应的发生。

### （二）磷酸二酯酶 -4（PDE-4）抑制药

#### 罗氟司特

磷酸二酯酶 -4（PDE-4）主要分布于炎症细胞，如肥大细胞、巨噬细胞、淋巴细胞、嗜酸细胞，以及气道上皮细胞和平滑肌细胞。抑制 PDE-4 的活性，能够产生包括抑制炎症介质释放和抑制免疫细胞激活在内的广泛抗炎活性，同时具有扩张支气管的效应。

罗氟司特（roflumilast）为选择性 PDE-4 抑制剂，是治疗慢性阻塞性肺疾病（COPD）的新型药物，用于治疗严重 COPD 患者支气管炎相关的咳嗽和黏液过多症状。哮喘并非罗氟司特的适应证，但临床试验表明，其对轻度至中度哮喘安全且有效，不能作为缓解急性支气管痉挛的用药。不良反应为轻度或中度腹泻、恶心、腹痛、头痛和体重下降，常发生在治疗的第一周内。少数患者会有精神方面的不良事件。中重度肝功能损害的患者禁用。

### （三）半胱氨酰白三烯受体 -I 拮抗药

#### 扎鲁司特和孟鲁司特

扎鲁司特（zafirlukast）和孟鲁司特（montelukast）均为白三烯受体拮抗药，可竞争性拮抗白三烯引起的气道病理改变，有效预防白三烯所致的气道水肿，减轻气道收缩和炎症。扎鲁司特用于预防哮喘发作，不适用于缓解哮喘急性发作，适用于成人及 12 岁以上哮喘患者；孟鲁司特适用于成人或 15 岁以上哮喘患者的预防和长期治疗，不宜用于治疗哮喘急性发作，同时也可用于季节性过敏性鼻炎的治疗。

## 二、支气管扩张药

支气管扩张药主要通过松弛支气管平滑肌、缓解平滑肌痉挛、降低气道阻力来发挥平喘作用。根据其作用机制可分为三类：β 肾上腺素受体激动药、茶碱类药和 M 胆碱受体拮抗药。

### （一）β 肾上腺素受体激动药

β 肾上腺素受体激动药包括非选择性 β 肾上腺素受体激动药和选择性 $\beta_2$ 肾上腺素受体激动药。前者如肾上腺素、异丙肾上腺素主要用于控制哮喘的急性发作，麻黄碱口服可用于预防哮喘发作和轻症的治疗。但由于这些药物可同时激动心脏的 $\beta_1$ 肾上腺素受体，会产生心血管系统的不良反应，如今已逐渐被选择性的 $\beta_2$ 肾上腺素受体激动药所取代。后者在治疗量时对心血管系统的影响较小，是临床控制哮喘急性发作的首选药。

#### 沙丁胺醇

沙丁胺醇（salbutamol）可口服或气雾吸入给药，作用持续时间较长。沙丁胺醇激动支气管平滑肌的 $\beta_2$ 肾上腺素受体，使支气管平滑肌松弛，从而实现支气管扩张；同时抑制过敏介质释放，增强纤毛运动，降低毛细血管通透性，进而产生平喘作用。对 $\beta_1$ 肾上腺素受体作用较弱，在治疗量时一般无心血管系统不良反应。然而，长期应用可使支气管平滑肌的 $\beta_2$ 肾上

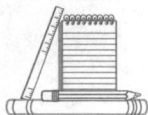

腺素受体下调，导致疗效降低。临床口服可用于预防哮喘发作，气雾吸入则用于控制哮喘急性发作。

少数人使用后可出现恶心、头痛、失眠、心悸、手指震颤等症状。剂量过大可导致心动过速、血钾降低和血压波动，一般减少给药量可恢复，严重时应停药。心功能不全、高血压、甲亢患者及孕妇应慎用。

### 特布他林

特布他林（terbutaline）药理作用与沙丁胺醇相似而较弱，但作用时间较长，临床应用同沙丁胺醇，不良反应较少。

### 克仑特罗

克仑特罗（clenbuterol）为强效选择性 $\beta_2$ 肾上腺素受体激动药，扩张支气管平滑肌作用强而持久，为沙丁胺醇的 100 倍，微量即可发挥良好的平喘作用。可用于防治支气管哮喘、喘息性支气管炎和慢性阻塞性肺病导致的喘息症状，不良反应同沙丁胺醇。

---

**知识链接**

### 瘦肉精

通常所说的"瘦肉精"主要指克仑特罗。当以超过治疗剂量 5～10 倍的量用于饲养家畜时，会产生显著的营养再分配效应，即促进动物蛋白质沉积、促进脂肪分解并抑制脂肪沉积，能显著提高动物的瘦肉率，所以曾被用作牛、羊、猪等畜禽的饲料添加剂。然而，使用后会在畜禽组织中形成残留，尤其是在肝脏等内脏器官残留较高。人食用含有"瘦肉精"残留的食品后，会严重危害身体健康，出现肌肉震颤、心慌、头疼、恶心、呕吐等症状，对高血压、心脏病、甲亢和前列腺肥大等疾病患者危害更大，严重者可导致死亡。因此，我国严格禁止食品动物使用此类添加剂。

除了克仑特罗外，还有莱克多巴胺、沙丁胺醇等药物也被称为"瘦肉精"。这些药物同样在使用后会在动物组织中形成残留，故也被严格禁止在食品动物养殖中使用。

---

### 福莫特罗

福莫特罗（formotetol）是新型长效选择性 $\beta_2$ 肾上腺素受体激动药，起效快且作用强而持久。它除了具有强大的支气管平滑肌松弛作用外，还具有明显的抗炎作用，能够抑制炎性细胞浸润和炎症介质释放。主要用于哮喘及慢性阻塞性肺病的预防和维持治疗。因其为长效制剂，特别适合夜间发作性哮喘。不良反应与沙丁胺醇类似。

### （二）茶碱类

### 氨茶碱

茶碱属于黄嘌呤类生物碱，氨茶碱（aminophylline）为茶碱与乙二胺的复盐。乙二胺可增强其水溶性，氨茶碱的药理作用主要来自茶碱。

【药理作用】

**1. 平喘**　可松弛支气管平滑肌，对处于痉挛状态的支气管效果更为显著。其机制包括：①抑制磷酸二酯酶，使细胞内 cAMP 水平升高，从而促使支气管舒张；②拮抗腺苷受体，对抗腺苷引起的支气管平滑肌收缩；③促进儿茶酚胺释放，以舒张支气管。

**2. 抗炎**　抑制过敏介质释放，减少支气管的炎性细胞浸润。

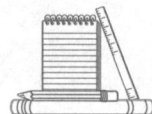

**3. 强心利尿**　增强心肌收缩力，增加心输出量；增加肾脏血流，提高肾小球滤过率，并减少水、钠的重吸收。

**4. 松弛胆道平滑肌**　抑制 $Ca^{2+}$ 内流以及平滑肌内质网释放 $Ca^{2+}$。

【临床应用】

**1. 支气管哮喘**　主要用于支气管哮喘和慢性喘息性支气管炎。还可与肾上腺皮质激素联合用药治疗哮喘的持续状态。口服用于预防哮喘发作，静脉注射可控制哮喘急性发作。

**2. 慢性阻塞性肺病**　可缓解气促症状，改善肺功能。

**3. 心源性哮喘**　常与强心苷、利尿药、吗啡等联合用药。

**4. 胆绞痛**　可与阿片类镇痛药联合用药，治疗胆绞痛。

【不良反应】不良反应多，安全范围较小。

**1. 胃肠道反应**　其碱性较强，口服可致恶心、呕吐等胃肠道症状，餐后服药可减轻。

**2. 心血管系统反应**　静脉滴注过快或浓度过高可出现心悸、心律失常、血压剧降、惊厥，甚至猝死。

**3. 中枢神经系统反应**　可出现烦躁不安、失眠等症状，可加用镇静催眠药对抗。

### （三）M 胆碱受体拮抗药

#### 异丙托溴铵

异丙托溴铵（ipratropium bromide）是阿托品的衍生物，能拮抗支气管平滑肌的 M 胆碱受体，选择性高且扩张支气管作用强。气雾吸入给药，不影响痰液分泌，也无明显的全身不良反应。主要用于支气管哮喘和喘息型支气管炎的防治，对 $\beta_2$ 肾上腺素受体激动药耐受的患者同样有效，尤其适合于老年性哮喘患者。不良反应少，少数患者会感觉口干。

## 三、抗过敏平喘药

#### 色甘酸钠

色甘酸钠（sodium cromoglicate）在临床中通常采用干粉喷雾吸入的方式给药。

【药理作用和临床应用】色甘酸钠没有松弛支气管平滑肌的作用，但能够预防 I 型变态反应所导致的哮喘，也可预防因运动或其他刺激引发的哮喘。其主要作用机制是稳定肥大细胞膜，阻止过敏介质的释放。

色甘酸钠主要用于预防各种支气管哮喘，对过敏性哮喘的疗效最为显著，但对已经发作的哮喘无效。同时，也可用于过敏性鼻炎、溃疡性结肠炎以及其他胃肠过敏性疾病的治疗。

【不良反应】不良反应相对较少。少数患者会因局部刺激而引起呛咳、气急，甚至可能诱发哮喘，此时同时吸入少量异丙肾上腺素可起到预防作用。色甘酸钠起效较慢，若要预防过敏性哮喘，应在接触过敏原前 1～2 周提前使用。

#### 酮替酚

酮替酚（ketotifen）除了具有与色甘酸钠类似的作用外，还具有强大的 $H_1$ 组胺受体拮抗作用，并且能够预防和逆转 $\beta_2$ 肾上腺素受体的下调，从而加强 $\beta_2$ 肾上腺素受体激动药的平喘作用。在临床上，酮替酚可单独应用，也可与茶碱类、$\beta_2$ 肾上腺素受体激动药联合用药，用于防治轻、中度哮喘。不良反应包括短暂的镇静、疲倦、头晕、口干以及可能出现的肝功能损害等。在服药期间，应定期检查肝功能。

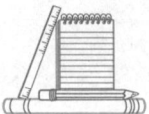

# 任务二　镇咳药

咳嗽是呼吸系统在受到外界刺激时所产生的一种防御性反射，有利于排出痰液或异物。轻微咳嗽无需使用镇咳药，但剧烈咳嗽不仅会给患者带来痛苦，还会影响睡眠和休息，加重病情并引发并发症。因此，在进行对因治疗的同时，可适当给予镇咳药。根据药物的作用部位，镇咳药可分为中枢性镇咳药和外周性镇咳药。

## 一、中枢性镇咳药

### 可待因

可待因（codeine）属于阿片生物碱，其作用与吗啡相似，具有镇痛、镇静和镇咳作用。其镇咳作用约为吗啡的1/10，镇咳剂量时不抑制呼吸，成瘾性较吗啡弱。临床上主要用于剧烈的刺激性干咳，尤其适用于胸膜炎干咳伴胸痛的患者，也可用于中等程度疼痛的镇痛。少数患者使用后可出现恶心、呕吐等症状，大剂量使用可导致中枢兴奋、烦躁不安。长期使用可产生成瘾性和耐受性。痰多患者禁用。

### 喷托维林

喷托维林（pentoxyverine）镇咳强度为可待因的1/3，还具有阿托品样作用和局部麻醉作用。大剂量使用时能松弛支气管平滑肌，但无成瘾性和呼吸抑制作用。适用于上呼吸道感染引起的干咳、百日咳等。不良反应较少，偶有头晕、口干、恶心、便秘等症状。青光眼、前列腺肥大及痰多者禁用。

### 右美沙芬

右美沙芬（dextromethorphan）的镇咳强度与可待因相似，一般治疗剂量下不抑制呼吸，长期服用无成瘾性和耐受性。临床用于各种干咳。不良反应可能导致头晕、嗜睡、困倦、便秘等。过量使用可致神志不清、支气管痉挛、呼吸抑制。

## 二、外周性镇咳药

### 苯丙哌林

苯丙哌林（benproperine）具有中枢和外周双重镇咳作用，既能够抑制咳嗽中枢，又能对肺及胸膜牵张感受器产生抑制作用，同时对平滑肌也有一定的松弛功效。其镇咳作用为可待因的2～4倍。口服后10～25min起效，作用可持续3～7h。苯丙哌林不抑制呼吸，也不会引起便秘。用于治疗急、慢性支气管炎以及各种刺激所引起的干咳。

不良反应较轻，偶有口干、面红、头晕、胃部烧灼感和皮疹等症状。因有局部麻醉作用，服用时需整片吞服，不可嚼碎，以免引起口腔麻木。孕妇慎用，过敏者禁用。

### 苯佐那酯

苯佐那酯（benzonatate）的结构与丁卡因相似，具有较强的局部麻醉作用。它能够抑制肺牵张感受器及感觉神经末梢，阻滞咳嗽反射的冲动传入，从而产生镇咳作用。镇咳强度低于可待因，常用于支气管哮喘、肺炎等导致的干咳、阵咳，效果良好，也可用于预防支气管镜检查时引起的咳嗽。可能引起轻度嗜睡、头晕、鼻塞等不良反应，偶见过敏性皮炎。服用时切勿将药丸嚼碎，以免引起口腔麻木感。

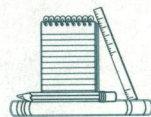

# 任务三    祛痰药

痰液是呼吸道炎症的产物，可刺激呼吸道引起咳嗽，并且会使气道狭窄从而导致喘息，还可能加重感染。祛痰药能够稀释或分解痰液，使其易于排出。因此，在清除痰液的同时，祛痰药也能起到一定的镇咳、平喘作用。

## 一、痰液稀释药

### 氯化铵

氯化铵（anmonium chloride）口服后，能够刺激胃黏膜，引起轻度恶心感，反射性地促使气管、支气管的腺体分泌增多，使痰液变稀，更易于咳出，故又称为恶心性祛痰药。

氯化铵常与其他药物配伍制成复方制剂，用于急、慢性呼吸道炎症且痰稠不易咳出的患者。可使体液、尿液呈酸性，还可用于治疗碱中毒和酸化尿液。可能会引起恶心、呕吐等不良反应，宜在饭后服用。若过量使用，可能会出现高氯性酸中毒。

## 二、黏痰溶解药

### 乙酰半胱氨酸

乙酰半胱氨酸（acetylcysteine）能够使痰液中黏蛋白的二硫键断裂，降低痰液黏稠度；同时还能裂解黏痰中的 DNA，使其液化，以便易于排出。临床上通常采用雾化吸入的方式给药，用于大量黏痰、脓痰阻塞气道而不易咳出的情况，紧急时可气管内滴入，能使痰液迅速变稀，便于吸引排痰，从而迅速缓解呼吸困难。有特殊的蒜臭味，可能引起呛咳、支气管痉挛等，与异丙肾上腺素联合用药可避免。支气管哮喘患者应慎用或禁用。

### 溴己新

溴己新（bromhexine）能裂解黏痰中的酸性黏多糖纤维，并促进低黏度黏蛋白分泌，降低痰液黏稠度；此外，它还有恶心性祛痰作用，可使痰液稀释，易于排出；也能加快支气管纤毛运动，促进排痰。临床用于急慢性支气管炎、哮喘等有黏痰不易咳出的患者。

偶有恶心、胃部不适等情况，消化性溃疡患者及肝功能不全者应慎用。

### 氨溴索

氨溴索（ambroxol）能裂解痰液中的酸性黏多糖，降低黏痰的黏滞度，使痰液易于咳出。用于痰液黏稠不易咳出者以及新生儿呼吸窘迫症等情况。可能出现胃肠道反应，孕妇及哺乳期妇女应慎用。

## 复习思考题

1. 可待因主要用于哪种咳嗽？使用时应注意什么？

2. 氨茶碱有哪些临床应用？主要不良反应是什么？

扫一扫，查阅
复习思考题
答案

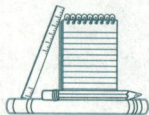

# 项目二十六　作用于消化系统的药物

【学习目标】

掌握：抗消化性溃疡药的分类及代表药；抗消化性溃疡药的药理作用、临床应用及不良反应。

熟悉：泻药的分类及硫酸镁的药理作用特点、不良反应及注意事项。

了解：助消化药、止泻药、利胆药的药理作用特点。

## 案例导入

患者，男，58岁，自述2年前出现剑突下疼痛，呈隐痛，无放射，多发生于饥饿时，进餐后缓解。上述症状间断发作，以秋冬季交替时多发，未系统诊治。近3天来上述症状加重，伴上腹胀、呕吐，呕吐物含有隔夜食物。无发热，发病以来睡眠及大小便均正常，体重无明显下降。无烟酒嗜好，无肿瘤家族史。查体剑突下压痛，余未见明显异常。

初步诊断：消化性溃疡。

请思考：

1. 该患者可以采取哪些药物进行治疗？为什么？

2. 上述药物的主要不良反应有哪些？

## 任务一　抗消化性溃疡药

消化性溃疡指胃及十二指肠部位发生的急性或慢性溃疡。呈多基因遗传倾向。其发病率达10%～20%。其发病机制尚未完全阐明，相关家族聚集性和双生子研究提示遗传因素对本病有重要影响。现今认为溃疡病的发生是由于"攻击因子"作用增强、"防御因子"作用减弱所致，前者包含胃酸、胃蛋白酶和促胃液素的侵袭、幽门螺杆菌感染以及某些药物的损伤等；后者包括胃黏液、胃黏膜血流量、碳酸氢盐分泌、前列腺素等。

### 知识链接

#### 消化性溃疡的临床表现

典型表现为中上腹部疼痛或不适感。疼痛发作具有一定规律，可概括为"三性"：①慢性：在较长时间内反复发作；②周期性：在特定季节容易发作；③节律性：胃溃疡疼痛常在餐后1h内出现，经1～2h后逐渐缓解，直至下一次进餐时再次呈现上述节律。十二指肠溃疡疼痛多在两餐之间发生，持续不缓解，直至下餐进食或服用抗酸药后才缓解。十二指肠溃疡可在夜间发作疼痛，多出现于午夜或凌晨一时左右，而胃溃疡夜间疼痛较为少见。溃疡患者通常还伴有反酸、嗳气、流涎、恶心、呕吐等症状。

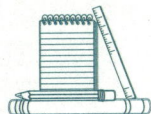

抗消化性溃疡药是一类能减轻溃疡病症状，促进溃疡愈合，防止和减少溃疡病复发或发生并发症的药物，通过抑制"攻击因子"，增强"防御因子"而发挥作用。主要分为：①抗酸药；②胃酸分泌抑制药；③胃黏膜保护药；④抗幽门螺杆菌的药物。

# 一、抗酸药

抗酸药也称为胃酸中和药，是一类弱碱性化合物，口服后能在胃内直接中和胃酸，提高胃内 pH 值，从而解除胃酸对胃、十二指肠黏膜的侵蚀和对溃疡面的刺激，并降低胃蛋白酶活性，发挥缓解疼痛和促进溃疡愈合的作用（表 26-1）。

表 26-1 常用中和胃酸药作用特点

| 药物 | 抗酸强度 | 起效时间 | 作用时间 | 收敛作用 | 溃疡面保护 | 产生 $CO_2$ | 碱血症 | 影响排便 |
| --- | --- | --- | --- | --- | --- | --- | --- | --- |
| 碳酸氢钠 | 强 | 快 | 短 | - | - | ++ | + | 无影响 |
| 氢氧化铝 | 较强 | 缓慢 | 持久 | + | + | - | - | 便秘 |
| 氧化镁 | 强 | 缓慢 | 持久 | - | - | - | - | 轻泄 |
| 碳酸钙 | 较强 | 快 | 持久 | + | - | + | - | 便秘 |
| 三硅酸镁 | 较强 | 缓慢 | 持久 | - | + | - | - | 轻泄 |

注：-、+、++ 分别表示作用无、弱、强

临床主要用于消化性溃疡的治疗。理想的中和胃酸药应该是作用迅速、持久，不吸收，不产气，不引起腹泻或便秘，对黏膜及溃疡面有保护作用。目前单一药物很难同时达到这些要求，故常用复方制剂，如胃舒平等。

# 二、胃酸分泌抑制药

胃酸由胃壁细胞分泌，组胺、乙酰胆碱、胃泌素可分别激动壁细胞上的 $H_2$ 组胺受体、$M_1$ 胆碱受体、胃泌素受体，通过激动 $H^+$-$K^+$-ATP 酶（质子泵），促进胃酸分泌。本类药物通过拮抗上述受体和抑制 $H^+$-$K^+$-ATP 酶，使胃酸分泌减少，达到治疗溃疡病的目的。

## （一）质子泵抑制药（$H^+$ 泵抑制药、$H^+$-$K^+$-ATP 酶抑制药）

$H^+$-$K^+$-ATP 酶是位于胃壁细胞上的一种质子泵，能将 $H^+$ 从壁细胞内转运到胃腔中，将 $K^+$ 从胃腔中转运到壁细胞内，进行 $H^+$-$K^+$ 交换。本类药物抑制 $H^+$-$K^+$-ATP 酶，能显著抑制胃酸分泌，是作用最强的一类胃酸分泌抑制药。此外，对幽门螺杆菌也有抑制作用。

### 奥美拉唑

奥美拉唑（omeprazole）为第一代质子泵抑制药，能明显抑制基础胃酸及各种刺激引起的胃酸分泌，作用强而持久，对胃蛋白酶的分泌也有一定抑制作用，此外，尚有抗幽门螺杆菌作用。

临床用于治疗胃及十二指肠溃疡、反流性食管炎、卓 - 艾综合征、急慢性胃黏膜出血等。与 $H_2$ 组胺受体拮抗药相比较，奥美拉唑对溃疡的治愈率高，复发率低。

不良反应发生率低，有头痛、头昏、口干、恶心、呕吐、腹胀、腹泻等，少数患者有皮疹、月经期延长、男性乳房女性化，但均较轻微，停药即可消失，偶有白细胞减少及肝功能受损等。

本类药物还有第二代兰索拉唑（lansoprazole）、第三代泮托拉唑（pantoprazol）、雷贝拉唑（rabeprazole）等，其抑制胃酸分泌强度依次为雷贝拉唑 > 泮托拉唑 > 兰索拉唑 > 奥美拉唑。

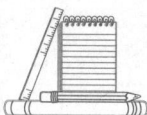

## （二）H<sub>2</sub> 组胺受体拮抗药

通过拮抗壁细胞上的 $H_2$ 组胺受体，抑制胃酸分泌，作用强而持久，疗程短，溃疡愈合率高，不良反应少。应用较早的有西咪替丁（cimetidine）、雷尼替丁（ranitidine）等。

### 西咪替丁

【药理作用和临床应用】能显著抑制基础胃酸、夜间胃酸和各种刺激（如食物、五肽胃泌素、咖啡因）引起的胃酸分泌。

主要用于治疗消化性溃疡，能缓解溃疡症状和促进溃疡愈合，睡前服用对十二指肠溃疡的疗效更好，也用于反流性食管炎、卓-艾综合征、应激性溃疡等。

【不良反应】不良反应较多，一般表现为头痛、头晕、乏力、腹泻、便秘、肌肉痛、皮疹等。老年人或肾功能不全者应用大剂量西咪替丁，可出现中枢神经系统反应，如嗜睡、焦虑、定向力障碍、幻觉等。有抗雄激素作用，可促进催乳素分泌，引起男性乳房发育、女性溢乳、性功能减退、阳痿等。

---

**知识链接**

#### 反流性食管炎和卓-艾综合征

反流性食管炎是因胃内容物反流至食管所致。反流入食管的胃酸会灼烧或刺激食管，进而产生"烧心感"，俗称"烧心病"。在内镜下，其表现为食管糜烂、食管溃疡。该病常与慢性胃炎、消化性溃疡或食管裂孔疝等疾病并存。

卓-艾综合征是由胃窦 G 细胞增生或分泌胃泌素的肿瘤引发，后者即为胃泌素瘤，特点是高胃泌素血症以及大量胃酸分泌，从而导致上胃肠道出现多发性、难治性溃疡。

---

### 雷尼替丁

雷尼替丁抑制胃酸分泌作用为西咪替丁的 4～10 倍，对肝药酶的抑制作用和抗雄激素作用不明显，主要用于治疗胃、十二指肠溃疡，疗效优于西咪替丁，且复发率较低。

不良反应较轻。因可掩盖胃癌症状，告诫患者需在确诊为非恶性病变后方能应用。

### 法莫替丁

法莫替丁（famotidine）抑制胃酸分泌作用为西咪替丁 40～50 倍，为雷尼替丁的 7～10 倍，维持时间更长。不抑制肝药酶，无抗雄激素作用，也不影响催乳素分泌。不良反应轻微，与雷尼替丁相似。

同类药物还有尼扎替丁（nizatidine）和罗沙替丁（roxatidine）等。其抑制胃酸分泌强度依次为法莫替丁＞雷尼替丁＞尼扎替丁＞罗沙替丁＞西咪替丁。

## （三）M<sub>1</sub> 胆碱受体拮抗药

### 哌仑西平

哌仑西平（pirenzepine）能选择性拮抗胃壁细胞上的 $M_1$ 胆碱受体，抑制胃酸分泌，同时还有解痉作用。用于治疗胃、十二指肠溃疡，能明显缓解溃疡病症状，疗效与西咪替丁相当。不良反应主要有口干、视物模糊、头痛、眩晕、嗜睡、便秘等。

同类药物还有替仑西平（telenzepine），作用与哌仑西平相似而较强，持续时间较长，不良反应较少。

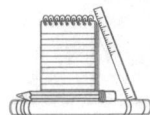

### （四）胃泌素受体拮抗药

#### 丙谷胺

丙谷胺（proglumide）化学结构与胃泌素相似，可竞争性拮抗壁细胞上的胃泌素受体（G受体），减少胃酸分泌，并对胃黏膜有保护和促进愈合作用。可用于胃溃疡、十二指肠溃疡和胃炎。丙谷胺的止痛作用和溃疡愈合率不如 $H_2$ 组胺受体拮抗药等，现已少用。

## 三、胃黏膜保护药

正常人的胃、十二指肠黏膜具有良好的防御功能，包含黏膜上皮细胞间的紧密连接、上皮细胞的再生能力、黏膜血流量、黏液、碳酸氢盐（$HCO_3^-$）、前列腺素、生长因子等。当这些防御功能减弱时，就可能导致溃疡病的发生。胃黏膜保护药能够增强胃、十二指肠黏膜的防御功能，从而发挥抗溃疡病的作用。

#### 米索前列醇

米索前列醇（misoprostol）为前列腺素 $PGE_1$ 衍生物，具有抑制胃酸、胃蛋白酶分泌作用，同时，可促进黏液和 $HCO_3^-$ 盐分泌，促进胃黏膜受损上皮细胞的重建和增殖，增加胃黏膜血流量，增强胃黏膜的屏障作用，抵御损伤因子对胃黏膜的损伤。用于胃、十二指肠溃疡及急性胃炎引起的消化道出血等，还可用于预防使用 NSAID 所引起的溃疡。

主要不良反应为恶心、腹部不适、腹痛、腹泻。因能引起子宫收缩，故孕妇禁用，对前列腺素类药物过敏者禁用。

#### 硫糖铝

硫糖铝（ulcerlmine）在酸性环境中带负电荷，能与溃疡面带正电荷的纤维蛋白、坏死组织等相结合，形成保护膜，使溃疡面与胃酸隔离，阻止胃酸、胃蛋白酶对溃烂黏膜的进一步损害，从而缓解症状，促进溃疡愈合。它能促进胃、十二指肠黏膜合成 $PGE_2$，增强胃、十二指肠黏膜的细胞屏障和黏液 – 碳酸氢盐（$HCO_3^-$）屏障。还能增强表皮生长因子、碱性成纤维细胞生长因子的作用，使其聚集于溃疡区，促进溃疡愈合。此外，硫糖铝还可抑制幽门螺杆菌。常用于治疗胃、十二指肠溃疡、慢性胃炎、反流性食管炎等疾病。

不良反应较轻，有口干、恶心、呕吐、腹泻、皮疹及头晕等症状。药物在酸性环境中发挥作用，应在饭后 2～3h 服用，且不宜与碱性药物或抑制胃酸分泌的药物联合使用。

#### 枸橼酸铋钾

枸橼酸铋钾（bismuth potassium citrate）在胃液中能形成氧化铋胶体，沉着于溃疡表面或基底肉芽组织，抵御胃酸、胃蛋白酶对溃疡面的刺激和腐蚀；与胃蛋白酶结合，降低其活性；促进黏液分泌；抑制幽门螺杆菌。主要用于胃、十二指肠溃疡，疗效与 $H_2$ 组胺受体拮抗药相似，但复发率较低。

不良反应较少，偶见恶心、呕吐等消化道症状。肾功能不全者禁用，以免引起血铋过高导致神经毒性。牛奶、抗酸药可干扰胶体次枸橼酸铋的作用，应避免联合用药。服药期间可使舌、粪便染黑，应事先告知患者，以免引起惊慌。

## 四、抗幽门螺杆菌的药物

幽门螺杆菌（helicobacter pylori，HP）为革兰氏阴性（$G^-$）厌氧菌，寄居于胃及十二指肠的黏液层与黏膜细胞之间，能产生有害物质并分解黏液，对黏膜造成损伤，进而引发溃疡。在引发溃疡的复杂机制中，幽门螺杆菌感染是一个公认的重要因素，只有根除幽门螺杆菌才能实现

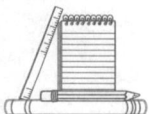

临床治愈的目的。

常用的抗幽门螺杆菌的药物分为两类。第一类为抗消化性溃疡药，如 $H^+-K^+-ATP$ 酶抑制药、硫糖铝、枸橼酸铋钾等，其抗幽门螺杆菌作用较弱，单用疗效欠佳。第二类为抗菌药，如甲硝唑、四环素、氨苄青霉素、克拉霉素、呋喃唑酮等。幽门螺杆菌在体外对多种抗菌药极为敏感，但在体内单用一种药物几乎无效。因此，临床常采用 2～3 种药物联合应用，如奥美拉唑＋阿莫西林＋甲硝唑。

# 任务二 消化功能调节药

## 一、助消化药

助消化药多为消化液中的成分或促进消化液分泌的药物，主要用于消化道分泌机能减弱、消化不良及增进食欲等。

### 胃蛋白酶

胃蛋白酶（pepsin）来自牛、猪、羊等动物的胃黏膜。常与稀盐酸同服，辅助治疗胃酸、消化酶分泌不足引起的消化不良和其他胃肠疾病，可餐前或进餐时服用，不能与碱性药物配伍。

### 胰酶

胰酶（pancreatin）来自牛、猪、羊等动物的胰腺，还含胰淀粉酶、胰脂肪酶等。在酸性溶液中易被破坏，一般制成肠衣片吞服，用于慢性胰腺炎引起的消化不良。

### 乳酶生

乳酶生（lactasin）为干燥活乳酸杆菌制剂，能分解糖类产生乳酸，使肠内酸性增高，从而抑制肠内腐败菌的繁殖，减少发酵和产气。常用于消化不良、腹胀及小儿消化不良性腹泻。乳酶生不宜与下列药物联合用药：①抑制乳酸杆菌的抗菌药，如氯霉素、四环素类；②能吸附乳酸杆菌的药物，如白陶土、活性炭等吸附剂；③碱性药物。

## 二、止吐药

呕吐是多种疾病的常见症状，如胃肠疾病、晕动病、放射病及药物中毒等，剧烈而持久的呕吐可导致水、电解质平衡紊乱，适当使用止吐药能缓解症状，防止水、电解质失衡。临床应用的止吐药主要有五类：① $H_1$ 组胺受体拮抗药（如苯海拉明）；② M 胆碱受体拮抗药（如东莨菪碱）；③多巴胺受体（$D_2$ 受体）拮抗药（如氯丙嗪）；④增强胃肠动力药；⑤ 5-HT$_3$ 受体拮抗药。前三类药物详见相关项目任务，这里主要讨论后两类。

### （一）增强胃肠动力药

#### 甲氧氯普胺

甲氧氯普胺（metoclopramide）能拮抗延髓催吐化学感受区（CTZ）的 $D_2$ 受体，产生止吐作用；还能拮抗胃肠多巴胺受体，增强胃肠蠕动，促进胃肠排空，发挥促胃肠动力作用。常用于治疗慢性功能性消化不良引起的胃肠运动障碍，如恶心、呕吐等。

大剂量静脉注射或长期应用，有锥体外系反应，可致男性乳房发育、焦虑、抑郁等。

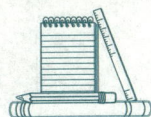

## 多潘立酮

多潘立酮（domperidone）不易通过血脑屏障，仅对外周多巴胺受体有拮抗作用，具有止吐和胃肠促动作用。可用于上消化道动力失调而导致的各种病症，如急、慢性胃炎、亚急性胃炎以及由糖尿病引起的胃轻瘫等，进食后消化不良、恶心、呕吐等；对疾病（如偏头痛、颅脑外伤）、放射治疗及化疗药引起恶心、呕吐等胃肠道反应也有效。

不良反应较轻，无锥体外系反应，偶见头痛、轻度腹部痉挛等。

## 西沙必利

西沙必利（cisapride）能促进肠壁肌层神经丛释放乙酰胆碱，增强食管、胃、小肠直至结肠的运动。用于治疗胃肠运动障碍性疾病，包括胃食管返流、慢性功能性和非溃疡性消化不良、胃轻瘫及便秘等。无锥体外系、催乳素释放及胃酸分泌等不良反应。

### （二）5-HT₃ 受体拮抗药

## 昂丹司琼

昂丹司琼（ondansetron）能选择性地拮抗中枢及迷走神经传入纤维的 5-HT$_3$ 受体，产生强大的止吐作用。它对抗肿瘤药（如顺铂、环磷酰胺、阿霉素等）引起的呕吐具有显著的止吐功效，但对晕动病以及由多巴胺激动药、去水吗啡引起的呕吐无效。临床上主要用于化疗、放疗所致的呕吐。不良反应较轻，可能会有头痛、疲乏、便秘、腹泻等症状。

# 三、泻药

泻药是一类能增加肠内水分、促进蠕动、软化粪便或润滑肠道，促进排便的药物。临床主要用于功能性便秘，分为容积性泻药（盐类泻药、渗透性泻药）、刺激性泻药和润滑性泻药三类。

### （一）容积性泻药

## 硫酸镁

【药理作用和临床应用】硫酸镁（magnesium sulfate）给药途径不同而产生不同的药理作用。口服有泻下、利胆作用，注射有降压、止惊作用，外用有消肿、止痛作用。

**1.导泻作用**　口服硫酸镁后，$SO_4^{2-}$ 和 $Mg^{2+}$ 难以被吸收，在肠腔内形成高渗透压，阻止水分吸收，使肠内容积增大，刺激肠壁，促进肠道蠕动，从而产生迅速且强大的导泻作用。一般空腹服用并大量饮水，$1 \sim 4h$ 即会发生泻下作用，排出液体性稀便。临床上主要用于外科手术术前或结肠镜检查前排空肠内容物，中毒时辅助排出肠内毒物，以及服某些驱肠虫药后促进肠虫排出。

**2.利胆作用**　口服高浓度硫酸镁或用导管直接注入十二指肠，可反射性引起胆总管括约肌松弛、胆囊收缩，发生利胆作用。用于阻塞性黄疸、慢性胆囊炎、胆石症等。

**3.降压作用**　注射给药时，$Mg^{2+}$ 能直接松弛血管平滑肌，扩张血管，使血压下降。作用迅速而强烈，可用于治疗高血压危象、妊娠高血压综合征等。

**4.抗惊厥作用**　注射后，血中 $Mg^{2+}$ 浓度升高，可抑制中枢、松弛骨骼肌，产生止惊作用。可用于治疗子痫、破伤风等所致的惊厥，尤其对子痫疗效好。

**5.消肿、止痛**　用 50% 硫酸镁溶液外敷于患处，利用其高渗作用，可减轻或消除炎症局部的水肿和疼痛。

**6.其他**　能抑制子宫平滑肌的收缩，注射给药可用于先兆流产、习惯性流产等。

【不良反应】口服过量会引起严重的腹痛、腹泻，应注意纠正水、电解质失衡。硫酸镁安全

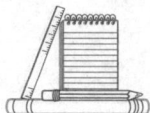

范围较窄，注射时应严格控制剂量和速度。剂量过大或注射过快可致中毒，表现为腱反射消失、血压骤降、呼吸抑制和心脏骤停等。一旦发生中毒，应立即缓慢静脉注射氯化钙或葡萄糖酸钙进行抢救。$Mg^{2+}$ 主要经肾脏排泄，肾功能受损时，应防止镁盐蓄积中毒。

同类药物还有硫酸钠（sodium sulfate），其导泻、消肿作用与硫酸镁类似，但无利胆、降压、止惊作用，也无中枢抑制作用。因此，中枢抑制药（如苯巴比妥）中毒时，应用硫酸钠导泻，而不用硫酸镁，以免加重中枢抑制。

### （二）刺激性泻药

包括比沙可啶、番泻叶、大黄和蓖麻油等，这些药物具有强烈的肠壁刺激作用，能够引起结肠广泛蠕动，从而产生反射性排便。

#### 比沙可啶

比沙可啶（bisacodyl）与肠黏膜的直接接触，刺激其感觉神经末梢，引起肠反射性蠕动增加而导致排便。用于便秘的治疗，也可用于腹部 X 线检查或内窥镜检查前清洁肠道，以及手术前后清洁肠道用。

偶可引起明显的腹部绞痛，停药后即消失。孕妇禁用，因可分泌入乳汁，哺乳期妇女不宜使用。应避免将药物吸入或与眼睛、皮肤黏膜接触；肠溶片服用时不得咀嚼或压碎，服药前 2h 不得服牛奶或制酸药；长期用药可能引起结肠功能紊乱、电解质紊乱、对泻药的依赖性及结肠黑变病；用于儿童时应考虑到可能影响正常的排便反射功能。

#### 蒽醌类

蒽醌类（anthraquinones）如大黄、番泻叶和芦荟等植物均含有蒽醌苷类，被大肠细菌分解为蒽醌，能增进结肠推进性蠕动，用药后 6～8h 排便。可用于急、慢性便秘。

### （三）润滑性泻药

#### 液体石蜡

液体石蜡（liquid paraffin）为矿物油，不被肠道吸收，产生滑润肠壁和软化粪便的作用，使粪便易于排出。适用于老人、儿童及痔疮、肛门手术患者。久用可阻碍脂溶性维生素及钙、磷吸收；不宜用于小儿，尤其不能用于婴幼儿，因可诱发类脂性肺炎。

#### 甘油

常用 50% 的甘油（glycerin）栓剂，注入肛门，由于高渗透压刺激肠壁引起排便反应，并有局部润滑作用，数分钟内即可引起排便。适用于功能性便秘、年老体弱及小儿便秘、术后排便困难者。

## 四、止泻药

腹泻是多种疾病的症状，治疗时应以对因治疗为主，但剧烈而持久的腹泻，可引起脱水和电解质紊乱，在对因治疗的同时，应适当给予止泻药。本类药物无抗感染作用，主要用于非感染性腹泻。

### （一）肠蠕动抑制药

#### 地芬诺酯

地芬诺酯（diphenoxylate）为哌替啶同类物，但无镇痛作用，对肠道运动的影响与阿片生物碱类似，可用于急、慢性功能性腹泻。不良反应少而轻，有嗜睡、恶心、呕吐、腹胀和腹部不适等。长期大剂量应用可产生成瘾性。

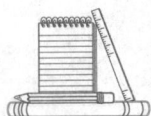

### 洛哌丁胺

洛哌丁胺（loperamide）为氟哌啶醇衍生物。除直接抑制肠道蠕动外，还可减少肠壁神经末梢释放乙酰胆碱，作用强而迅速，用于急、慢性功能性腹泻。不良反应轻微。

### （二）收敛药

### 鞣酸蛋白

鞣酸蛋白（albumin tannate）口服后在肠液中释放出鞣酸，能与肠黏膜表面的蛋白质形成沉淀，附着在肠黏膜上，减轻刺激，降低炎性渗出物，产生收敛、止泻作用。

### 次碳酸铋

次碳酸铋（bismuth subcarbonate）有收敛、止泻作用，可能使舌头和大便变黑，停药后会自动消失。

### （三）吸附药

药用炭（medical charcoal）、白陶土（kaolin）为吸附药，能吸附肠道内大量气体、毒物，起保护、止泻和阻止毒物吸收的作用。

## 五、利胆药

利胆药为促进胆汁分泌或促进胆囊排空的药物。

### 去氢胆酸

去氢胆酸（dehydrocholic acid）系半合成的胆酸氧化的衍生物，可增加胆汁中的水分含量，使胆汁变稀，数量增加，流动性提高，发挥胆道内冲洗作用。临床用于胆囊及胆道功能失调，胆汁淤滞，急、慢性胆道感染，也可用于排出胆结石。对胆道完全梗阻及严重肝肾功能减退者禁用。

### 鹅去氧胆酸

鹅去氧胆酸（chenodeoxycholic acid）能抑制胆固醇合成的关键酶（HMG–CoA 还原酶），减少胆固醇的合成和分泌，从而降低胆汁中胆固醇含量，还可促进胆固醇结石溶解。主要用于胆固醇或以胆固醇为主的混合型胆石症。不良反应以腹泻较多见，长期应用可致转氨酶升高。妊娠妇女、哺乳者及严重肝病者禁用。

### 熊去氧胆酸

熊去氧胆酸（ursodeoxycholic acid）能增加胆汁酸分泌，降低胆汁中胆固醇的含量，并在结石表面形成卵磷脂 – 胆固醇液态层，促使结石溶解。不抑制胆固醇合成，但抑制肠道吸收胆固醇，使进入胆汁中的胆固醇含量减少。与鹅去氧胆酸相比，不良反应少而轻，临床应用及注意事项与鹅去氧胆酸类似。

扫一扫，查阅
复习思考题
答案

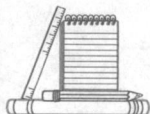

### 复习思考题

1. 抗消化性溃疡药有几类？其代表性药有哪些？各自的作用机制是什么？

2. 硫酸镁的药理作用有哪些？其相应的给药途径是什么？

# 项目二十七　作用于血液及造血系统的药物

扫一扫，查阅本项目数字资源

【学习目标】

　　掌握：抗贫血药的分类及代表药；铁剂、叶酸和维生素 $B_{12}$ 的药理作用、临床应用及不良反应。

　　熟悉：抗凝血药和促凝血药的分类及常用药物的临床应用及不良反应。血容量扩充药的药理作用和临床应用。

　　了解：纤维蛋白溶解药的临床应用。

## 案例导入

　　患者，女，28 岁。因心慌、乏力一年余就诊。检查：面色苍白，唇色淡，红细胞 $3.3 \times 10^{12}$/L，血红蛋白 89g/L，诊断：缺铁性贫血。

请思考：

1. 缺铁性贫血可选用哪些药物治疗？

2. 缺铁性贫血合理用药需要注意哪些事项？

　　血液是机体赖以生存的至关重要的物质之一。血细胞数量和功能的稳定、血液在血管内保持液态流动状态以及血容量的维持，是血液发挥正常生理功能的重要条件。造血必需物质的缺乏或造血功能出现障碍，会引发贫血；血液流动性能的改变，可能导致血栓栓塞性疾病或出血性疾病；而各种原因引起的大量失血所造成的血容量降低，会引发休克，甚至危及生命。

## 任务一　抗贫血药及造血细胞生长因子

### 一、抗贫血药

　　贫血是指循环血液中的红细胞数量或血红蛋白含量低于正常范围。临床常见的贫血可分为以下几种：①缺铁性贫血：由缺铁引起，可采用铁剂进行治疗；②巨幼细胞贫血：因缺乏叶酸或维生素 $B_{12}$ 所致，可用叶酸和维生素 $B_{12}$ 治疗；③再生障碍性贫血：由骨髓造血功能障碍导致，治疗较为困难，常采用雄激素等综合疗法。

#### 铁剂

　　常用的口服铁剂有硫酸亚铁（ferrous sulfate）、枸橼酸铁铵（ferric ammonium citrate）、富马酸亚铁（ferrous fumarate）等，注射铁剂有右旋糖酐铁（iron dextran）、山梨醇铁（iron sorbitex）等。

　　【体内过程】口服铁剂主要在十二指肠和空肠上段的肠黏膜细胞被吸收，其吸收过程受多种因素影响：胃酸、维生素 C、食物中的果糖、谷胱甘肽、枸橼酸等物质能将其还原为二价铁，从而易于被吸收；胃酸缺乏以及植物中的磷酸盐、草酸盐、鞣酸等物质，会阻碍铁的吸收；抗酸

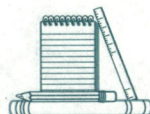

药和四环素等药物也不利于铁的吸收。

铁剂是造血的原料，主要用于合成血红蛋白，部分铁与去铁蛋白结合并储存在体内。铁主要通过粪便或尿液排出体外。

【药理作用】铁是合成血红蛋白的重要原料。当机体缺铁时，血红蛋白的合成量减少，此时红细胞数量变化不大，但体积会变小，携氧能力随之下降，从而形成缺铁性贫血，该贫血类型为小细胞低色素性贫血。铁剂能够补充机体所需的铁元素，进而纠正缺铁性贫血的状态。

【临床应用】临床用于各类原因引发的缺铁性贫血。诸如儿童生长发育期及孕妇妊娠期、哺乳期等需铁增加的情况；萎缩性胃炎、胃癌、慢性腹泻等导致铁吸收障碍的情况；月经过多、消化性溃疡、痔疮、子宫肌瘤等急慢性失血造成失铁过多的情况；还有疟疾、溶血等致使红细胞大量破坏的情况。

在针对病因进行治疗的基础上选用铁剂，疗效通常较好。一般来说，患者的症状和食欲会迅速得到改善，4～8周后血红蛋白接近正常水平。之后，将剂量减半继续用药2～3个月，以使体内的铁储存恢复正常状态。

【不良反应】

**1. 胃肠道反应**　口服铁剂最常见的不良反应为恶心、呕吐、上腹部不适、腹泻等胃肠道刺激症状。减小药量或在饭后服用可减轻这些症状。此外，铁剂与肠蠕动生理刺激物硫化氢结合后，会减弱肠蠕动，从而引起便秘。口服铁剂后，在肠道内会形成硫化铁，进而可出现黑便现象。

**2. 局部刺激症状**　铁剂注射可能有局部刺激症状，皮肤潮红、荨麻疹、发热等变态反应。严重者可出现胸闷、血压下降或心悸等情况。

**3. 急性中毒**　误服1克以上铁剂可引起急性中毒，表现为呕吐、腹痛、血性腹泻，甚至可能出现急性循环衰竭、休克乃至死亡。急救时，可用1%碳酸盐溶液或磷酸盐洗胃，并用特殊解毒剂去铁胺（desferrioxamine）进行灌胃或肌内注射，以结合残存的铁。

### 叶酸

叶酸（folic acid）属于水溶性B族维生素。广泛存在于动植物食品中，人体自身不能合成，必须从食物中获取。

【体内过程】正常机体每日所需的叶酸主要在十二指肠和空肠上段被吸收，随后广泛分布于体内，约一半在肝脏中储存，通过尿液和胆汁排出体外。

【药理作用】叶酸进入人体后，在还原酶的作用下转变为有活性的四氢叶酸，参与多种物质的合成。若叶酸缺乏，会致使红细胞DNA合成出现障碍，有丝分裂速度减缓，红细胞停滞在幼稚阶段，进而引发巨幼细胞贫血。

【临床应用】用于治疗各种原因导致的巨幼细胞贫血，尤其对于营养缺乏、婴儿期或妊娠期因对叶酸需求增加而引起的巨幼细胞贫血，治疗时以叶酸为主，配合维生素 $B_{12}$，疗效较为理想。多采用口服或肌内注射的方式给药，不宜静脉注射。一般在开始治疗后的2～3天内症状会有所改善，血象和骨髓象完全恢复正常大约需要4周时间。此外，对于缺乏维生素 $B_{12}$ 所致的恶性贫血，治疗应以维生素 $B_{12}$ 为主，辅以叶酸。

【不良反应】偶尔会出现过敏反应。长期服用可能出现厌食、恶心、腹胀等胃肠道症状。大量服用叶酸时，会引起尿液呈黄色，还可引发低钾血症及高尿酸血症。

### 维生素 $B_{12}$

维生素 $B_{12}$（vitamin $B_{12}$）是一种含金属元素钴的水溶性B族维生素，通常来源于动物内脏、牛奶、蛋黄等。临床常用氰钴胺、羟钴胺，其化学性质稳定。

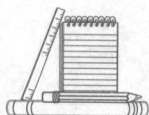

【体内过程】口服维生素 $B_{12}$ 必须与胃壁细胞分泌的糖蛋白即"内因子"相结合，才能避免被胃液消化，进而进入空肠被吸收进入血液。吸收后有 90% 在肝脏储存。口服维生素 $B_{12}$ 主要经肠道排出，而注射时大部分则从肾脏排泄。

【药理作用】维生素 $B_{12}$ 参与体内多种物质的合成及代谢过程，在细胞分裂、肝脏功能维持以及神经组织髓鞘完整性保持方面起着重要作用。当维生素 $B_{12}$ 缺乏时，会导致异常脂肪酸合成，影响正常神经髓鞘脂质合成，从而引起神经功能障碍，出现神经损害症状。

【临床应用】维生素 $B_{12}$ 主要用于治疗恶性贫血，也可与叶酸联合用于治疗巨幼细胞贫血。还可用于神经萎缩、神经炎等神经系统疾病以及肝脏疾病的辅助治疗。

【不良反应】偶尔可引起皮疹、瘙痒、腹泻及过敏性哮喘，但发生率较低，极个别情况会出现过敏性休克。不可静脉给药。

## 二、造血细胞生长因子

### 促红素

促红素（erythropoietin）是由肾皮质近曲小管管周间质细胞分泌的一种糖蛋白激素。目前临床应用的是重组人促红细胞生成素（recombinant human erythropoietin，rhEPO），可通过皮下或静脉注射的方式给药。rhEPO 能刺激红系干细胞增生，促进红细胞成熟，从而增加红细胞数量，并提高血红蛋白含量。rhEPO 对多种原因引发的贫血均有一定效果，但主要用于慢性肾衰竭和晚期肾病患者的贫血治疗。不良反应包括血压升高、血管注射部位血栓形成、流感样症状、骨骼疼痛、寒战、癫痫、皮肤反应以及变态反应等。

# 任务二　促凝血药

生理情况下，机体内的血液凝固与抗凝系统始终维持着动态平衡。如此既能确保血管内血流的畅通无阻，又能有效防止失血情况的发生。当各种因素打破这一平衡时，便可能引发出血性疾病或血栓形成，此时需使用促凝药或抗凝药进行治疗。血液凝固的基本过程见图 27-1。

---

**知识链接**

**凝血过程和纤溶过程**

血液凝固是一系列凝血因子相继激活的酶促反应过程，分为三个基本步骤：①凝血酶原激活物（Xa、V、$Ca^{2+}$、$PF_3$ 即血小板第三因子）的形成；②激活物将凝血酶原激活为凝血酶；③在凝血酶的作用下，可溶性的纤维蛋白原转变为不溶性的纤维蛋白。

血浆中纤维蛋白在纤维蛋白溶解酶的作用下被降解液化的过程称作纤维蛋白溶解，简称纤溶。纤溶系统的作用在于随时清除生理性止血过程中产生的纤维蛋白凝块，防止永久性血栓形成，以保持血流通畅。

---

促凝血药是一类能够促进血液凝固从而达到止血效果的药物。临床主要用于出血性疾病，以发挥止血作用。

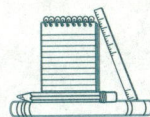

内源性凝血激活系统　　　　　　　外源性凝血激活系统

$$\boxed{接触面胶原纤维}　　　　　　　\boxed{组织损伤}$$

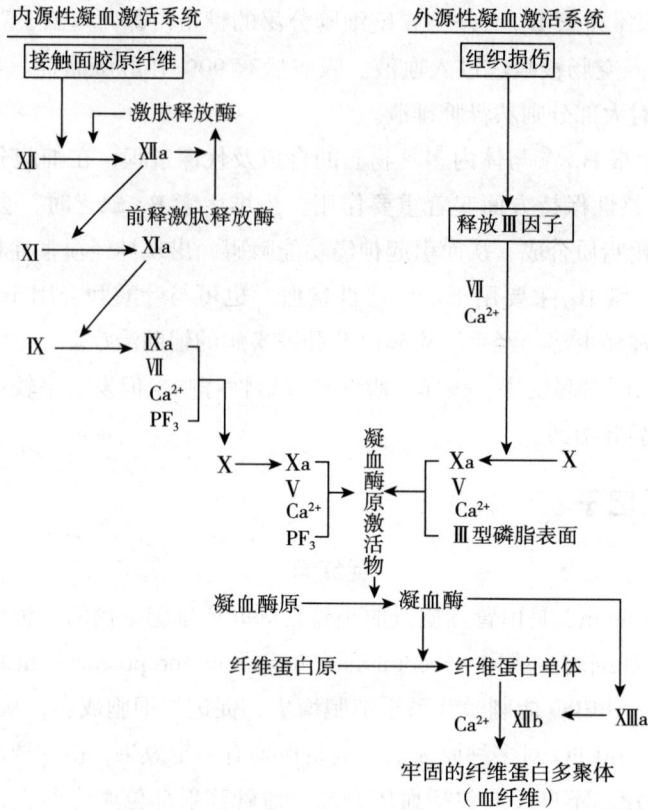

图 27-1　血液凝固的过程示意图

# 一、促进凝血因子生成药

## 维生素 K

维生素 K（vitamin K）在自然界中广泛存在。其中，维生素 $K_1$、维生素 $K_2$ 为脂溶性维生素，其吸收需要胆汁的协助；维生素 $K_3$、维生素 $K_4$ 是人工合成品，为水溶性维生素，口服吸收不依赖于胆汁，可直接被吸收入血。

【药理作用】维生素 K 作为羧化酶的辅酶，参与凝血因子 Ⅱ、Ⅶ、Ⅸ、Ⅹ 的合成。若维生素 K 缺乏，会导致上述凝血因子合成减少，进而发生凝血障碍，引起出血。

【临床应用】

1. 维生素 K 缺乏引起的出血　如新生儿、早产儿出血，长期应用广谱抗生素导致的维生素 K 合成障碍；胆瘘、梗阻性黄疸、慢性腹泻或广泛肠段切除后引起的维生素 K 吸收不良等情况导致的出血。

2. 维生素 K 拮抗药过量引起的出血　如香豆素类、水杨酸钠等药物所致的出血。

【不良反应】维生素 $K_1$ 的不良反应少，但静脉注射速度过快时，可能会产生颜面潮红、出汗、胸闷、呼吸困难、血压下降等症状，一般以肌内注射为宜。

# 二、抗纤维蛋白溶解药

## 氨甲苯酸

氨甲苯酸（aminomethylbenzoic acid）能竞争性抑制纤维蛋白溶解酶原激活因子，阻止纤溶酶原转化为纤溶酶，从而抑制纤维蛋白的溶解，通过对抗纤溶过程而产生止血作用。主要用于

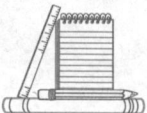

纤维蛋白溶解亢进所致的出血，如肝、肺、胰、前列腺、肾上腺、甲状腺等手术时的异常出血以及产后出血等，还可用于链激酶或尿激酶过量引起的出血。氨甲苯酸不良反应较少，但用量过大可能导致血栓形成，并可诱发心肌梗死。

氨甲环酸（tranexamic acid）的作用与氨甲苯酸基本相同，但效力略强。

## 三、促进血小板生成药

### 酚磺乙胺

酚磺乙胺（etamsylate）的止血作用迅速，但作用相对较弱，对于严重出血患者的疗效不佳。临床用于防治内脏出血、手术前后预防出血、血小板减少性紫癜及过敏性紫癜。

酚磺乙胺毒性低，静脉注射偶尔可引起变态反应。

## 四、作用于血管的促凝药

### 垂体后叶素

垂体后叶素（hypophysine）包含缩宫素和抗利尿激素（加压素）等成分。它能直接收缩小动脉、小静脉及毛细血管，有利于血小板在血管破裂处形成血栓，从而达到止血的目的。尤其对内脏血管作用明显，可降低门静脉压和肺循环压力。用于产后出血、子宫复旧不全和不完全流产，偶尔用于引产和产时子宫收缩乏力（但因用量过大可能导致血压进一步上升而出现危险情况，必须谨慎使用）。还可用于肺咯血、食管及胃底静脉曲张破裂出血和尿崩症。不良反应可能有面色苍白、出汗、心悸、胸闷、腹痛、腹泻、变态反应等。

## 五、凝血因子制剂

凝血因子制剂从健康动物或人体血液中提取获得，含有各种凝血因子，主要用于凝血因子缺乏时的补充或替代治疗。

### 凝血酶

凝血酶（thrombin）局部应用后，可使纤维蛋白原转化为纤维蛋白而实现止血。外科治疗中常将凝血酶与明胶海绵一同使用，直接敷于创面，用于止血困难的毛细血管、小血管等部位的止血。局部应用有溶液喷雾及敷于创面两种形式。由于其具有抗原性，可能会产生变态反应等。

# 任务三　抗凝血药

抗凝血药是指能够通过影响凝血因子，干扰凝血过程的某些环节从而阻止血液凝固的药物。临床主要用于血栓栓塞性疾病的防治。

## 一、体内、体外抗凝血药

### 肝素

肝素（heparin）因最初从肝脏中提取而得名，现多取自猪肠黏膜或牛肺脏。口服无效，静脉注射给药后，作用迅速，作用维持时间为 3～4h。

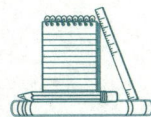

**【药理作用】**

**1. 抗凝作用**　肝素的抗凝作用主要通过与抗凝血酶Ⅲ（antithrombin Ⅲ，AT-Ⅲ）相互作用来实现。肝素与 AT-Ⅲ 的结合具有高度特异性和亲和力，这种结合会引起 AT-Ⅲ 构象发生变化，使其活性部位充分暴露，极大地加速了 AT-Ⅲ 对凝血因子（Ⅱa、Ⅸa、Ⅹa、Ⅺa 和Ⅻa 等）的灭活作用。通过这种方式，抑制凝血酶原激酶的形成，并能对抗已形成的凝血酶原激酶的作用，阻止凝血过程的进一步发展。肝素还能抑制血小板的黏附和聚集，防止血小板崩解而释放血小板第 3 因子及 5- 羟色胺，减少血小板的促凝作用。

**2. 其他作用**　肝素还具有调血脂、抗血管内膜增生、抗炎、抗过敏、免疫调节等多种非抗凝方面的药理作用。然而，由于其抗凝作用强大，其他作用在临床应用中意义不大。

**【临床应用】**

**1. 防治血栓栓塞性疾病**　用于防治血栓形成和栓塞性疾病，对深静脉血栓、肺栓塞、脑栓塞以及急性心肌梗死、脑梗死、心血管手术及外周静脉术后血栓形成等疗效显著。

**2. 弥散性血管内凝血（DIC）**　主要适用于各种原因引起的 DIC 的早期，可防止因凝血因子和纤维蛋白的消耗引起的继发性出血。

**3. 用于体外抗凝**　如在血液透析、体外循环、导管术、微血管手术等操作中及某些血液标本或器械的抗凝处理。

**4.** 用于早期冻疮、皲裂、溃疡、湿疹及浅表性静脉炎和软组织损伤。

**【不良反应】**

**1. 自发性出血**　这是最常见的不良反应，表现为皮肤黏膜出血、咯血、血尿、便血以及颅内出血等，多见于老年女性患者静脉注射给药时。严重出血时需缓慢静脉注射硫酸鱼精蛋白进行解救，一般来说，鱼精蛋白 1mg 可中和肝素 100U。

**2. 血小板减少症**　在血小板减少症患者使用低分子肝素进行治疗的过程中，存在发生肝素诱导或与免疫相关的严重血小板减少症的风险，且偶有血栓形成。这种情况常出现在治疗的第 5 至 21 天之间，其中最可能在第 10 天发生。因此，无论针对何种适应证或使用何种剂量，进行血小板计数监测（最好是全程监测）都是非常必要的。

**3. 其他**　偶见变态反应，如哮喘、荨麻疹、发热等。长期应用可致骨质疏松和骨折，孕妇应用可致早产和死胎，皮下注射可引起局部坏死等。

## 二、体内抗凝血药

### 香豆素类

香豆素类为口服抗凝药，包括双香豆素（dicoumarol）、华法林（warfarin）和醋硝香豆素（acenocoumarol）等，它们的药理作用与应用基本相同。

**【体内过程】** 华法林口服吸收迅速且完全，可透过胎盘屏障。$t_{1/2}$ 约为 40h，作用维持时间为 2 至 5 天。双香豆素为维生素 K 拮抗药，其吸收易受食物影响。

**【药理作用】** 香豆素类药物阻碍维生素 K 的循环再利用，影响凝血因子Ⅱ、Ⅶ、Ⅸ、Ⅹ的活化，间接产生抗凝血作用。起效慢，维持时间长，无体外抗凝作用。此外，香豆素类药物还具有抑制凝血酶诱导的血小板聚集作用。

**【临床应用】**

**1. 防治血栓栓塞性疾病**　可防止血栓形成与发展，对急性血栓形成的患者，应先用肝素治疗，之后再用此类药物维持治疗。

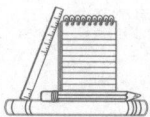

**2. 预防术后血栓形成**　用于风湿性心脏病、髋关节固定术、人工置换心脏瓣膜等术后，以防止静脉血栓的发生。

【不良反应】

**1. 自发性出血**　过量时易发生，可导致所有脏器出血，甚至颅内出血。可用维生素 $K_1$ 进行对抗，必要时用输注新鲜血液、血浆或凝血酶原复合物进行治疗。

**2. 其他**　有胃肠道反应、变态反应等。

### 三、体外抗凝血药

#### 枸橼酸钠

枸橼酸钠（sodium citrate）中的枸橼酸根离子与血浆中的 $Ca^{2+}$ 结合，形成不易解离的可溶性络合物，使血中的 $Ca^{2+}$ 浓度降低，血凝过程受到阻碍。仅用于体外血液保存，防止血液凝固，每 100mL 全血中加入输血用枸橼酸钠注射剂 10mL。

输血速度过快或大量输血（>1000mL）时，可使血液中的 $Ca^{2+}$ 浓度降低，导致手足抽搐、心功能不全、血压降低等情况。

## 任务四　纤维蛋白溶解药

纤维蛋白溶解药能够促使纤溶酶原转化为纤溶酶，进而加速纤维蛋白的降解，使新近形成的血栓得以溶解，因此又被称为溶栓药。目前所应用的溶栓药主要的缺点在于对纤维蛋白的作用缺乏特异性，在溶解血栓的同时容易诱发严重出血。

链激酶（streptokinase）和尿激酶（urokinase）属于第一代溶栓药，在临床中常采用静脉给药的方式，也可经导管直接在冠状动脉内进行给药。溶栓的最佳时机是血栓形成后的 6h 内，24h 后基本无效。在冠脉血栓形成 2～4h 内进行溶栓，可缩小心肌梗死的面积，恢复血流灌注。主要用于治疗血栓栓塞性疾病。其不良反应包括出血、呕吐等，此外，链激酶还可能引起变态反应以及血压降低。

阿尼普酶（anistreplase）、阿替普酶（alteplase）为第二代溶栓药，用于治疗血栓栓塞性疾病，如深静脉血栓形成、周围动脉栓塞、急性肺栓塞、血管外科手术后的血栓形成、导管给药所致血栓形成、新发心肌梗死、中央视网膜动脉静脉血栓形成等。瑞替普酶（reteplase）为第三代溶栓药，具有较强的选择性，全身性纤溶作用较弱。用于成人由冠状动脉梗塞引起的急性心肌梗死的溶栓疗法，能够有效改善心肌梗死后的心室功能。

## 任务五　抗血小板药

抗血小板药是指能够抑制血小板的黏附、聚集和释放功能，从而阻止血栓形成，用于防治脑或心脏缺血性疾病以及外周血栓栓塞性疾病的药物。

#### 阿司匹林

阿司匹林（aspirin）除了具有解热、镇痛、抗炎、抗风湿的作用之外，还对血栓形成有显著影响，是目前应用最为广泛的抗血小板药物。小剂量使用时可抑制血小板聚集，起到抗血栓形

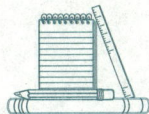

成的作用；而较大剂量使用时则会增强血小板功能，促进血栓形成。临床上每日给予小剂量的阿司匹林，可用于治疗心绞痛、心肌梗死和缺血性脑血管病，能够减少一过性脑缺血发作患者的卒中发生率和死亡率。

### 双嘧达莫

双嘧达莫（dipyridamole）能够通过多种机制抑制血小板黏附和聚集，同时还具有扩张冠脉阻力血管、增加冠脉血流量的作用。双嘧达莫是一种辅助抗血小板药物，主要用于华法林等香豆素类抗凝药的辅助治疗，适用于植入人工瓣膜的患者、口服抗凝血药仍有血栓栓塞的患者、口服抗凝血药合并阿司匹林不能耐受或有出血倾向的患者，以增强抗栓疗效；也可与小剂量阿司匹林联合应用，用于脑卒中的二级预防。

不良反应与剂量相关，可表现为头晕、面部潮红、皮疹、乏力、胃肠道症状等。过量使用或快速静脉注射时可导致血压下降。心绞痛和肝功能不全的情况较为罕见。

## 任务六　血容量扩充药

血容量扩充药是指能够维持血液胶体渗透压的一类药物。理想的血容量扩充药应具备能维持血液胶体渗透压、作用持久、无毒且无抗原性等特点。主要用于大量失血或大面积烧伤导致血容量降低、休克等紧急情况，以扩充人体的血容量，维持器官的血液灌注。

### 右旋糖酐

右旋糖酐（dextran）按其分子量可分为小分子量右旋糖酐（右旋糖酐10）、低分子量右旋糖酐（右旋糖酐40）和中分子量右旋糖酐（右旋糖酐70），临床常用后两种。

【药理作用及临床应用】

**1. 扩充血容量**　中分子右旋糖酐静脉注射后，能够提高血浆胶体渗透压，从而扩充血容量并维持血压，其作用强大且持久。临床主要用于低血容量性休克的抢救。

**2. 改善微循环**　低分子和小分子右旋糖酐可稀释血液，降低血液黏滞性，减少血小板的黏附和聚集，防止血栓形成并改善微循环，用于防治血栓栓塞性疾病及抢救各型休克。

**3. 渗透性利尿**　低分子和小分子右旋糖酐能使肾小管内渗透压升高，减少对水的重吸收，从而产生渗透性利尿作用。可改善休克后的尿量剧减情况，防治急性肾衰竭。

【不良反应】偶尔会出现变态反应，如荨麻疹、皮肤瘙痒、发热、恶心、呕吐、喘息等，个别情况会出现血压下降、呼吸困难和胸闷等严重反应。因此，初次使用者应进行皮试，静脉滴注时宜缓慢进行。重度休克时，如果连续大剂量使用大分子右旋糖酐，则可能由于血液过度稀释而影响凝血过程。

### 复习思考题

1. 简述贫血的类型及对应的治疗药有哪些。
2. 应用铁剂治疗缺铁性贫血时应注意哪些问题？
3. 比较肝素与香豆素类抗凝时的异同点。

扫一扫，查阅
复习思考题
答案

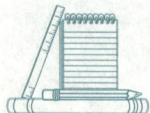

# 项目二十八　子宫平滑肌兴奋药和抑制药

扫一扫，查阅本项目数字资源

【学习目标】
　　掌握：缩宫素的药理作用、临床应用和不良反应。
　　熟悉：其他子宫平滑肌兴奋药的药理作用、临床应用和不良反应。
　　了解：子宫平滑肌松弛药的药理作用和临床应用。

## 案例导入

　　患者，女，24岁。入院前产检血压150/99mmHg，检查：尿蛋白（＋），入院待产予硫酸镁，血压恢复正常，尿蛋白（－）。于第4日经阴道分娩一男婴，会阴Ⅰ度裂伤。分娩后3min，产妇出现四肢抽搐，牙关紧闭，长达30s，自行缓解。随后按压宫底，出血400ml，立即予20U缩宫素肌注。

请思考：

1. 此时应用缩宫素的原因？缩宫素在催产或引产时，应注意哪些问题？

2. 缩宫素还有哪些其他临床应用。

## 任务一　子宫平滑肌兴奋药

　　子宫平滑肌兴奋药是选择性兴奋子宫平滑肌的药物，其药理作用因子宫生理状态和用药剂量不同而有差异，包括缩宫素、麦角生物碱、垂体后叶素和前列腺素等。使用不当可致子宫破裂、胎儿窒息等严重后果，临床应用需严格掌握适应证和剂量，做到合理用药。

### 缩宫素

　　缩宫素（oxytocin）是垂体后叶激素的主要成分之一，属于神经垂体分泌的一种多肽类激素。药用缩宫素多为人工合成品或者从牛、猪的神经垂体提取分离（含少量抗利尿激素），效价以U计算，1U相当于2μg纯的缩宫素。

　　【体内过程】口服易被胰蛋白酶破坏，口服无效；滴鼻给药经黏膜可很快吸收，作用时效约20min。肌内注射，3～5min起效，作用维持30～60min。静脉注射立即起效，作用时间短；维持疗效需静脉滴注。大部分经肝、肾代谢，少部分以原形经肾排泄。

　　【药理作用】

　　**1. 兴奋子宫平滑肌**　缩宫素能选择性兴奋子宫平滑肌，增强其收缩力和收缩频率。子宫平滑肌收缩强度取决于缩宫素剂量及子宫生理状态。小剂量缩宫素（2～5U）可加强子宫（尤其妊娠末期子宫）的节律性收缩，收缩性质与正常分娩相似，使子宫底产生节律性收缩，对子宫颈有松弛作用，利于胎儿娩出。但当缩宫素剂量加大（5～10U）时，可使子宫平滑肌发生强直性收缩，对母体和胎儿娩出不利。

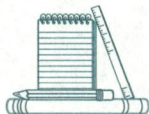

子宫平滑肌对缩宫素的敏感性受性激素的影响，雌激素能够提高敏感性，孕激素则可降低敏感性。所以，在妊娠早期，孕激素的水平较高，缩宫素对子宫平滑肌的收缩作用较弱，可以保证胎儿的安全发育；在妊娠后期，雌激素的水平较高，特别是在临产时子宫对缩宫素的反应更加敏感，此时小剂量的缩宫素就利于胎儿娩出，达到引产和催产的目的。

**2. 促进排乳**　缩宫素能使乳腺腺泡周围的肌上皮细胞收缩，促进排乳，但并未增加乳腺的乳汁分泌量。

**3. 降压作用**　大剂量缩宫素还能短暂地松弛血管平滑肌，导致血压下降。

【临床应用】

**1. 催产或引产**　小剂量缩宫素静脉滴注，增强子宫节律性收缩，促进胎儿娩出。无禁忌证的宫缩乏力孕妇可用其催产；死胎、过期妊娠或需提前终止妊娠者，可用其引产。

**2. 产后止血**　较大剂量（5～10U）肌内注射可使子宫产生强直性收缩，压迫子宫肌层内血管止血，但作用时间短，应加用麦角新碱以维持疗效。

**3. 催乳**　缩宫素滴鼻给药或小剂量肌内注射，可促进乳汁排出。

【不良反应】不良反应较少，偶有恶心、呕吐等。过量可引起子宫高频率甚至持续性强直收缩，从而可能导致胎儿宫内窒息或子宫破裂等严重后果，因此缩宫素在用于催产或引产时，需注意：①严格掌握禁忌证，凡产道异常、胎位不正、头盆不称、前置胎盘，三次以上妊娠的经产妇以及有剖宫产史者及其他子宫手术史者禁用，以免引起子宫破裂或胎儿窒息。②严格掌握给药剂量、给药方式、给药速率，避免子宫发生强直性收缩。

### 麦角生物碱类

麦角是寄生在黑麦上及其他禾本科植物中的一种麦角菌的干燥菌核，在麦穗上突出如角，故名。含多种生物碱，均为麦角酸的衍生物。包括：①胺生物碱类：麦角新碱（ergometrine）和甲麦角新碱（methylergometrine）；②肽生物碱类：麦角胺（ergotamine）和麦角毒（ergotoxine）。前者易溶于水，对子宫的作用强；后者难溶于水，对血管的作用显著，维持时间较久。

【药理作用】

**1. 兴奋子宫平滑肌**　胺生物碱类，特别是麦角新碱，能选择性地兴奋子宫平滑肌。其特点是：①起效迅速，对临产时和产后的子宫作用强，剂量稍大即引起子宫强直性收缩；②作用强而持久，稍大剂量易导致子宫强直性收缩，对子宫颈和子宫体的兴奋作用无明显差别，因此，不能用于催产和引产。

**2. 收缩血管**　肽生物碱类，尤其是麦角胺，能直接收缩动、静脉，大剂量还会损伤血管内皮细胞，导致肢端干性坏疽、血栓形成等。

**3. 拮抗α肾上腺素受体**　氨基酸麦角碱类可拮抗α肾上腺素受体，翻转肾上腺素的升压作用，使升压作用变为降压，同时抑制中枢，使血压下降。

【临床应用】

**1. 子宫出血**　麦角新碱和甲基麦角新碱可预防和治疗新产后或流产后的子宫出血。

**2. 子宫复原**　麦角新碱具有促进子宫收缩的作用，从而使子宫复原速度加快。

**3. 偏头痛**　麦角胺能收缩脑血管，降低脑动脉搏动幅度，从而减轻偏头痛，与咖啡因联合用药有协同作用。麦角胺可引起手指、脚趾、脸部麻木和刺痛感，下肢水肿，偶见焦虑或精神错乱、幻觉、胸痛、胃痛，并可加重老年病，应用时应当给予充分注意。

**4. 人工冬眠**　二氢麦角碱可与异丙嗪、哌替啶组成冬眠合剂，用于人工冬眠。

【不良反应】肌内或静脉注射麦角新碱，如果使用不当，可能发生麦角中毒，表现为持久腹

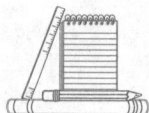

泻、手足和下肢皮肤苍白、发冷、心跳弱、持续呕吐、恶心、出冷汗、面色苍白等反应。故静脉给药时，需稀释后缓慢静脉滴注。伴有妊娠高血压综合征者用药更要慎重。大量反复用麦角胺和麦角毒，可损害血管内皮细胞，引起肢端坏死，故用药以 2～4 天为限。血管硬化及冠心病患者禁用麦角生物碱类药。

### 前列腺素

前列腺素（prostaglandins）是一类存在于全身各组织器官中的不饱和脂肪酸，对心血管、消化、呼吸及生殖系统具有广泛的生理作用和药理作用，现已人工合成，种类繁多。作为子宫兴奋药应用的药物有：地诺前列酮、地诺前列素、硫前列酮等。

前列腺素有收缩子宫的作用，以地诺前列酮和地诺前列素活性最强，对妊娠各期的子宫均有兴奋作用，且强于缩宫素，对子宫颈有软化及扩张作用，临床上主要用于抗早孕、药物流产、催产或引产。

主要不良反应为恶心、呕吐、腹痛、腹泻等，少数患者出现头晕、头痛、发热、胸闷、心率加快、血压下降或升高等反应。因其兴奋支气管平滑肌而诱发哮喘，并能升高眼内压，故不宜用于支气管哮喘及青光眼患者。其他禁忌证和注意事项同缩宫素。

### 米非司酮

米非司酮（mifeoristone）为孕酮受体拮抗药，有较强的抗孕酮作用。能兴奋子宫、软化宫颈、诱导月经和抗着床，可作为非手术性抗早孕药，与前列腺素联合用药，可提高疗效。主要用于抗早孕、死胎引产，还可用于紧急避孕。有恶心、呕吐等胃肠道反应，还可引起下腹痛、肛门坠胀感、子宫出血等症状，心、肝、肾脏疾病及肾上腺皮质功能不全者禁用；带宫内节育器妊娠和异位妊娠者禁用。

---

**知识链接**

#### 药物流产

药物流产是应用药物促使早期（停经≤49 天）妊娠终止的一种非手术性人工流产方法。米非司酮和米索前列醇是药物流产中常用的药物。米非司酮具有抗早孕、催经止孕、胎死宫内引产等作用，其抗孕酮作用较强。小剂量米非司酮序贯合并前列腺素类药物，可取得满意的终止早孕效果。药物流产具有简便、有效、无创伤的优点，避免了人流手术进宫腔操作可能造成的并发症，痛苦小、副反应轻、后遗症少，服药者心理压力也较小，易于被人接受，是避孕失败的一种补救措施。但若应用不当，会发生严重副反应与并发症，因此必须在有条件的医院，在专业医生的监护和指导下进行。

---

## 任务二 子宫平滑肌抑制药

子宫平滑肌松弛药又称为抗分娩药，使子宫平滑肌收缩力减弱，节律减慢，有利于胎儿在宫内安全生长，故临床上主要用于治疗痛经和预防早产。常用药物有 $\beta_2$ 肾上腺素受体激动药、硫酸镁、钙通道阻滞药、环氧合酶抑制药等。

### 利托君

利托君（ritodrine）为选择性 $\beta_2$ 肾上腺素受体激动药，肌内或静脉注射可选择性兴奋子宫平滑肌上的 $\beta_2$ 肾上腺素受体，松弛子宫平滑肌，降低子宫收缩强度及频率，缩短子宫收缩时间，

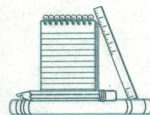

对妊娠、非妊娠子宫均有抑制作用，可减少子宫活动，延长妊娠期，推迟分娩，有利于胎儿发育成熟。临床主要用于防治 20～37 周内的早产，一般先采用静脉滴注，后改为口服给药维持。口服用药不良反应少，但静脉滴注时可有心率加快、心悸、水肿、高血糖等症状；静脉注射过快还可引起震颤、恶心、头痛、红斑及神经过敏等反应。

### 复习思考题

1. 简述缩宫素对子宫平滑肌兴奋作用的特点。
2. 比较缩宫素和麦角制剂作用及应用的主要异同点。

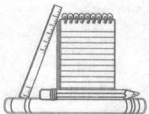

扫一扫，查阅
复习思考题
答案

# 模块六　作用于内分泌系统的药物

## 项目二十九　肾上腺皮质激素类药

扫一扫，查阅本项目数字资源

【学习目标】

掌握：糖皮质激素的分类及代表药；糖皮质激素的药理作用、临床应用、不良反应及禁忌证。

熟悉：糖皮质激素的用药方法。

了解：促皮质素及皮质激素抑制药的药理作用特点。

### 案例导入

患者，男，50岁，因"全身关节疼痛、皮肤红斑伴瘙痒3个月，近期症状加重"就诊。经详细检查，诊断为类风湿性关节炎伴皮肤湿疹。医生考虑使用肾上腺皮质激素类药物进行治疗。

请思考：

1. 请问，肾上腺皮质激素类药物在治疗这类疾病中主要发挥哪些药理作用？

2. 在使用肾上腺皮质激素类药物治疗过程中，可能会出现哪些不良反应？医生应该如何进行预防和管理？

肾上腺皮质激素属于甾体类激素，是由肾上腺皮质合成并分泌的激素的总称，简称皮质激素。按其主要的生理作用可分为以下三类：①盐皮质激素，由肾上腺皮质球状带合成与分泌，包含醛固酮、去氧皮质酮等，对机体的水盐代谢产生影响。②糖皮质激素，由肾上腺皮质束状带合成与分泌，包括氢化可的松、可的松等。③性激素，由肾上腺皮质网状带分泌，涵盖雄激素及雌激素，其分泌量少且生物活性较低。肾上腺皮质激素的合成与分泌受促肾上腺皮质激素（ACTH）以及下丘脑促皮质激素释放激素（CRH）的调节，并且存在昼夜节律性。当肾上腺皮质激素水平升高时，会负反馈抑制CRH及ACTH的分泌。

肾上腺皮质激素类药，是指具有与肾上腺皮质激素相似或相同生物活性的一类药物。此类药物在临床上用途广泛，但不良反应也较多，因此必须谨慎应用。

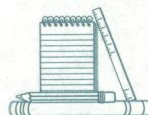

# 任务一 糖皮质激素

糖皮质激素的作用广泛且复杂，并且会随剂量的不同而发生变化。在生理状态下，所分泌的糖皮质激素主要对正常物质代谢过程产生影响。若缺乏糖皮质激素，将会引起代谢失调，甚至可能导致死亡。在应激状态下，机体分泌大量的糖皮质激素，使得机体能够适应内外环境变化所带来的强烈刺激。当处于超生理剂量（即药理剂量）时，糖皮质激素除了影响物质代谢之外，还具有多种药理作用，其临床应用极为广泛。然而，不适当的使用可导致多种不良反应和并发症，甚至会危及生命。常见糖皮质激素的作用特点见表29-1。

表 29-1 常用的糖皮质激素作用特点

| 分类 | 药物 | 水盐代谢 | 糖代谢 | 抗炎作用 | 等效剂量（mg） | $t_{1/2}$（h） | 维持时间（h） |
|---|---|---|---|---|---|---|---|
| 短效 | 氢化可的松（hydrocortisone） | 1 | 1 | 1 | 20 | 1.5～2 | 8～12 |
| | 可的松（cortisone） | 0.8 | 0.8 | 0.8 | 25 | 2.5～3.0 | 8～12 |
| 中效 | 泼尼松（prednisone） | 0.6 | 3.5 | 3.5 | 5 | 3.6 | 12～36 |
| | 泼尼松龙（prednisolone） | 0.6 | 4 | 4 | 5 | 2.1～4.0 | 12～36 |
| | 曲安西龙（triamcinolone） | 0 | 5 | 5 | 4 | ＞3.3 | 12～36 |
| 长效 | 地塞米松（dexamethasone） | 0 | 30 | 30 | 0.75 | ＞5.0 | 36～54 |
| | 倍他米松（betamethasone） | 0 | 35 | 35 | 0.6 | ＞5.0 | 36～54 |
| 外用 | 氟氢可的松（fludrocortisone） | 125 | 12 | 12 | | | |
| | 氟轻松（fluocinonide） | | | 40 | | | |

注：表中水盐代谢、糖代谢、抗炎作用的比值均以氢化可的松为1计；等效剂量以氢化可的松为标准计。

【体内过程】糖皮质激素口服、注射均易被吸收，也可从皮肤、黏膜、眼结膜、滑囊等部位进行给药。吸收后主要在肝脏进行代谢，代谢产物经肾脏随尿液排出体外。可的松、泼尼松需在体内分别转化为氢化可的松、泼尼松龙才有生物活性，因此严重肝病患者宜选用氢化可的松或泼尼松龙。

【药理作用】糖皮质激素在药理剂量下，除了发挥类似生理作用对物质代谢产生影响之外，还具有如下药理作用。

---

### 知识链接

#### 糖皮质激素对物质代谢的影响

1. 糖代谢：促进糖原异生，减缓葡萄糖的氧化过程，增加血糖来源，同时减少组织对葡萄糖的利用，从而增加肝糖原和肌糖原含量，使血糖升高。

2. 蛋白质代谢：促进组织蛋白质分解，大剂量时可抑制蛋白质合成。长期大量应用会导致肌肉萎缩、皮肤变薄、生长发育迟缓、伤口愈合缓慢等情况。

3. 脂肪代谢：抑制脂肪合成并促进分解，使血中游离脂肪酸浓度升高，大剂量长期使用可能诱发酮症酸中毒。同时，大剂量长期使用可增加血浆胆固醇，促使四肢皮下脂肪分解，并重新分布于面部和躯干，出现向心性肥胖。

4. 水、电解质代谢：有较弱的保钠排钾作用，长期使用可造成水钠潴留、低血钾、高血压等。

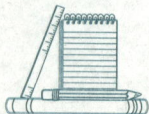

**1.抗炎作用** 糖皮质激素对各种原因引发的炎症均具有强大的抑制功效。具体表现为：在炎症早期，能够抑制炎症区域毛细血管扩张，降低毛细血管通透性，进而减轻由渗出、水肿、充血、白细胞浸润、吞噬反应以及炎症介质释放所导致的红、肿、热、痛等症状；在炎症后期和慢性炎症中，可抑制毛细血管和成纤维细胞增生，延缓肉芽组织生成，减少组织粘连及瘢痕形成，从而缓解炎症后遗症。

**2.抗免疫作用** 糖皮质激素对细胞、体液免疫均有抑制效应，小剂量主要抑制细胞免疫，大剂量则抑制体液免疫，也能抑制组织器官的移植排斥反应和皮肤迟发型变态反应。

**3.抗毒素作用** 糖皮质激素能提升机体对细菌内毒素的耐受能力，减轻内毒素对机体的损害，减少内热源的释放，降低下丘脑体温调节中枢对内热源的敏感性，具有良好的解热功效。但不能中和内毒素或使内毒素灭活，对外毒素也无作用。

**4.抗休克作用** 超大剂量的糖皮质激素可对抗各种严重休克，特别是中毒性休克。一般认为与以下因素有关：①扩张痉挛的血管，改善微循环，增加肾脏血流量；②稳定溶酶体膜，使心肌抑制因子生成减少，增强心肌收缩力；③提高机体对细菌内毒素的耐受力；④抑制某些炎症因子的产生，减轻全身炎症反应及组织损伤，使微循环血流动力学恢复正常，改善休克状态。

**5.对血液与造血系统的影响** 可刺激骨髓造血功能，使红细胞和血红蛋白含量增加，大剂量可使血小板及纤维蛋白原增多，中性粒细胞数量增多，但却降低其游走、吞噬等功能；可使淋巴组织萎缩，血中淋巴细胞、单核细胞和嗜酸性粒细胞计数显著减少。

**6.其他作用** ①允许作用：指糖皮质激素对有些组织细胞无直接作用，但可为其他激素发挥作用创造有利条件。如糖皮质激素可增强儿茶酚胺的血管收缩作用和胰高血糖素的升高血糖作用等。②退热作用：能抑制体温中枢对致热原的反应，稳定溶酶体膜，减少内源性致热原的释放，产生迅速且良好的退热作用。尤其对严重感染引起的发热具有高效退热功效。③对中枢神经系统的影响：糖皮质激素能提高中枢神经系统兴奋性，引起欣快、激动甚至失眠等反应，偶可诱发精神失常，大剂量有时可致惊厥及癫痫样发作。④对消化系统的影响：糖皮质激素能刺激胃酸和胃蛋白酶分泌，增进食欲，促进消化，但长期大剂量应用可诱发或加重消化性溃疡。

【临床应用】

**1.严重急性感染** 对于严重的急性细菌性感染，如中毒性菌痢、中毒性肺炎、急性粟粒性肺结核、暴发型流行性脑膜炎、猩红热及败血症等，在使用足量有效的抗菌药物治疗感染的同时，可将糖皮质激素作为辅助治疗手段，发挥其强大的抗炎及抗毒素作用，缓解中毒症状，防止心、脑、肾等重要脏器受损，使患者度过危险期。病毒性感染一般不使用糖皮质激素，因为目前尚无疗效确切的抗病毒药物，且糖皮质激素使用后会降低机体自身的防御力，易使感染扩散而加重病情。但对于严重的病毒感染（如病毒性肝炎、流行性腮腺炎、麻疹和乙型脑炎等），为改善症状和防止并发症，可在短时间内大剂量突击使用糖皮质激素以控制症状，病情缓解后应立即停用。

**2.预防炎症后遗症** 某些重要器官的炎症，如结核性脑膜炎、风湿性心瓣膜炎、心包炎、损伤性关节炎、睾丸炎等，可早期应用糖皮质激素，以抑制粘连、阻塞，防止瘢痕形成等后遗症的发生。对于角膜炎、虹膜炎、视网膜炎或视神经炎等非特异性眼炎，局部应用后可迅速消炎止痛，防止角膜混浊及疤痕粘连形成。

**3.免疫相关疾病**

（1）自身免疫性疾病：如风湿性关节炎、类风湿性关节炎、系统性红斑狼疮、肾病综合征等，应用皮质激素后可缓解症状，但无法根治。常采用综合疗法，不宜单独使用。

（2）变态反应性疾病：如荨麻疹、支气管哮喘、接触性皮炎、过敏性鼻炎、过敏性休克等，在应

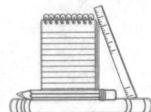

用拟肾上腺素药和抗组胺药治疗无效或病情特别严重时，也可用糖皮质激素辅助治疗，以缓解症状。

（3）器官移植排斥反应：器官移植后，可使用糖皮质激素预防排斥反应。若已发生排斥反应，常用大剂量的氢化可的松静脉滴注，排斥反应控制后再逐渐减少使用剂量，至最小维持量，并改为口服。

**4. 各种休克**　糖皮质激素适用于各种休克。对于感染性休克，配合足量有效的抗菌药，早期、大量、短时间使用糖皮质激素，有利于患者度过危险期；对于过敏性休克，宜首选肾上腺素进行治疗，但病情较重或发展较快者，可同时使用糖皮质激素。对于低血容量性休克，需结合病因进行治疗。

**5. 血液病**　对治疗急性淋巴细胞白血病，尤其是儿童急性淋巴细胞白血病，有较好疗效，但对急性非淋巴细胞白血病疗效较差。此外，还可用于治疗再生障碍性贫血、血小板减少症和过敏性紫癜等。但停药后易复发。

**6. 局部应用**　对于湿疹、肛门瘙痒、牛皮癣、接触性皮炎，宜用氢化可的松、强的松龙或氟轻松等外用制剂进行治疗。对于剥脱性皮炎、天疱疮等严重病例则应配合全身用药。对关节或肌肉韧带等损伤可与局部麻醉药联合用药局部注射，也可注入肌肉压痛点或关节腔内进行局部封闭，以达到消炎止痛目的。

**7. 替代疗法**　用于急、慢性肾上腺皮质功能不全症、脑垂体前叶功能减退及肾上腺次全切除术后的补充治疗。

【不良反应】

**1. 长期大量应用引起的不良反应**

（1）皮质醇增多症（库欣综合征）　长期大量使用糖皮质激素可引发医源性肾上腺皮质功能亢进症，主要表现为满月脸、水牛背、水肿、皮肤紫纹、多毛、糖耐量降低、高血压、月经失调、性欲减退、骨质疏松、肌肉乏力等。一般在停药后可自行消失，必要时可采用抗高血压药、抗糖尿病药、补钾等进行对症治疗，同时嘱咐患者保持低糖、低盐、高蛋白饮食，用药期间应定期监测病情变化。

（2）诱发或加重感染　长期应用糖皮质激素会使机体自身防御功能降低，常可诱发感染或使体内潜在的感染病灶扩散。特别是在原有疾病已使抵抗力降低的患者中更易发生，如肾病综合征、再生障碍性贫血等患者。

（3）消化系统并发症　糖皮质激素可抑制前列腺素合成，使胃酸、胃蛋白酶分泌增多，胃黏液分泌减少，降低胃黏膜的抵抗力，故可诱发或加重胃、十二指肠溃疡，甚至造成消化道出血或穿孔。对少数患者，还可诱发胰腺炎或脂肪肝。

（4）心血管系统并发症　长期应用，由于水钠潴留，导致血脂升高，可诱发高血压及动脉粥样硬化。

（5）骨质疏松、肌肉萎缩、伤口愈合缓慢　这是因为糖皮质激素促进蛋白质分解、抑制其合成及增加钙、磷排泄所致，严重者甚至会引起自发性骨折，长期使用还可引起股骨头无菌性缺血坏死等。

（6）其他：亦可造成糖耐量降低或导致糖尿病；可影响儿童生长发育；诱发精神失常或癫痫发作，可诱发白内障和青光眼，偶可致畸形。

**2. 停药反应**

（1）医源性肾上腺皮质萎缩和功能不全：长时间应用糖皮质激素，会反馈性抑制腺垂体促肾上腺皮质激素（ACTH）的分泌，从而导致肾上腺皮质束状带和网状带萎缩，使受抑制的下丘

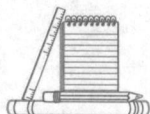

脑－腺垂体－肾上腺轴丧失对刺激的反应性。若在大剂量使用过程中突然停药或减量过快，特别是遇到感染、创伤、手术等严重应激情况时，可引起肾上腺皮质功能不全，表现为恶心、呕吐、无力、体重减轻、情绪低沉、低血压、低血糖、心率加快、颅内压升高等症状，甚至可危及生命，又称肾上腺危象。

（2）反跳现象：指减量过快或骤然停药时出现的原有病情复发或加重的现象。这是由于长期用药患者对激素产生依赖或药物用量不足，原有疾病尚未被充分控制所致。

【禁忌证】严重的精神病或癫痫、活动性消化性溃疡、新近胃肠吻合术后、骨折或创伤的修复期、肾上腺皮质功能亢进症、严重高血压或糖尿病、青光眼、白内障、角膜溃疡、孕妇、抗菌药不能控制的病毒感染和真菌感染等，均应禁用糖皮质激素。需要注意的是，当适应证与禁忌证并存时，应全面分析，权衡利弊，慎重抉择。一般来说，在情况危急的疾病中，为挽救患者生命，虽有禁忌证仍可短期应用。

【用药及疗程】

**1. 大剂量突击疗法**　适用于急、危、重症病例的治疗，如暴发型感染、哮喘持续状态、感染中毒性休克、器官移植急性排斥期、全身性红斑狼疮危象等。通常用药不超过 3 天，常选用氢化可的松，首剂为 200 ～ 300mg 进行静脉滴注，每日剂量可达 1g 以上，疗程为 3 ～ 5 天。

**2. 一般剂量长期疗法**　用于自身免疫性疾病、血液病、恶性淋巴瘤、顽固性支气管哮喘、肾病综合征等的治疗。用药可持续数月乃至更长时间。常用泼尼松 10 ～ 30mg，口服，每日 3 次。获得疗效后逐渐减量，每 3 至 5 天减量一次，每次按 20% 递减，直至达到最小有效量维持。

**3. 小剂量替代疗法**　用于急、慢性肾上腺皮质功能不全症、垂体前叶功能减退及肾上腺次全切除术后等。需长期使用接近生理剂量的药物以满足机体代谢需求。常用可的松 12.5 ～ 25mg/d，或氢化可的松 10 ～ 20mg/d。

**4. 隔日疗法**　内源性肾上腺皮质激素的分泌具有昼夜节律性，每日上午 8 ～ 10 时为分泌高峰，午夜 12 时最低。在某些慢性疾病需长期用药治疗时，可依据这一节律采用隔日疗法，即每隔一日的早晨 7 至 8 时给药 1 次。此疗法应选用中效的泼尼松、泼尼松龙，使其与体内激素分泌高峰同步，以减少对下丘脑－垂体－肾上腺轴的抑制。

**5. 局部用药**　用于治疗眼部炎症或皮肤病，但不宜大面积长时间应用。

## 任务二　盐皮质激素

盐皮质激素包括醛固酮、去氧皮质酮（desoxycorticosterone）等。内源性盐皮质激素具保钠排钾、维持机体水和电解质代谢的重要生理作用。常用盐皮质激素类药物为去氧皮质酮，临床常与糖皮质激素联合用药对慢性肾上腺皮质功能减退症进行替代治疗。

## 任务三　促皮质素及皮质激素抑制药

### 一、促皮质素

促肾上腺皮质激素简称促皮质素（ACTH），是维持肾上腺正常形态和功能的重要激素。

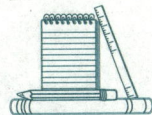

ACTH 的生理作用依赖兴奋肾上腺皮质，ACTH 的生理作用是促进糖皮质激素的合成与分泌。ACTH 口服在胃内被胃蛋白酶破坏而失效，只能进行注射给药，主要用于肾上腺皮质贮备功能检查，即 ACTH 兴奋试验，以了解肾上腺皮质功能的贮备情况；鉴别肾上腺皮质功能减退症是原发性还是继发性；也可用于辅助皮质醇增多症病因的鉴别诊断。

## 二、皮质激素抑制药

### 米托坦

米托坦（mitotane）可抑制皮质激素生物合成的多个环节，使血中糖皮质激素及其代谢物迅速减少。临床上口服主要用于无法进行手术治疗的肾上腺皮质癌、皮质复发癌、肾上腺皮质增生、皮质醇增多症以及皮质癌术后辅助治疗。主要不良反应包括消化系统症状、中枢抑制症状和运动功能失调等。

### 美替拉酮

美替拉酮（metyrapone）可致内源性皮质激素合成减少。主要用于皮质癌和皮质醇增多症等所致的肾上腺皮质功能亢进症，还可用于垂体释放 ACTH 的功能试验。

### 复习思考题

1. 简述糖皮质激素的主要药理作用、临床应用和不良反应。

2. 长期使用糖皮质激素后突然停药时，为什么会出现肾上腺皮质功能减退症？防治措施有哪些？

扫一扫，查阅
复习思考题
答案

扫一扫，查阅
本项目数字
资源

# 项目三十　甲状腺激素及抗甲状腺药

【学习目标】

掌握：抗甲状腺药的分类及代表药；甲状腺激素、硫脲类药物的药理作用、临床应用及不良反应。

熟悉：碘和碘化物的作用特点。

了解：甲状腺激素的合成、分泌与调节。

### 案例导入

患者，女，45 岁，近期因体重显著下降、心跳加速、易怒、失眠及手部细微震颤等症状前往医院就诊。经过初步检查和甲状腺功能测试，诊断：甲状腺功能亢进。

请思考：

1. 请结合患者的症状，简述甲状腺激素的主要生理作用。

2. 常用的抗甲状腺药物有哪些类别，简述它们的主要作用机制及可能的不良反应。

甲状腺是人体最大的内分泌腺，通过合成和分泌甲状腺激素，在促进生长发育、维持机体

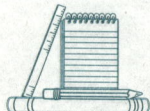

正常代谢等方面调节机体生理机能。甲状腺激素合成、分泌减少，可引起甲状腺功能减退症，简称甲减；合成、分泌增多，可引起甲状腺功能亢进症，简称甲亢。

# 任务一　甲状腺激素

甲状腺激素为碘化酪氨酸的衍生物，主要包括三碘甲状腺原氨酸（triiodothyronine，$T_3$）和甲状腺素（3,5,3',5'-tetraiodo thyronine，$T_4$，四碘甲状腺原氨酸），$T_3$ 和 $T_4$ 生理作用相似，其中 $T_4$ 含量相对较多，而 $T_3$ 的活性则更强。

【甲状腺激素的合成、分泌与调节】

**1. 摄取**　甲状腺的摄碘率是评价甲状腺功能的指标之一。甲状腺腺泡细胞通过碘泵的主动转运从血中摄取碘。正常状态下，甲状腺腺泡细胞中碘化物的浓度为血浆浓度的 25 倍，甲亢时可达 250 倍。

**2. 合成**　摄取的碘离子（$I^-$）被过氧化物氧化成活性碘（$I^0$），$I^0$ 与甲状腺球蛋白（TG）上的酪氨酸残基结合，生成一碘酪氨酸（MIT）、二碘酪氨酸（DIT）；在过氧化物酶作用下，1 分子 MIT 与 1 分子 DIT 偶联成 $T_3$，2 分子 DIT 偶联成 $T_4$。$T_3$ 和 $T_4$ 合成后仍与 TG 分子结合，储存于甲状腺腺泡腔胶质中。

**3. 释放**　垂体分泌促甲状腺激素（TSH）时，在蛋白水解酶作用下，TG 分解并释放 $T_3$、$T_4$ 入血。

**4. 调节**　甲状腺激素的合成与释放受到下丘脑 – 垂体 – 甲状腺轴调控。下丘脑分泌的促甲状腺激素释放激素（TRH）促进垂体前叶合成和释放 TSH，TSH 释放增加使 $T_3$、$T_4$ 合成、释放增加，血中游离的 $T_3$、$T_4$ 浓度升高。当血中 $T_3$、$T_4$ 浓度过高时，又对 TRH 和 TSH 的释放产生负反馈调节。

【药理作用】

**1. 维持生长发育**　促进蛋白质合成，促进神经系统、骨骼和性器官的生长发育。甲状腺功能不全或缺碘时，婴幼儿躯体和智力发育均受影响，可致呆小病（克汀病）；成人可引起水钠潴留，细胞间液增加，皮下组织出现大量黏蛋白沉积，引起黏液性水肿。

**2. 促进代谢**　促进物质氧化，耗氧增加，基础代谢率提高，加快脂肪和糖代谢，增加产热、升高血糖等。故甲状腺功能亢进时有怕热、多汗、心悸等症状；甲状腺功能低下时常见畏寒、心率减慢等。

**3. 提高机体交感神经 – 肾上腺髓质系统的反应性**　增加机体对儿茶酚胺的敏感性，提高中枢及交感神经兴奋性。甲亢患者常见心率加快、血压升高、急躁易怒、失眠等症状。

【临床应用】

**1. 呆小症**　是胎儿或新生儿甲状腺功能减退所致，应及早诊治；过晚治疗，躯体可发育正常，智力仍低下。治疗应从小剂量开始，并逐渐增至足量，须终身替代治疗。

---

**知识链接**

**呆小症**

呆小症又称克汀病、呆小病或先天性甲状腺功能减低症。主要发生在甲状腺肿流行地区，胚胎发育到 4 个月后甲状腺可合成甲状腺素，若母亲缺碘致胎儿碘不足，会使

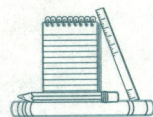

胎儿期甲状腺素合成不足，严重影响胎儿中枢神经系统，不及时补碘将造成不可逆损害。散发者由先天性甲状腺发育不良或甲状腺激素合成酶缺陷导致。

在甲状腺肿流行地区推广加碘食盐预防。孕妇妊娠最后 3～4 个月，每日加服碘化钾 20～30mL 并多吃含碘食物。胎儿出生后需检查，可疑患儿进一步确诊并治疗。出生后治疗效果不如胎内预防，根治需从预防着手。我国广泛使用碘化食盐后，发病率明显下降。

**2. 黏液性水肿**　可以消除水肿、困倦等症状，由小剂量渐增至足量。老年及心血管疾病患者应缓慢增量，以防过量诱发或加重心脏病变。垂体功能低下者，应先用糖皮质激素再给予甲状腺激素，以防出现急性肾上腺皮质功能不全。

**3. 单纯性甲状腺肿**　缺碘者应先以含碘食盐、食物等补碘。原因不明或严重者可适量给予甲状腺激素，以补充内源性激素不足，并抑制 TSH 分泌，以减轻代偿性甲状腺组织增生肥大。

**4. 其他**　①单纯性甲状腺肿患者应用抗甲状腺药时，加服 $T_4$ 可减轻甲亢所致突眼、甲状腺肿大及防止甲状腺功能减退。②甲状腺癌：术后应用 $T_4$，可减少复发，用量较大。此外，还可用于甲状腺功能辅助检查等。

【不良反应】过量可见甲状腺功能亢进表现，如心悸、体重减轻、多汗、神经过敏、失眠等，重者可致发热、呕吐、腹泻、脉搏快而不规则，甚者出现心绞痛等，可用 β 肾上腺素受体拮抗药对抗。一旦出现毒性反应，停药 1 周后再从小剂量开始给药。

### 左甲状腺素钠

左甲状腺素钠（levothyroxinesodium）为人工合成的 $T_4$ 钠盐。口服生物利用度约为 50%，起效缓慢而平稳，经肝脏代谢后，由肾排出。与生理激素类似，可作为甲状腺激素代用品。药理作用、临床应用及不良反应与甲状腺激素类似。

# 任务二　抗甲状腺药

## 一、硫脲类

硫脲类是抑制甲状腺激素合成的常用抗甲状腺药，分为两类：①硫氧嘧啶类，常用甲硫氧嘧啶（methylthiouracil）和丙硫氧嘧啶（propylthiouracil）；②咪唑类，常用甲巯咪唑（thiamazole）和卡比马唑（carbimazole）。

【药理作用】

**1. 抑制甲状腺激素的合成**　通过抑制过氧化物酶，进而抑制碘离子（$I^-$）氧化成活性碘（$I^0$），酪氨酸碘化和 MIT 与 DIT 的偶联减少，使 $T_3$、$T_4$ 合成减少；不影响甲状腺摄碘，对已合成的 $T_3$、$T_4$ 无效，2～3 周症状开始改善，1～2 个月基础代谢率方能恢复正常。

**2. 抑制 $T_4$ 转为 $T_3$**　机体内 $T_4$ 可脱碘转化为 $T_3$，丙硫氧嘧啶能抑制其转化，迅速控制生物活性较强的 $T_3$ 水平，起效快，更适用于重症甲亢、甲亢危象的辅助治疗。

**3. 免疫抑制**　甲亢与自身免疫异常有关。硫脲类能抑制免疫球蛋白生成，氧自由基、淋巴因子释放受限，降低血液循环中甲状腺刺激性免疫球蛋白水平，除控制自身免疫性甲亢所致高代谢症状外，尚有一定对因治疗的作用。

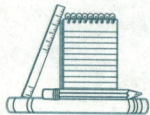

【临床应用】

**1. 甲亢内科治疗**　适用于轻症、不宜手术或放射性碘治疗的甲亢患者。开始治疗时用大剂量，尽快抑制甲状腺激素合成，甲状腺激素降至正常时，药量递减，直至维持量。疗程 1 ～ 2 年，停药过早易复发。

**2. 甲亢术前准备**　甲状腺次全切除术前，为使甲状腺功能恢复或接近正常应用硫脲类，可减少麻醉和术后并发症，防止发生甲状腺危象。应用硫脲类药容易致 TSH 代偿性分泌增加，使甲状腺充血，不利于手术，故在术前两周常与大剂量碘联合用药。

**3. 甲状腺危象的辅助治疗**　甲状腺危象时有大量甲状腺激素释放入血，除消除诱因、对症治疗外，在应用大剂量碘剂抑制甲状腺激素释放时，可立即应用大剂量硫脲类阻滞甲状腺激素的合成。用量约为治疗量的 2 倍，一般不超过 1 周。

【不良反应】

**1. 变态反应**　最为常见，多见皮疹、瘙痒、药疹等，少数伴有发热，大多停药可消除。严重者，如出现剥脱性皮炎、红斑狼疮样反应等，需立即停药并用糖皮质激素治疗。

**2. 胃肠道反应**　表现为厌食、呕吐、腹痛、腹泻、晕眩等，在进餐时服用可减轻。

**3. 粒细胞减少**　为最严重的不良反应，发生率低，具有潜在致死性，多于用药后 2 ～ 3 个月出现，老年人较易发生，应定期检查血象。检查血象时应与甲亢所致白细胞减少进行区别。

**4. 甲状腺肿及甲状腺功能减退**　长期用药可使甲状腺激素水平显著下降，TSH 反馈性分泌增加，引起腺体代偿性增生。

## 二、碘和碘化物

碘为人体必需的微量元素之一，正常人每日摄碘 100 ～ 150μg。《神农本草经》最早记载用含碘食物治疗甲状腺疾病。临床常用的碘和碘化物制剂有复方碘口服液（Compound iodine oral solution）、碘化钾（potassium iodide）、碘化钠（sodium iodide）。

【药理作用】不同剂量的碘和碘化物对甲状腺功能产生的作用不同。①小剂量碘是合成甲状腺激素的原料，适用于单纯性甲状腺肿。②大剂量的碘或碘化物可抑制甲状腺。主要通过抑制蛋白水解酶，使 $T_3$、$T_4$ 与 TG 分子的结合体水解减少，导致甲状腺激素释放减少；其次，通过抑制过氧化物酶，酪氨酸碘化，MIT 与 DIT 的偶联减少，使 $T_3$、$T_4$ 合成减少；此外，大剂量碘剂还能抑制 TSH 的分泌，使腺体缩小变硬，血管减少，利于手术。

【临床应用】

**1. 单纯性甲状腺肿**　采用小剂量碘。碘化钾或碘化钠加入食盐中，可有效预防单纯性甲状腺肿。疾病早期采用复方碘溶液或碘化钾，必要时可加用甲状腺激素以抑制腺体增生，如腺体太大，应考虑手术治疗。

**2. 甲亢术前准备**　在硫脲类药物控制症状的基础上，术前两周加用大剂量碘，可使腺体缩小变硬，减少出血，利于手术。

**3. 甲状腺危象**　大剂量碘可阻止甲状腺激素的释放，静脉滴注或口服，需要联合应用大剂量的硫脲类药阻滞甲状腺激素的合成。

【不良反应】少数患者可见急性变态反应，表现为皮疹、药热、血管神经性水肿等，严重者可因上呼吸道水肿、严重喉头水肿而窒息。长期应用可引起慢性碘中毒，出现口中金属味、咽喉部灼烧感、唾液分泌增加、结膜刺激、鼻窦炎、胃部不适等。久用可诱发甲状腺功能紊乱。碘和碘化物可透过胎盘屏障，随乳汁分泌，引起新生儿甲状腺肿，故孕妇及哺乳期妇女应慎用。

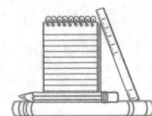

### 三、放射性碘

临床常用的放射性碘为 $^{131}I$。其 $t_{1/2}$ 约 8 天，56 天内其放射性可消除 99% 以上。$^{131}I$ 可通过摄碘被甲状腺摄取，在腺泡中产生 β 射线（占 99%）和 γ 射线（占 1%），β 射线在组织内的射程约 2mm，辐射只损伤甲状腺实质，对周围组织几乎无损伤。γ 射线，射程远，可在体外测得，故小剂量 $^{131}I$ 可用于甲状腺摄碘功能测定。$^{131}I$ 作用类似于手术切除部分甲状腺，适用于不宜手术、手术后复发及其他药物治疗无效或过敏者。

### 四、β 肾上腺素受体拮抗药

β 肾上腺素受体拮抗药，如普萘洛尔（propranolol）、阿替洛尔（atenolol）、美托洛尔（metoprolol）等可用于甲亢及甲状腺危象的辅助治疗。通过拮抗心脏 $β_1$ 肾上腺素受体，减慢心率；拮抗中枢 β 肾上腺素受体，减轻焦虑；此外，减少外周 $T_4$ 脱碘，减少 $T_3$ 的生成。适用甲亢的辅助治疗和甲状腺部分切除术术前给药，单用效果不佳，与硫脲类药物联合用药产生协同作用，则疗效迅速而显著。

#### 复习思考题

1. 请以碘剂对甲状腺功能的影响为例，说明药物剂量对药物作用的影响。
2. 简述硫脲类的药理作用、临床应用及不良反应。

扫一扫，查阅
复习思考题
答案

扫一扫，查阅
本项目数字
资源

# 项目三十一　降血糖药

> **【学习目标】**
>
> 掌握：口服降血糖药的分类及代表药；胰岛素的药理作用、临床应用及不良反应。
>
> 熟悉：磺酰脲类、双胍类降血糖的药理作用、临床应用及不良反应。
>
> 了解：其他口服降糖药的作用特点及临床应用。

#### 案例导入

患者甲，男，14 岁，近半年常感口渴，多饮、多食，近 1 个月体重减轻 8kg，入院检查：空腹血糖 22mmol/L，尿糖（+++），尿酮（++），诊断为 1 型糖尿病。

患者乙，女，45 岁，肥胖，一年以来多饮、多尿、乏力，近来症状加重，入院检查：空腹血糖和餐后血糖均高于正常，诊断为 2 型糖尿病。

请思考：

1. 根据上面信息，两位患者可用哪些药物进行治疗？
2. 简述上述药物的适应证及不良反应。

糖尿病是以高血糖为特征的代谢性疾病。高血糖是由胰岛素分泌缺陷或其生物作用受损，

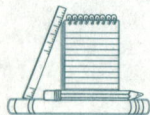

或者两者兼有而引起的。由于高血糖长期存在，会导致各种组织出现慢性损害和功能障碍。糖尿病主要包括 1 型糖尿病、2 型糖尿病、妊娠糖尿病以及特殊类型的糖尿病这四种类型。

治疗糖尿病的药物主要有胰岛素类和口服降血糖药。其治疗采取综合治疗的原则，即在体育锻炼、饮食治疗的基础上应用降血糖药物，以降低血糖、纠正代谢紊乱并防止并发症的产生。1 型糖尿病主要采用胰岛素治疗，2 型糖尿病可使用口服降糖药或胰岛素治疗。

# 任务一　胰岛素

胰岛素（insulin）是由胰岛 β 细胞合成和分泌的多肽类激素。药用胰岛素在过去多从猪、牛等动物的胰腺中提取，而目前借助 DNA 重组技术能够人工合成胰岛素。

【体内过程】胰岛素口服后易被破坏，因此必须通过注射方式给药。通常采用皮下注射，吸收较为迅速，作用可持续数小时。其主要在肝脏和肾脏中被水解灭活。在胰岛素中加入碱性蛋白质和微量锌可使其形成盐，进而提高其等电点，使其接近体液的 pH 值，同时降低溶解度。由此可制成中、长效制剂。这些制剂在皮下或肌内注射后缓慢释放，从而使作用时间得以延长。中、长效制剂均为混悬剂，不可进行静脉注射（表 31-1）。

表 31-1　常用胰岛素（含类似物）制剂分类及特点

| 类型 | 药物 | 给药途径 | 作用时间（h） | | | 给药时间和次数 |
|---|---|---|---|---|---|---|
| | | | 起效 | 达峰 | 维持 | |
| 超短效 | 门冬胰岛素（类似物） | 皮下 | 0.16～0.3 | 1～3 | 3～5 | 餐前 10min/ 餐后立即，3～4 次 /d |
| | 赖脯胰岛素（类似物） | 皮下 | 0.25 | 0.5～1.2 | 2～5 | 餐前 15min/ 餐后立即，3～4 次 /d |
| 短效 | 普通胰岛素 | 静脉 | 立即 | 0.5 | 2 | 急救时 |
| | | 皮下 | 0.5～1 | 2～4 | 6～8 | 餐前 0.5h，3～4 次 /d |
| 中效 | 低精蛋白锌胰岛素 | 皮下 | 2～4 | 8～12 | 18～24 | 早 / 晚餐前 0.5～1h，1～2 次 /d |
| | 珠蛋白锌胰岛素 | 皮下 | 2～4 | 6～10 | 12～18 | 早、晚餐前 0.5h 各 1 次，2 次 /d |
| 长效 | 精蛋白锌胰岛素 | 皮下 | 3～4 | 12～20 | 24～36 | 早餐前 0.5～1h，1 次 /d |
| 超长效 | 甘精胰岛素（类似物） | 皮下 | 1.5 | – | 24 | 定时 1 次 /d |

【药理作用】胰岛素可调节机体糖、脂肪和蛋白质的代谢。胰岛素作用于胰岛素受体的 α 亚基和 β 亚基，激活酪氨酸蛋白激酶，导致蛋白质磷酸化，激活多种酶活性，进而产生生物学效应。主要产生 4 个方面的作用：

（1）糖代谢　促进葡萄糖的转运，加速葡萄糖的有氧氧化和无氧酵解，促进糖原合成和贮存，抑制糖原分解和糖异生，使血糖来源减少、去路增加，降低血糖。

（2）脂肪代谢　增强脂肪合成酶活性，促进脂肪合成并抑制其分解，减少游离脂肪酸及其酮体的合成。

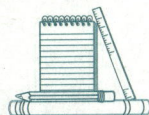

（3）蛋白质代谢　促进氨基酸转运进入细胞内，加速蛋白质合成并抑制其分解。

（4）促进 $K^+$ 转运　促进 $K^+$ 内流，使细胞内 $K^+$ 浓度升高，血钾降低。

【临床应用】

**1. 糖尿病**　适用于胰岛素缺乏所致的各型糖尿病。包括：①1型糖尿病，目前为唯一治疗药物；②经饮食控制、口服降糖药治疗无效或口服降糖药不能耐受的2型糖尿病；③糖尿病出现各种急性或严重并发症者，如酮症酸中毒或高渗性糖尿病昏迷者；④各型糖尿病合并创伤、手术、高热、重度感染、消耗性疾病、妊娠者。⑤全胰腺切除引起的继发性糖尿病。

**2. 细胞内缺钾**　与葡萄糖、氯化钾等联合用药可促进 $K^+$ 内流，纠正细胞内缺钾。防治心肌梗死的心律失常。

---

**知识链接**

### 酮症酸中毒

酮症酸中毒是一种由于体内代谢异常引发的病症。在肝脏中，脂肪分解产生的中间代谢产物被称为酮体，主要包括乙酰乙酸、β–羟丁酸和丙酮。正常情况下，机体仅产生少量酮体，这些酮体会随着血液被运送到心脏、肾脏和骨骼肌等组织，作为能量被利用，此时血中酮体浓度很低，一般不超过 1.0mg/dL，且在尿中检测不到酮体。然而，当体内胰岛素不足或缺乏糖类物质时，比如处于饥饿、禁食状态或出现严重妊娠反应等情况，脂肪会分解过多，导致酮体浓度增高，一部分酮体会通过尿液排出体外，从而形成酮尿。当肝内酮体生成的数量超过肝外组织的利用能力时，血酮体浓度就会过高，而酮体中的乙酰乙酸和β–羟丁酸均为酸性物质，若在血液中积蓄过多，就会使血液变酸，进而引起酸中毒。酮症酸中毒的治疗目的在于纠正水和电解质失衡，纠正酸中毒状态，补充胰岛素以促进葡萄糖利用，并寻找和去除诱发酮症酸中毒的应激因素。

---

【不良反应】

**1. 低血糖**　用胰岛素后未及时进食或使用过量者多见，也是最常见的不良反应。常表现为饥饿感、出汗、心跳加快，严重者出现惊厥、休克、昏迷，甚者脑损伤及死亡。一经发现需立即进食或饮用糖水，重者立即静脉注射50%葡萄糖溶液抢救。

**2. 变态反应**　动物胰岛素较多见，一般反应轻微，常见局部皮疹反应，可进行抗过敏治疗。偶见过敏性休克。可能因为动物胰岛素与人胰岛素结构差异所致；制剂不纯，含有杂质，选用高纯度制剂、人胰岛素或单组分胰岛素可减少变态反应发生。

**3. 胰岛素抵抗性**　即机体对胰岛素的敏感性降低。可分为两型：①急性抵抗：在应激状态下如情绪激动、感染、创伤、手术等可致胰岛素与受体结合减少，或因酮症酸中毒血中大量游离脂肪酸和酮体妨碍葡萄糖的摄取、利用所致，处理方法是消除诱因，加大胰岛素用量；②慢性抵抗：无并发症的糖尿病患者每日胰岛素用量需在200U以上时产生，可能与产生胰岛素抗体、胰岛素受体数目减少、靶细胞葡萄糖转运系统失常、注射部位脂肪萎缩等有关。处理方法是换用胰岛素并适当调整剂量，如牛胰岛素换成猪（人）胰岛素。

**4. 脂肪萎缩**　皮下注射可出现局部红肿、硬结和皮下脂肪萎缩。女性多于男性，常更换注射部位或改用高纯度胰岛素可减少此反应的发生。

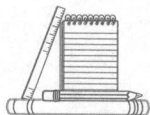

# 任务二　口服降血糖药

口服降血糖药可通过促进胰岛素分泌、胰岛素增敏、抑制糖吸收等途径降低血糖，常用于 2 型糖尿病的治疗。常分为促胰岛素分泌药（磺酰脲类药和非磺酰脲类药）、双胍类、胰岛素增敏药、葡萄糖苷酶抑制药及其他新型降血糖药。

## 一、磺酰脲类促胰岛素分泌药

磺酰脲类（sulfonylureas）药可以分为两代，第一代常用药物有甲苯磺丁脲（tolbutamide）和氯磺丙脲（chlorpropamide）等。第二代降血糖作用较第一代明显增强，常用药物有格列本脲（glibenclamide）、格列吡嗪（glipizide）、格列喹酮（gliquidone）、格列齐特（gliclazide）、格列美脲（glimepiride）等。

【体内过程】口服吸收快而完全，血浆蛋白结合率达 90% 以上。多数药物在肝脏代谢，经肾脏迅速排出。甲苯磺丁脲维持时间最短、作用最弱，氯磺丙脲维持时间最长。本类药物可透过胎盘，促进胎儿胰腺分泌胰岛素，易致出生时严重低血糖。

【药理作用】

1.降血糖作用对正常人及胰岛功能尚存的糖尿病患者均有降血糖作用，对胰岛功能完全丧失者无效。作用机制主要有：①与胰岛 β 细胞膜上的磺酰脲受体结合，刺激胰岛 β 细胞释放胰岛素；②抑制胰高血糖素分泌；③提高靶细胞对胰岛素的敏感性，增加胰岛素受体的数目和亲和力等。

**2.抗利尿作用**　氯磺丙脲和格列本脲可促进抗利尿激素分泌，减少尿量。

**3.影响凝血功能**　第二代磺酰脲类可减少血小板数量，抑制血小板黏附和聚集；还可促进纤溶酶原的合成，恢复纤溶酶活性，使血管对活性胺类的敏感性降低，改善微循环，可预防或缓解糖尿病微血管并发症。

【临床应用】

**1.糖尿病**　用于胰岛功能尚存，饮食控制无效的 2 型糖尿病。可刺激胰岛素分泌，减少胰岛素抵抗者胰岛素的用量。

**2.尿崩症**　氯磺丙脲、格列本脲可使患者尿量减少，与噻嗪类药物联合用药可产生协同作用。

【不良反应】常见胃肠道反应，表现为恶心、呕吐、腹泻等，餐后服用可减轻。少数患者可见变态反应。亦可见粒细胞减少、肝损伤和胆汁淤积型黄疸，可能出现持久性低血糖。氯磺丙脲大剂量使用可引起精神错乱、晕眩、嗜睡、共济失调等中枢症状。

## 二、非磺酰脲类促胰岛素分泌药

这类药物主要有瑞格列奈（repaglinide）、那格列奈（nateglinide），分别为苯甲酸和苯丙酸的衍生物，为短效的非磺酰脲类口服促胰岛素分泌药，主要降低餐后血糖水平，被称为"餐时血糖调节药"。

### 瑞格列奈

瑞格列奈口服吸收迅速，作用快、短暂。主要通过与胰岛 β 细胞膜上的磺酰脲受体结合，刺激胰岛 β 细胞释放胰岛素，实现降血糖作用。能快速降低餐后血糖，适用于降低 2 型糖尿病

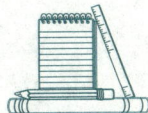

的餐后血糖。不良反应较轻而短暂，常见头痛、腹泻和低血糖等。

## 三、双胍类

二甲双胍（metformin）临床较常用，在无禁忌证且能够耐受的基础上，常将二甲双胍作为治疗 2 型糖尿病起始治疗的首选药物和联合用药的基础药。同类药物还有苯乙双胍。

【体内过程】口服易吸收，生物利用度约 50%，血药浓度 2h 达峰值，结构稳定，不与血浆蛋白结合，大多以原形随尿排出。

【药理作用】可明显降低糖尿病患者血糖，对正常人血糖无影响。主要是通过以下五个方面降低血糖：①增加周围组织对糖的无氧酵解和利用；②减少葡萄糖经肠道吸收；③抑制肝糖异生；④增强胰岛素与其受体结合的能力；⑤减少胰高血糖素释放。此外，药物还有轻度降低血胆固醇、抗动脉粥样硬化等作用，使用过程中不刺激胰岛素分泌，可减少胰岛素抵抗。

【临床应用】用于轻症 2 型糖尿病，尤其是肥胖、超重及单用饮食控制无效者；与磺酰脲类联用产生协同作用。

【不良反应】多见胃肠道反应，部分患者可见口臭、口中金属味等。乳酸性酸中毒，为危及生命的严重不良反应。是因为双胍类药物促进葡萄糖的无氧酵解，使乳酸产生增加所致，尤以苯乙双胍发生率高，故目前已少用。二甲双胍较少引起乳酸性酸中毒。

## 四、胰岛素增敏药

临床常用的药物包括罗格列酮（rosiglitazone）、吡格列酮（pioglitazone）等，属于噻唑烷二酮类（thiazolidinediones）药物，通过增加外周组织对胰岛素的敏感性，从而改善胰岛素抵抗而降低血糖，并且可以改善与胰岛素有关的多种心血管危险因素。

【药理作用】

**1. 降血糖**　可激动过氧化物酶体增殖物激活受体 γ（PPARγ），增加肌肉、脂肪、肝脏等组织细胞上胰岛素受体对胰岛素的敏感性，改善胰岛素抵抗，增加葡萄糖的利用，从而降低血糖。

**2. 改善脂肪代谢紊乱**　激活外周游离脂肪酸代谢调节机制，提高高密度脂蛋白水平，降低游离脂肪酸、甘油三酯等，改善胰岛素抵抗所致的脂肪代谢紊乱。此外，还可抑制炎症反应、血小板聚集和内皮细胞增生，具有抗动脉粥样硬化的作用。

**3. 改善胰岛功能**　可增加胰腺胰岛的密度、面积和胰岛中胰岛素的含量，通过减少细胞死亡而阻止胰岛 β 细胞的衰退。

【临床应用】适用于其他降糖药无效，特别是胰岛素抵抗的 2 型糖尿病患者。

【不良反应】不良反应较少，常见体重增加、水肿、嗜睡、头痛、血容量增加等，可增加骨折与心力衰竭的风险。

## 五、葡萄糖苷酶抑制药

通过抑制小肠 α- 葡萄糖苷酶，延缓淀粉类水解，减慢葡萄糖的生成和吸收，从而避免餐后血糖急剧上升的降血糖药，尤其是餐后高血糖。常用的 α- 葡萄糖苷酶抑制药有阿卡波糖（acarbose）、伏格列波糖（voglibose）等。小肠壁细胞刷状缘的 α- 葡萄糖苷酶，可将食物中的多种糖类在小肠中分解为葡萄糖，进而吸收；抑制 α- 葡萄糖苷酶活性，可减少和延缓葡萄糖在小肠的吸收，降低餐后血糖。

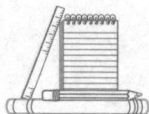

主要用于轻、中度 2 型糖尿病，尤以老年患者或空腹血糖正常而餐后血糖明显升高者。不良反应较轻，常见嗳气、腹胀、排气增加、腹泻等。服药期间减少单糖摄入，可提高疗效。

## 六、其他新型降血糖药

### （一）胰高血糖素样肽 –1 受体激动药

胰高血糖素样肽 –1（glucagon-like peptide-1，GLP-1）由肠道上皮的内分泌细胞分泌的一种肠促胰液素，通过激动 GLP-1 受体发挥多种作用：①刺激胰岛素的合成和分泌，低剂量持续使用可恢复胰岛 β 细胞对葡萄糖的反应性；②诱导胰岛 β 细胞分化和增殖，抑制凋亡；③直接或间接抑制胰高血糖素的分泌；④减缓胃排空，抑制食欲。

GLP-1 受体激动药是与天然 GLP-1 结构相似的多肽类，有显著的降血糖作用。此外，此类药还能降低体重、甘油三酯和血压，用于口服降糖药单用或联用无效的 2 型糖尿病。有胃肠道不良反应，可随用药时间延长而减轻。目前国内主要有短效类药物艾塞那肽（exenatide）和长效类药物利拉鲁肽（liraglutide），均需皮下注射。

### （二）二肽基肽酶 –4 抑制药

人进食后血糖升高，肠道分泌肠促胰液素降低血糖浓度。二肽基肽酶 –4（DPP-4）可分解肠促胰液素使血糖升高。DPP-4 抑制药通过抑制 GLP-1 降解，升高血中 GLP-1 水平，进而促进胰岛素分泌，促进胰岛素分泌控制糖尿病患者血糖。

DPP-4 抑制药能促进胰岛 β 细胞再生、降低糖基化血红蛋白水平和体重。具有降糖疗效确切、低血糖风险小、不增加体重、无胃肠道反应、安全性高、耐受性好等优点。只需每天一次用药，患者依从性好。本类药物单用不增加低血糖发生的风险，适用于已接受体育锻炼和饮食控制的 2 型糖尿病。不良反应发生率低但价格较贵。

常用的 DPP-4 抑制药有西格列汀（sitagliptin）、沙格列汀（saxagliptin）、利格列汀（linagliptin）、维格列汀（vildagliptin）和阿格列汀（alogliptin）。

### 复习思考题

1. 简述胰岛素的药理作用、临床应用及不良反应。

2. 口服降血糖药物分哪几类？比较磺酰脲类、双胍类药物降血糖的特点。

扫一扫，查阅
复习思考题
答案

# 项目三十二　性激素类药及避孕药

扫一扫，查阅
本项目数字
资源

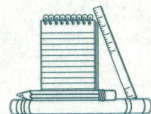

【学习目标】

熟悉：性激素类药的分类及代表药；性激素类药的药理作用、临床应用和不良反应。

了解：避孕药的药理作用与临床应用。

## 案例导入

患者，女，50 岁，因绝经期综合征就诊。表现为潮热、出汗、情绪波动等症状，严重影响生活质量。

**请思考：**

1. 宜选用什么药物治疗？

2. 用药过程中应注意哪些问题？

性激素是由性腺所分泌的类固醇激素，包括雌激素、雄激素和孕激素，其合成和分泌受下丘脑－垂体调节。下丘脑分泌促性腺激素释放激素（GnRH），促使垂体分泌促卵泡素（FSH）和黄体生成素（LH）。对女性，FSH 促进卵泡的生长发育，LH 促进卵黄体形成；FSH 和 LH 共同作用，促进雌激素和孕激素分泌。对男性，FSH 促进精子生成；LH 促进睾丸间质细胞分泌雄激素。性激素对下丘脑和垂体的分泌功能具有正、负两个方面的反馈调节作用，正、负反馈调节作用取决于机体的性周期。排卵前，雌激素水平较高，致下丘脑促进垂体分泌 LH，促排卵，为正反馈调节；黄体期时，雌激素、孕激素水平较高，GnRH 分泌减少，抑制排卵，为负反馈调节。根据这一负反馈机制设计得到常用的甾体避孕药。

# 任务一    雌激素类药和抗雌激素药

## 一、雌激素类药

雌激素对维持女性性器官的发育与成熟、维持第二性征、形成月经周期等起到重要作用，较大剂量时，可抑制排卵、泌乳并产生抗雄性激素作用。天然雌激素包括雌二醇（estradiol，$E_2$）、雌酮（estrone，$E_1$）、雌三醇（estriol，$E_3$）等。卵巢分泌的雌激素主要是雌二醇，雌酮、雌三醇及其他雌激素多为雌二醇的代谢产物。雌二醇在天然雌激素中活性最强，但口服吸收较差，临床常用的雌激素类药多以雌二醇为母体进行人工合成，如炔雌醇（ethinylestradiol）、炔雌醚（quinestrol）、戊酸雌二醇（estradiol valerate）等，均具类固醇结构，属甾体激素类药。此外，己烯雌酚（diethylstilbestrol）等具有雌激素样作用的药物，结构简单，为合成的非甾体类化合物，口服有效，且作用维持时间较长。

---

**知识链接**

### 植物雌激素

植物雌激素是存在于植物中的一类化合物，其分子结构与哺乳动物雌激素相似。虽被称为植物性雌激素，但它们本身并非激素。这些化合物能对激素相关疾病发挥一定预防作用，如绝经期综合征、乳腺癌、前列腺癌、心血管病以及骨质疏松等。它们可模拟、干扰并双向调节内分泌水平，发挥生理化作用。含植物雌激素的主要植物有大豆（含大豆异黄酮）、葛根、亚麻籽等，为广大女性追求健康、远离烦恼带来新希望。

---

【体内过程】雌二醇等天然雌激素，首过消除明显，常注射给药。人工合成品肝脏代谢慢，口服给药效果好，作用时间长，其油溶液或成酯进行肌内注射，可延缓吸收。大多雌激素可透皮吸收，亦可外用。

【药理作用】

**1. 促进女性性成熟，维持第二性征**  促进未成年女性子宫、乳腺等性器官的发育和成熟；

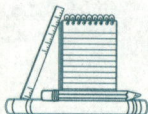

于成年女性，形成月经周期，促子宫内膜增生、变厚，使阴道上皮增生、浅表层细胞角化，增加子宫平滑肌对缩宫素的敏感性，维持性器官正常功能和女性第二性征。

**2. 抑制排卵和泌乳**　大剂量时，减少 GnRH 分泌，抑制排卵。还可干扰催乳素对乳腺的作用，使乳汁分泌减少。

**3. 影响代谢**　可激活肾素 – 血管紧张素 – 醛固酮系统，产生轻度水肿、血压升高等；使钙盐在骨骼中的沉积增加，促进长骨骨骺闭合；大剂量可使低密度脂蛋白和血清胆固醇降低，高密度脂蛋白升高；糖耐量降低。此外，还具有抗雄激素作用。

【临床应用】

**1. 绝经期综合征**　可缓解绝经期由于雌激素分泌不足、卵巢功能降低、促性腺激素分泌增多导致内分泌失调所致的一系列症状，如面颈红热、恶心、失眠、情绪不安等，也能防止雌激素不足所致的病理改变。雌激素可促进钙盐在骨骼中沉积，对围绝经期和老年性骨质疏松症有一定疗效。此外，可局部应用于老年性阴道炎及女阴干燥症。

**2. 卵巢功能不全及闭经**　用于原发性或继发性卵巢功能低下或不全所引起的第二性征、外生殖器、子宫等发育迟缓、闭经等。

**3. 功能性子宫出血**　促进子宫内膜增生、变厚，阴道上皮增生、浅表层细胞角化，修复出血创面而止血。

**4. 乳房胀痛及回乳**　大剂量可干扰催乳素对乳腺的作用，使乳汁分泌减少。用于乳汁持续分泌引起的乳房胀痛。

**5. 绝经后乳腺癌**　大剂量可缓解绝经 5 年以上的乳腺癌晚期患者症状。为防雌激素促进肿瘤生长，绝经前或绝经不足 5 年的乳腺癌患者禁用。

**6. 前列腺癌**　大剂量雌激素可抑制促性腺激素分泌，使雄激素分泌减少、睾丸萎缩，兼能拮抗雄激素作用，可治疗前列腺癌。

**7. 青春期痤疮**　青春期痤疮多因雄激素水平高，使皮脂腺大量分泌所致；可用雌激素对抗治疗。

**8. 避孕**　大剂量使用可致 FSH 分泌减少，卵泡的生长发育受限。

【不良反应】早晨常见厌食、恶心、呕吐及头晕等类早孕现象。为减轻症状应由小剂量逐渐增量。长期大量使用可引起子宫内膜过度增生及子宫出血，子宫癌发生率升高；尚可引起水肿、高血压等。

## 二、抗雌激素类药

本类药物能与雌激素竞争受体，形成竞争性拮抗作用。

### 氯米芬

氯米芬（clomiphene）有较弱的雌激素活性和较强的抗雌激素作用。小剂量时可促进促性腺激素分泌，诱发排卵。这可能与其拮抗雌激素受体，雌二醇的负反馈作用受阻有关，大剂量时明显抑制促性腺激素分泌，用于无排卵型不孕症、功能性子宫出血、避孕药所致月经不调或闭经、晚期乳腺癌等。连续大剂量使用可引起卵巢肥大，故禁用于卵巢囊肿患者。

同类药物还有他莫昔芬（tamoxifen）、雷诺昔芬（raloxifene）等。他莫西芬临床可用于绝经后晚期乳腺癌，雷诺昔芬主要用于绝经妇女的骨质疏松。

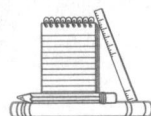

# 任务二　孕激素类药和抗孕激素类药

## 一、孕激素类药

孕激素包括机体分泌的天然孕激素黄体酮（progesterone）和人工合成孕激素类药。多用人工合成品，如醋酸甲羟孕酮（medroxyprogesterone acetate）、醋酸甲地孕酮（megestrol acetate）、醋酸氯地孕酮（chlormadinone acetate）、己酸羟孕酮（hydroxyprogesterone caproate）、双醋炔诺酮（ethynodiol diacetate）、炔诺酮（norethisterone）、炔诺孕酮（norgestrel）等。

### 黄体酮

【药理作用】

**1. 对生殖系统的作用**　①月经后期，在雌激素促进子宫内膜增厚、充血、腺体增生等基础上，与其共同作用，使子宫内膜由增殖期转化为分泌期，促进受精卵着床和胚胎发育；②能降低妊娠子宫对缩宫素的敏感性，抑制子宫收缩，发挥保胎作用；③与雌激素共同促进乳腺腺泡发育，为产后乳腺分泌做准备；④促进宫颈口闭合，减少黏液并使之变稠，限制精子穿透；⑤大剂量可抑制垂体分泌 LH，抑制排卵，有避孕作用。

**2. 升高体温**　通过下丘脑体温调节中枢影响散热过程，使月经周期体温轻度升高。

**3. 影响代谢**　孕激素与醛固酮结构相似，可竞争性拮抗醛固酮，促进 $Na^+$、$Cl^-$ 排出而利尿。此外，孕激素可诱导肝药酶，使部分药物代谢加快；孕激素还可促进蛋白分解，增加尿素氮的排泄。

【临床应用】

**1. 功能性子宫出血**　用于黄体功能不足引起的子宫内膜不规则成熟与脱落所致的子宫持续性出血；可促进内膜发育成熟，使子宫内膜同步转化为分泌期，维持正常月经。

**2. 痛经及子宫内膜异位症**　与雌激素联用，可抑制排卵、子宫痉挛收缩而止痛；长时间、大剂量应用，可使异位子宫内膜腺体萎缩退化，用于子宫内膜异位症。

**3. 子宫内膜腺癌**　大剂量应用促进子宫内膜瘤体细胞分泌耗竭而萎缩，缓解部分患者病情、改善症状。

**4. 前列腺肥大及前列腺癌**　大剂量抑制垂体分泌 LH，睾酮分泌减少，促使前列腺细胞萎缩退化。

**5. 先兆流产及习惯性流产**　大剂量用于黄体功能不足所致流产，但对习惯性流产疗效不确切。

【不良反应】不良反应轻，偶见头痛、恶心、呕吐、乳房胀痛等。长时间使用，可致子宫内膜萎缩、经量减少，易诱发真菌感染，偶见胎儿生殖器畸形。

## 二、抗孕激素类药

抗孕激素类药主要通过干扰孕酮合成和代谢发挥作用，常用的药物是米非司酮（mifepristone）。

### 米非司酮

米非司酮为炔诺酮衍生物，通过拮抗孕激素受体而起效，兼具抗皮质激素及较弱的雄激素样作用。通过对抗黄体酮对子宫内膜的作用，抗受精卵着床，常用于房事后紧急避孕；可收缩

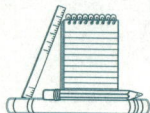

及软化子宫、扩张宫颈，用于终止早期妊娠。常引起子宫出血时间延长。

# 任务三 雄激素类药与同化激素类药

## 一、雄激素类药

天然雄激素类主要为睾丸间质细胞所分泌的睾酮（testosterone），临床多用睾酮的衍生物，为人工合成品，如甲睾酮（methyltestosterone）、丙酸睾酮（testosterone propionate）及十一酸睾酮（testosterone undecanoate）等。

### 睾酮

【药理作用】

**1. 生殖系统作用** ①促进男性性器官、副性器官的发育和成熟，维持男性第二性征，促进精子的生成及成熟；②大剂量抑制促性腺激素分泌，减少雌激素分泌，产生抗雌激素作用。

**2. 同化作用** 能明显促进蛋白质合成（同化作用），减少蛋白质分解（异化作用），使肌肉发达，体重增加，促进生长发育，减少尿素生成及排泄，形成正氮平衡；水、钠、钙、磷排泄减少，易形成潴留。

**3. 提高骨髓造血功能** 较大剂量可直接刺激骨髓造血，合成亚铁血红素，刺激肾脏分泌红细胞生成素，使红细胞生成增加。

**4. 其他** 促进免疫球蛋白合成，增强机体免疫功能，尚有糖皮质激素样抗炎作用。

【临床应用】

**1. 替代治疗** 无睾症或类无睾症（睾丸功能不足），男子性功能低下等。

**2. 妇科疾病** 大剂量抑制促性腺激素分泌，产生抗雌激素、抗催乳素等作用，用于围绝经期综合征及功能性子宫出血、晚期乳腺癌及卵巢癌等。

**3. 再生障碍性贫血** 促进红细胞生成，改善骨髓造血功能。现已用基因重组红细胞生成素替代。

【不良反应】雄激素过量可引起女性多毛、痤疮、声音变粗、闭经等男性化现象，亦可干扰胆管排泄功能，引起胆汁淤积性黄疸等。

## 二、抗雄性激素类药

抗雄激素类药指能够对抗雄激素生理效应的药物，主要有甾体类药物如环丙孕酮（cyproterone）和非甾体类药如比卡鲁胺（bicalutamide）等。

环丙孕酮是17α-羟孕酮类化合物，可拮抗雄激素受体，从而抑制内源性雄激素的药理作用，可用于男性降低性欲倒错的冲动；具有较强的孕激素样作用，可反馈抑制下丘脑-垂体系统，降低血浆中的LH、FSH水平，从而降低睾酮的分泌水平。可用于不宜手术的前列腺癌患者的抗雄激素治疗；用于女性雄激素化的严重体征，比如非常严重的多毛症，严重的雄激素依赖性脱发，常伴有严重的痤疮和/或脂溢性皮炎。因可抑制性功能和性发育，故禁用于未成年人。因其可影响肝功能、糖代谢、血象和肾上腺皮质的功能，故用药期间需严密观察。

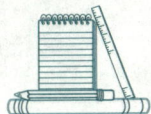

# 任务四　避孕药

避孕药指能防止妊娠，阻碍受孕或防止妊娠的一类药物。避孕药可分为女性避孕药、男性避孕药，目前临床使用的避孕药多为女性避孕药，男性避孕药较少。

## 一、女性避孕药

### （一）主要抑制排卵药的药物

抑制排卵药为最常用的女性避孕药，常由孕激素和雌激素类配伍制成抑制排卵的复方制剂。主要分两类：①短效口服避孕药，如复方炔诺孕酮片、复方甲地孕酮片等；②长效口服避孕药，如左炔诺孕酮炔雌醚片、复方炔雌醚片（长效避孕片 1 号，含氯地孕酮 12mg 和炔雌醚 3mg）等。现亦有缓释口服制剂、长效注射制剂、多相片剂等，如复方己酸羟孕酮注射液等。

【药理作用和临床应用】本类药物通过负反馈机制，抑制 GnRH 的释放，从而减少 FSH 和 LH 的分泌；增加宫颈黏膜黏稠度，使精子运行受阻，影响受精；还可影响输卵管和子宫平滑肌的正常活动，使受精卵不能及时输送到子宫内着床；亦可干扰子宫内膜正常发育，不利于受精卵着床。不受限于月经周期，排卵期、排卵后均可影响受精卵着床，停药后生殖能力恢复快。

【不良反应】可见类早孕反应，如头晕、恶心、厌食及乳房胀痛等，用药 2～3 个月后症状减轻或消失；少数用药者初期可见子宫不规则出血，可加服炔雌醇；如连续两个周期闭经，应停药。可诱发栓塞性疾病，如血栓性静脉炎、肺栓塞或脑血栓等，偶见血压升高；少数哺乳期妇女用药可见乳汁分泌减少。肝炎、肾炎、乳房肿块及宫颈癌患者禁用。

### （二）干扰孕卵着床药

干扰孕卵着床药也称探亲避孕药或事后避孕药，排卵前、排卵期或排卵后均有效，能快速抑制子宫内膜的发育和分泌功能，干扰孕卵着床，产生抗着床作用。如甲地孕酮、炔诺孕酮、左炔诺孕酮等。本类药为紧急避孕措施，禁用于常规避孕。

### （三）抗早孕药

抗早孕药是在妊娠 12 周内产生完全流产作用，终止妊娠的药物。如早期应用，相当于一次正常月经，又称为催经止孕药，如米非司酮、米索前列醇等。可使子宫平滑肌收缩、软化、扩张宫颈等而终止早孕。

### （四）外用避孕药

将壬苯醇醚（nonoxinol）、孟苯醇醚（menfegol）等外用避孕药放入阴道内使其自行溶解，散布于阴道壁和子宫颈表面，发挥杀精作用。常制成片剂、栓剂或胶浆等。这种避孕方法效果好、副作用小，很少有全身反应。

## 二、男性避孕药

### 棉酚

棉酚（gossypol）是从棉花的根、茎、种子提取的酚类化合物，主要通过抑制精子生成，减少精子数量，达到抗生育作用，停药后可逐渐恢复。有恶心、呕吐等胃肠道刺激症状，亦可见

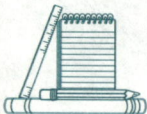

心悸及肝功能改变等。少数用药者发生低血钾等。长期用药可引起不可逆性精子发生障碍，使其应用受限。

复习思考题

1. 为什么孕激素既可以促进受精卵着床和胚胎发育，又有抑制排卵的作用？

2. 为什么雌激素、孕激素和雄激素都能用于功能性子宫出血？

扫一扫，查阅
复习思考题
答案

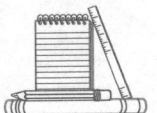

# 模块七　化学治疗药

## 项目三十三　抗菌药概论

> 【学习目标】
>
> 　　掌握：抗菌药的常用术语、作用机制。
>
> 　　熟悉：抗菌药合理应用的基本原则。
>
> 　　了解：细菌的耐药机制。

### 案例导入

　　患者，女，35岁，因"咳嗽、咳痰5天，发热伴胸闷不适2天"入院。肺部听诊有啰音，血常规检查 WBC $> 10^{10}$/L，胸部X线显示浸润性炎症阴影，临床诊断为社区获得性肺炎。痰培养结果检出肺炎链球菌，青霉素皮试（－）。给予静脉滴注阿莫西林1.0g，一日3次及对症治疗，用药3天后体温降至正常，咳嗽减轻，改为口服阿莫西林胶囊500mg，一日3次，第5天复查证实肺炎痊愈。

　　请思考：

　　1. 阿莫西林通过何种机制发挥作用？

　　2. 案例中哪些做法体现了抗菌药的合理应用原则？

　　化学治疗（chemotherapy）指用化学合成药物对机体内的病原体，包括微生物、寄生虫及恶性肿瘤所致疾病的药物治疗。化学治疗药（chemotherapeutic drug）是抗微生物药、抗寄生虫药和抗恶性肿瘤药的统称。抗微生物药指能抑制或杀灭病原微生物（细菌、真菌、病毒、立克次体、支原体、衣原体、螺旋体、放线菌），用于防治感染性疾病的药物，包括抗菌药、抗真菌药和抗病毒药，其中抗菌药又包括抗生素和人工合成抗菌药，此类药物在化疗药物中占重要地位。

　　在应用化学治疗药时，需注意宿主（机体）、抗菌药和病原微生物三者之间的相互制约与辩证关系（图33-1）。病原微生物对机体具有致病作用，同时机体对病原微生物也具有一定的抗病能力，对疾病的发生发展与转归产生重要影响；而抗菌药进入体内后，一方面抗菌药抑制或杀灭病原微生物发挥治疗作用，另一方面病原微生物可能对抗菌药产生耐药性而使化疗失败；机体对药物进行动态处置的同时，抗菌药所致的不良反应甚至可以危及患者的生命。因此，在化学治疗中既要注重调动机体的防御功能，又要减少或避免药物的不良反应，有效控制病原体的

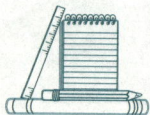

耐药性，充分发挥药物的治疗作用。

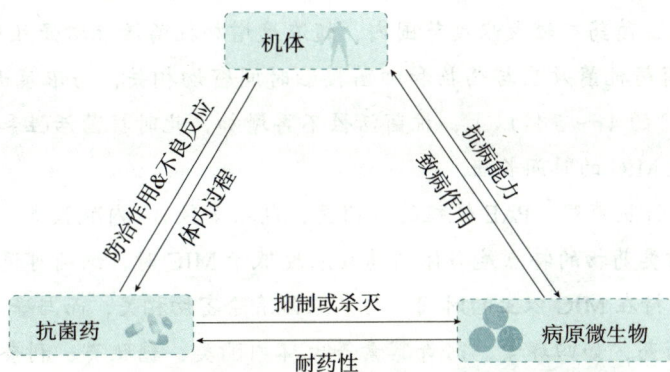

图 33-1　机体、抗菌药和病原微生物的相互作用关系

# 任务一　抗菌药的基本概念

**1. 抗生素（antibiotics）**　指由某些微生物（如真菌、细菌、放线菌）在代谢过程中产生的能抑制或杀灭其他微生物的化学物质。根据来源可分为两大类：一类是直接从微生物培养液中提取的称天然抗生素，如青霉素 G；另一类是保留天然抗生素的主要结构（母核），采用人工方法改变其侧链后所获得的抗生素称为半合成抗生素，如阿莫西林。

**2. 抗菌谱（antibacterial spectrum）**　抗菌药所能抑制或杀灭的微生物的种类。药物对细菌的作用是具有选择性的，有些药物仅仅作用于某一菌种或局限于某一菌属，称为窄谱抗菌药，如异烟肼只对结核分枝杆菌有作用；有些药物不仅对革兰氏阳性菌和革兰氏阴性菌有作用，而且对立克次体、支原体、衣原体等病原体也有效，抗菌谱广，称为广谱抗菌药，如四环素类抗生素。

**3. 抗菌活性（antibacterial activity）**　指抗菌药抑制或杀灭病原微生物的能力。体外抗菌活性常用最低抑菌浓度（MIC）和最低杀菌浓度（MBC）表示，能够抑制培养基内细菌生长的最低药物浓度称为最低抑菌浓度（minimum inhibitory concentration）；能够杀灭培养基内细菌的最低药物浓度称为最低杀菌浓度（minimum bactericidal concentration）。仅有抑制细菌生长繁殖而无杀灭作用的药物称为抑菌药，如红霉素类抗生素等；不仅能抑制细菌生长繁殖，且具有杀灭作用的药物称为杀菌药，如青霉素类抗生素等。

**4. 化疗指数（chemotherapeutic index，CI）**　是评价化疗药安全性和临床应用价值的重要指标，一般可用化疗药物的半数致死量（$LD_{50}$）与化疗药治疗感染动物的半数有效量（$ED_{50}$）的比值来表示。通常化疗指数越大表示药物毒性越小，安全性越高。但化疗指数不是评价化疗药安全性的唯一指标，化疗指数大的药物并非绝对安全，如化疗指数较大的青霉素，毒性非常小，但仍有发生过敏性休克甚至死亡的危险。

**5. 抗生素后效应（post-antibiotic effect，PAE）**　指抗生素撤药后，药物浓度低于最低抑菌浓度或被消除之后，细菌生长仍然受到持续抑制的效应。对于 PAE 长的药物如氟喹诺酮类和氨基糖苷类，可适当延长给药间隔时间，疗效不减。

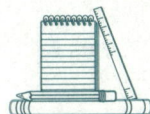

**知识链接**

**浓度依赖性与时间依赖性抗菌药**

浓度依赖性抗菌药在较大浓度范围内，随浓度增加抗菌活性增强且有较长的PAE。时间依赖性抗菌药抗菌效应与药物和细菌接触时间密切相关，与浓度升高关系不大。药物浓度超MIC的4～5倍以上，抗菌活性不再增加，此时抗菌活性和临床疗效取决于药物浓度超过MIC的时间长短。

1.时间依赖性抗菌药　PAE较短的抗菌药，包括多数β-内酰胺类、大环内酯类和林可胺类等。该类药物的特点是当体内药物浓度低于MIC时，细菌可迅速重新生长繁殖。药物浓度维持在MIC以上的时间，与病原菌清除密切相关，而与峰浓度关系较小；PAE较长的抗菌药，如四环素、阿奇霉素等大环内酯类、糖肽类、利奈唑胺等。该类药物给药间隔可适当延长，用药方案目标是延长药物与病原菌的接触时间。

1.时间依赖性抗菌药　分为PAE较短（多数β-内酰胺类、大环内酯类和林可胺类等）和PAE较长（四环素、阿奇霉素等大环内酯类、糖肽类、利奈唑胺等）两类。前者药物浓度低于MIC时细菌易重新生长繁殖，药物浓度维持在MIC以上时间与病原菌清除密切相关；后者给药间隔可适当延长，目标是延长药物与病原菌接触时间。

2.浓度依赖性抗菌药　浓度依赖性抗菌药包括氨基糖苷类、氟喹诺酮类、两性霉素B等，抗菌作用取决于药物浓度而非作用时间。可通过提高Cmax或AUC提高临床疗效，但不能超过最低毒性剂量，对治疗窗窄的氨基糖苷类尤需注意。

# 任务二　抗菌药的作用机制

抗菌药主要是通过干扰细菌的生化代谢过程，从而影响其结构与功能，致使细菌失去生长繁殖的能力，呈现抑菌或杀菌作用（图33-2）。根据药物干扰的环节不同，药物作用机制可分为：

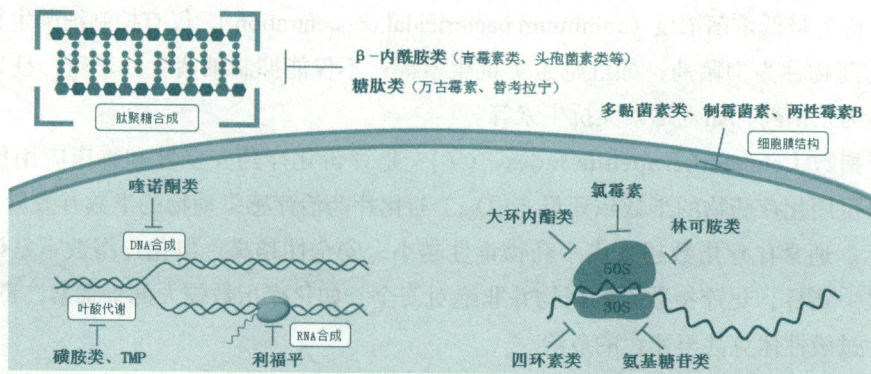

**图33-2　细菌结构与抗菌药作用部位示意图**

**1.抑制细菌细胞壁的合成**　细菌细胞壁具有维持细菌正常形态及抵抗菌体内的强大渗透压的作用，其主要成分是肽聚糖（亦称黏肽）。不同种类细菌细胞壁肽聚糖含量不同，革兰氏

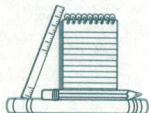

阳性菌细胞壁肽聚糖含量高，占 50% ～ 80%，革兰氏阴性菌细胞壁肽聚糖含量较低，仅占 1% ～ 10%。β- 内酰胺类抗生素通过抑制转肽酶，抑制肽聚糖的交叉联结，使细菌细胞壁缺损，胞外水分进入胞内，细菌肿胀、变形，最终导致细菌破裂溶解而死亡。

**2. 影响细菌胞浆膜的通透性** 细菌胞浆膜是由类脂质和蛋白质构成的一种半透膜，具有渗透屏障、运输物质和合成肽聚糖等功能。多黏菌素类能选择性地与细菌胞浆膜中的磷脂结合，两性霉素和制霉菌素能与真菌胞浆膜中的麦角固醇类结合，咪唑类能抑制真菌胞浆膜麦角固醇合成，使胞浆膜通透性增加，导致菌体内重要物质如氨基酸、蛋白质、核苷酸等的外漏，造成病原菌死亡。

**3. 抑制细菌蛋白质合成** 核糖体是细菌蛋白质合成的主要场所。细菌的核糖体为 70S，由 30S 和 50S 亚基构成。氨基糖苷类、四环素类、大环内酯类、林可胺类等抗菌药均可作用于细菌的核糖体，有效抑制菌体蛋白质合成的不同环节而呈现抑菌或杀菌作用。哺乳动物细胞核糖体为 80S，是由 40S 和 60S 亚基构成，因此抗菌药在临床常用剂量下对哺乳动物细胞的蛋白质合成没有明显不良影响。

**4. 影响细菌叶酸代谢** 与哺乳动物不同，大多数细菌不能直接利用环境中的叶酸，必须自身合成叶酸供菌体使用。叶酸是合成核酸的前体物质，叶酸缺乏将导致核酸合成障碍，抑制细菌的生长繁殖。磺胺类药、甲氧苄啶可分别抑制二氢叶酸合成酶和二氢叶酸还原酶，阻碍叶酸代谢，进而导致敏感菌核酸合成受阻而产生抗菌作用。

**5. 影响细菌核酸代谢** 喹诺酮类抗菌药抑制细菌 DNA 回旋酶，抑制细菌的 DNA 复制，呈现抗菌作用。利福平特异性抑制细菌 DNA 依赖的 RNA 多聚酶，阻碍细菌 mRNA 的合成，从而杀灭细菌。

# 任务三 细菌的耐药性

细菌的耐药性分为天然耐药性和获得性耐药性两种，前者又称固有耐药性，由细菌染色体基因决定而代代相传，不会改变；后者是指细菌和抗菌药在短时间内反复接触后，改变自身代谢途径，使抗菌药不能杀灭细菌。当细菌对某种抗菌药产生耐药性后，对其他同类或不同类抗菌药也同样耐药，称为交叉耐药性。细菌对多种抗菌药均耐药的称为多重耐药性（multi-drug resistance，MDR）。目前，细菌耐药性已成为影响抗菌药疗效的严重问题，给感染性疾病的治疗带来极大困难。细菌耐药性产生的机制主要有以下几种方式：

**1. 产生灭活酶** 细菌产生改变药物化学结构的酶，如水解酶和钝化酶等，使药物失去抗菌作用。水解酶如 β- 内酰胺酶，可水解青霉素类药和头孢菌素类药；钝化酶如乙酰化酶，可改变氨基糖苷类抗菌药的结构，使其失去抗菌活性。

**2. 降低细菌胞浆膜通透性** 细菌可通过多种方式阻止抗菌药透过胞浆膜进入菌体内而产生耐药性，如铜绿假单胞菌可改变胞壁、胞膜非特异性的功能，从而对广谱青霉素类、头孢菌素类产生耐药性；耐喹诺酮类细菌即通过基因突变，使喹诺酮类药进入菌体的特异性通道蛋白表达减少，阻止喹诺酮类药进入菌体，从而导致药物失去抗菌活性。

**3. 细菌改变抗菌药作用的靶位** 抗菌药作用的靶位指抗菌药干扰细菌生化代谢过程的作用部位。细菌通过改变靶位蛋白的结构，降低与抗菌药的亲和力，使抗菌药不能与其结合，如利福霉素类耐药菌株，就是通过改变抗生素作用靶位 RNA 多聚酶的 β 亚基结构而产生耐药性；细

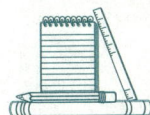

菌与抗生素接触之后产生一种新的原来敏感菌没有的靶蛋白，使抗生素不能与新的靶蛋白结合，产生高度耐药；通过增加靶蛋白数量，使未被结合的靶位蛋白仍能维持细菌的正常结构和功能。

**4. 药物主动外排系统活性增强**　某些细菌，由于外排系统的作用，使菌体内抗菌药浓度降低而产生耐药性。β- 内酰胺类、喹诺酮类和大环内酯类等受外排系统影响。

**5. 细菌改变自身代谢途径**　细菌通过改变自身代谢途径而改变对营养物质的需要，如对耐磺胺类药的菌株，可直接利用外源性叶酸，或产生较多的磺胺药拮抗物对氨基苯甲酸而使磺胺类药失去抗菌活性。

---

**知识链接**

### 超级细菌

超级细菌对多种抗生素具有耐药性，这使得传统的抗生素治疗方案难以奏效。如耐甲氧西林金黄色葡萄球菌（MRSA）、万古霉素耐药肠球菌（VRE）、多重耐药肺炎链球菌（MDRSP）、耐多药结核病（MDR-TB），以及碳青霉烯类耐药肺炎克雷伯菌（CRKP）等。患者感染超级细菌后可能会出现高烧、痉挛、昏迷等症状，严重时甚至可能导致死亡。

由于抗生素耐药性，治疗超级细菌感染变得非常困难，需要使用特殊的抗生素或新的药物。超级细菌的发现表明，合理使用抗生素，避免滥用和不当使用，是预防超级细菌传播的关键；医院环境中的感染控制措施对于防止超级细菌的传播至关重要；需要加强公共卫生政策和感染控制指南，以减少超级细菌的出现和传播；提高公众对抗生素耐药性的认识，教育患者正确使用抗生素。

超级细菌是一个全球性问题，需要国际社会共同努力，通过研究、政策和教育来应对。超级细菌的出现提醒我们，抗生素耐药性是一个日益严重的全球性健康威胁，需要我们立即采取行动，通过合理使用抗生素、加强感染控制和推动新药研发来应对这一挑战。

---

# 任务四　抗菌药合理应用的基本原则

抗菌药在临床各科广泛应用，虽使很多感染性疾病得以治愈，但不合理使用导致药物不良反应发生率增高、耐药菌株不断增加，给感染性疾病治疗带来极大困难。合理应用抗菌药是提高疗效、降低不良反应发生率以及减少或延缓细菌耐药发生的关键。抗菌药临床应用是否合理取决于两方面：有无抗菌药应用指征以及选用的品种和给药方案是否适宜。

## 一、合理选用抗菌药

### 1. 诊断为细菌性感染者，方可使用抗菌药

根据患者的临床表现、实验室检查或影像学结果，诊断为细菌、真菌、支原体、衣原体、螺旋体、立克次体等病原微生物感染及部分原虫感染方可应用抗菌药。缺乏感染证据、诊断不能成立者，以及病毒性感染者，均无抗菌药使用指征。

### 2. 根据病原种类及药物敏感试验结果，合理选药

应尽早从患者的感染部位、血液、尿液、痰液等标本里培养分离致病菌，并进行体外药物

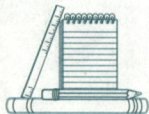

敏感试验，选择对其有效的药物。如患者感染症状严重，可在临床诊断的基础上预测可能的致病菌，选择适当的抗菌药进行经验性治疗。

**3. 按照药物的抗菌作用和药物体内过程特点，合理选药**

不同药物具有不同的药效学特点和药动学特点，具有不同的临床适应证。根据药物的抗菌谱及细菌对其耐药性的情况，选择对感染病原体有独特抗菌作用的药物。抗菌药的药动学特点直接影响药物在感染部位的浓度高低及其抑菌或杀菌作用的持续时间。例如，中枢神经系统感染应选用能透过血脑屏障的抗菌药；泌尿系统感染宜选择原形从肾脏排泄的药物；急、慢性骨髓炎应选用能渗入骨组织的抗菌药。

## 二、防止不合理应用

**1. 病毒感染** 抗菌药对病毒通常是无作用的，除非伴有细菌感染或继发感染，一般不应该使用抗菌药。

**2. 原因未明的发热** 除非伴有感染，一般不用抗菌药治疗，否则掩盖典型的临床症状和难于检出病原体而延误正确的诊断和治疗。

**3. 品种选择** 能用一种抗菌药控制的感染，不考虑多种抗菌药联合用药；窄谱抗菌药能控制的感染不首先考虑广谱抗菌药。

**4. 给药途径** 轻症感染时，宜口服给药；重症感染、全身性感染患者初始治疗时应予静脉给药，以确保疗效，病情好转并能口服时，应及早转为口服给药。治疗全身性感染或脏器感染时应避免局部应用抗菌药，否则可引起细菌耐药和变态反应的发生。

**5. 给药剂量** 要适宜，应按《中华人民共和国药典》或药品说明书规定的治疗剂量范围给药。剂量过小达不到治疗的目的且易产生耐药性；剂量过大易产生严重的不良反应。

**6. 疗程** 因感染不同而不同，一般应用至体温正常、症状消退后 72～96h。疗程过短易导致疾病复发或转为慢性、迁延性感染；疗程过长易导致不良反应发生率增高，治疗费用增加。

## 三、注意患者因素

临床选药应依据患者的年龄、性别、生理、病理、免疫、肝肾功能、患者的经济承受能力等不同情况，制订合理的用药方案。女性患者在妊娠期，哺乳期要避免使用有致畸和影响婴幼儿生长发育的药物；新生儿肝、肾尚未发育成熟、老年患者肝肾功能减退，要减少或避免使用对肝肾有损害作用的药物，或减少给药剂量，延长给药间隔时间；肝肾功能不全的患者，既要考虑药物对肝肾的损害，又要避免药物蓄积中毒。同时还要考虑药物经济学原则，确定合理费用—效应比，减轻患者的经济负担。

## 四、严格控制预防用药

目前抗菌药的预防性用药存在明显的滥用现象。不适当的预防用药会导致病原菌高度耐药或继发难以控制的感染，因此，应严格控制抗菌药的预防性应用。预防性使用抗菌药仅限于临床实践证明有效的以下情况：①预防某种特定病原菌入侵体内引起的感染，如流行性脑脊髓膜炎、结核病、疟疾或破伤风等；②预防特定人群可能发生的感染，如风湿热的发作、复杂外伤导致的气性坏疽；③预防手术部位感染，包括浅表切口感染、深部切口感染和手术所涉及的器官/腔隙感染。对于普通感冒、麻疹、水痘等病毒性疾病，昏迷、休克、中毒、心力衰竭、肿瘤、应用肾上腺皮质激素等患者，留置导尿管、留置深静脉导管以及建立人工气道患者均不宜

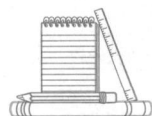

预防性应用抗菌药。

## 五、抗菌药的联合用药

联合用药的目的是发挥药物间的协同作用而提高疗效，降低毒性反应，延迟或减少耐药性的发生。单一抗菌药可有效治疗的感染无须联合用药，联合用药需掌握使用指征，仅适用于少数情况。

### （一）联合用药的指征

1. 病原菌尚未查明的严重感染，包括免疫缺陷者的严重感染。

2. 单一抗菌药不能控制的严重感染，需氧菌及厌氧菌混合感染，2 种及 2 种以上复数菌感染，以及多重耐药菌或泛耐药菌感染。

3. 需长疗程治疗，但病原菌易对某些抗菌药产生耐药性的感染，需要应用不同抗菌机制的药物联合使用，如结核病、深部真菌病。

4. 毒性较大的抗菌药，联合用药时剂量可适当减少，但需有临床资料证明其同样有效。如两性霉素 B 与氟胞嘧啶联合治疗隐球菌脑膜炎时，前者的剂量可适当减少，以减少其毒性反应。

### （二）联合用药的方案

抗菌药根据其作用性质可分为四类：一类为繁殖期杀菌药，如青霉素类、头孢菌素类抗生素等；二类为静止期杀菌药，如氨基糖苷类、多黏菌素类抗生素等；三类为快效抑菌药，如四环素类、大环内酯类抗生素等；四类为慢效抑菌药，如磺胺药等。各类抗菌药联合应用的效果为：

1. 一类和二类联合用药常可获得协同（增强）作用，如青霉素和庆大霉素联用治疗溶血性链球菌性心内膜炎。

2. 一类与三类联合用药可产生拮抗作用而降低抗菌活性，不宜联用。

3. 四类和一类联合用药，不会影响一类抗菌药的作用，可能有时还能产生相加作用，如青霉素与磺胺嘧啶联合用药治疗流行性脑脊髓膜炎时可提高疗效。

4. 二类与三类合用可获得相加或协同作用，如链霉素与四环素合用治疗鼠疫。

5. 三类与四类合用也可使抗菌作用相加。

---

**知识链接**

**抗菌药物分级管理**

抗菌药物分级管理是针对抗菌药物临床应用的一种管理制度，其目的在于提高抗菌药物的合理使用水平、控制细菌耐药、保障医疗质量和医疗安全。根据《抗菌药物临床应用管理办法》（原卫生部颁布的第 84 号令），抗菌药物根据安全性、疗效、细菌耐药性、价格等因素分为三级：非限制使用级、限制使用级与特殊使用级。

1. 非限制使用级：指经长期临床应用证明安全、有效，对细菌耐药性影响较小，价格相对较低的抗菌药物。本类药物已经列入国家基本药物目录、《国家处方集》和《国家基本医疗保险、工伤保险和生育保险药品目录》中。

2. 限制使用级：指经长期临床应用证明安全、有效，但对细菌耐药性影响较大或价格相对较高的抗菌药物。

3. 特殊使用级：指具有明显或严重不良反应、需要严格控制使用以避免细菌过快产生耐药、疗效和安全性临床资料较少、价格昂贵的抗菌药物。

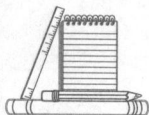

医疗机构需根据省级卫生行政部门制定的抗菌药物分级管理目录，制定本机构的抗菌药物供应目录，并进行备案。此外，医疗机构应严格控制本机构抗菌药物供应目录的品种数量，同一通用名称抗菌药物品种，注射剂型和口服剂型每类均不得超过2种。

抗菌药物分级管理制度要求医疗机构加强对抗菌药遴选、采购、处方、调剂、临床应用和药物评价的管理。同时，还强调了对抗菌药物临床应用异常情况的调查和处理，以及对违规滥用抗菌药物的科室及个人的严格管理。

### 复习思考题

1. 请简述抗菌药的作用机制及代表药。
2. 简述细菌耐药性的几种机制。

扫一扫，查阅
复习思考题
答案

# 项目三十四　β–内酰胺类抗生素

扫一扫，查阅
本项目数字
资源

【学习目标】

掌握：β–内酰胺类抗生素的分类及代表药；青霉素、头孢菌素类的药理作用、临床应用、不良反应及防治措施。

熟悉：半合成青霉素的作用特点。

了解：其他 β–内酰胺类抗生素的抗菌特点。

β–内酰胺类抗生素指其化学结构中含有β–内酰胺环的一类抗生素，包括青霉素类、头孢菌素类及其他β–内酰胺类（图34–1）。该类抗生素具有疗效好、毒性低等特点，临床应用广泛。

β–内酰胺类抗生素的作用机制是通过β–内酰胺环与细菌胞浆膜上的青霉素结合蛋白（penicillin binding proteins，PBPs）结合，抑制转肽酶的活性，阻碍黏肽合成，使细菌细胞壁缺损，菌体膨胀裂解而死亡。

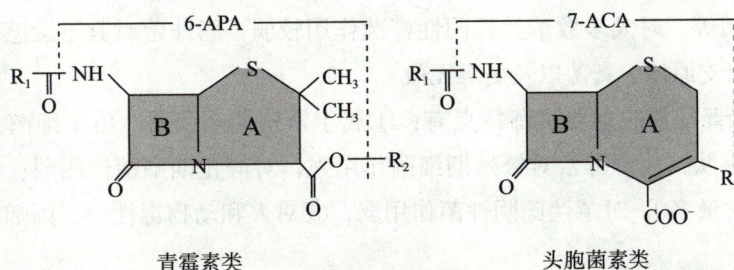

**图34–1　β–内酰胺类抗生素的基本化学结构**

## 案例导入

患者，女，30岁。工作劳累后感咽痛，吞咽时加剧，2天后开始发热，体温39.2℃，并感左颈部疼痛，诊断为急性扁桃体炎。患者既往无青霉素过敏史且青霉素皮试结果为（–），给予青霉素 G 静脉滴注等治疗。约 5min 后患者出现胸闷、气急、冷汗、面色苍白、口唇发绀、意识

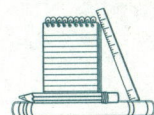

丧失，测血压 86/55mmHg。

**请思考：**

1. 青霉素的临床应用有哪些？其作用机理是怎样的？
2. 患者出现的症状是什么原因造成的？该如何救治？

# 任务一    青霉素类

青霉素类的基本结构由母核 6– 氨基青霉烷酸（6-aminopenicillanic acid，6-APA）和侧链组成（图 34-1）。β– 内酰胺环是抗菌活性所必需的结构，一旦被破坏，则抗菌活性随之消失；药物的抗菌谱、抗菌活性、对 β– 内酰胺酶的稳定性等与侧链的基团相关，改变侧链即可得到一系列半合成青霉素类药。本类药按其来源和特点不同，分为天然青霉素和半合成青霉素两类。

## 一、天然青霉素类

### 青霉素 G

青霉素（penicillin）是从青霉菌培养液中提取得到的，以青霉素 G 化学性质较稳定，杀菌力强，毒性低、产量高，价格低廉，最为常用，临床常用其钠盐或钾盐。青霉素 G 干燥粉末性质稳定，易溶于水，但水溶液不稳定，在室温中放置 24h 即可分解失效，且其降解产物具有抗原性，故临床使用时需要现配现用。青霉素易被酸、碱、醇、氧化剂、重金属离子及青霉素酶（β– 内酰胺酶）所破坏。

【体内过程】不耐酸，口服易被胃酸及消化酶破坏；肌内注射吸收迅速且完全，约 30min 血药浓度达峰值。$t_{1/2}$0.5 ～ 1h。有效血药浓度可维持 4 ～ 6h。青霉素 G 脂溶性低，主要分布在细胞外液，也不易透过血脑屏障，但脑膜炎时，通透性增加，脑脊液中可达有效浓度。约 90% 由肾小管分泌排出，10% 由肾小球滤过。

【抗菌作用】青霉素 G 抗菌作用强，但抗菌谱较窄。主要作用于大多数革兰氏阳性菌、革兰氏阴性球菌、螺旋体和放线菌感染。敏感菌主要包括溶血性链球菌、肺炎链球菌、甲型溶血性链球菌（草绿色链球菌）、白喉棒状杆菌、炭疽杆菌及不产酶的金黄色葡萄球菌和表皮葡萄球菌；厌氧菌中的产气荚膜梭菌、破伤风梭菌等；脑膜炎球菌和淋病奈瑟球菌；梅毒螺旋体、钩端螺旋体及放线菌等。对大多数革兰氏阴性杆菌作用较弱，肠球菌对其不敏感。对阿米巴、立克次体、衣原体、支原体、真菌以及病毒无效。

【抗菌特点】青霉素的主要抗菌特点有：①属于繁殖期杀菌药，由于细菌在繁殖期需要合成大量的细胞壁黏肽，故青霉素对繁殖期细菌作用强，对静止期细菌作用弱；②对革兰氏阳性菌作用强（黏肽含量多），对革兰氏阴性菌作用弱；③对人和动物毒性小，因哺乳动物细胞无细胞壁。

【耐药性】青霉素耐药的主要机制是细菌可产生破坏 β– 内酰胺环的青霉素酶（β– 内酰胺酶），使青霉素的 β– 内酰胺环裂解而失去抗菌活性。如金黄色葡萄球菌产生的青霉素酶主要水解青霉素类；革兰氏阴性菌产生的 β– 内酰胺酶多数是广谱酶，对青霉素类、头孢菌素类均有水解作用。

【临床应用】青霉素 G 目前仍是治疗敏感菌感染的首选药。

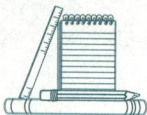

**1. 革兰氏阳性球菌感染** ①肺炎链球菌感染，如肺炎球菌性肺炎、急性支气管炎、支气管肺炎、脓胸等；②溶血性链球菌感染，如化脓性扁桃体炎、中耳炎、丹毒、猩红热、心内膜炎、蜂窝织炎等；③甲型溶血性链球菌（草绿色链球菌）引起的感染性心内膜炎，常与氨基糖苷类抗生素联合应用（但不宜在同一个输液瓶内混合使用）；④金黄色葡萄球菌感染，如败血症、疖、痈、脓肿等，但目前金黄色葡萄球菌感染耐药现象比较严重。

**2. 革兰氏阳性杆菌感染** 如破伤风梭菌、产气荚膜梭菌、白喉棒状杆菌等感染（破伤风、气性坏疽、白喉等）时，治疗时应注意配合相应的抗毒素。

**3. 革兰氏阴性球菌感染** 淋病奈瑟球菌引起的淋病和脑膜炎球菌引起的流行性脑脊髓膜炎亦可选用。

**4. 其他** 如螺旋体感染，治疗梅毒螺旋体应大剂量应用，治疗钩端螺旋体病须早期应用。治疗放线菌病宜大剂量、长疗程。

【不良反应及防治措施】

**1. 变态反应** 为青霉素类最常见的不良反应。可出现各种类型轻重不等的变态反应，轻者如药疹、药热、血清病样反应等，停药后可消失，严重者出现过敏性休克，若抢救不及时，可死于呼吸困难和循环衰竭，死亡率高达 0.1/ 万。变态反应多为青霉素的降解产物青霉噻唑、青霉烯酸等所致，大多在用药后立即发生，一般不超过 30min。变态反应的发生与药物剂量、给药途径无关。

过敏性休克患者的临床表现主要为循环衰竭、呼吸衰竭和中枢抑制。为防止过敏性休克的发生，应用青霉素时应采取以下防治措施：①详细询问患者的药物过敏史，对青霉素过敏者禁用；有其他药物过敏史者应慎用。②初次应用、用药间隔 72h 以上、用药过程中更换不同厂家或批号者均需做皮试；皮试阳性者应禁用；皮试阴性者注射药物后也偶可发生过敏性休克，故注射后需观察 30min，无反应者方可离去；③避免空腹给药；④避免在饥饿时给药；⑤避免滥用和局部用药；⑥注射液需要现配现用；⑦不在无急救药物（如肾上腺素）和抢救设备的条件下使用；⑧一旦发生过敏性休克，必须立即抢救，可皮下或肌内注射盐酸肾上腺素 0.5 ~ 1mg，严重者可稀释后缓慢静脉注射或静脉滴注。也可加用糖皮质激素类药物、$H_1$ 组胺受体拮抗药，以增强疗效；喉头水肿、呼吸困难者给予吸氧或人工呼吸，必要时作气管切开。

**2. 青霉素脑病** 鞘内注射或快速静脉滴注大剂量青霉素时，可致青霉素脑病，出现肌肉痉挛、抽搐、昏迷等反应，偶可引起精神失常。以老年人、婴儿及肾功能不全患者多见。故青霉素 G 不宜用于鞘内注射。

**3. 赫氏反应** 指青霉素在用于治疗梅毒、钩端螺旋体病、鼠咬热或炭疽感染时会出现症状加重的现象。一般发生于开始治疗后 6 ~ 8h，表现为寒战、发热、咽痛、肌肉酸痛、心跳加快等，可能是由大量病原体被杀死后释放出的物质引起的。注射给药前给予糖皮质激素类药，可减轻。

**4. 其他** 肌内注射时可出现局部红肿、疼痛、硬结，甚至引起周围神经炎，钾盐尤甚；大剂量静脉给予青霉素钾盐或钠盐时，尤其存在肾功能不全或心功能不全时，可引起高钾血症或高钠血症。

---

**知识链接**

### 青霉素的发现

青霉素的发现是医学史上的一个重大突破。1928 年，英国细菌学家弗莱明在实验室中偶然注意到培养皿中被青霉菌污染的部位没有葡萄球菌生长，形成了无菌圈，他

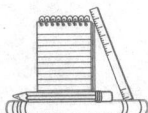

认为可能是青霉菌在生长繁殖过程中产生了一种可以抑制其他细菌繁殖的物质。通过实验，弗莱明证实了自己的想法，并将这种物质命名为青霉素，并将此发现发表在1929年的《新英格兰医学杂志》上。1940年，澳大利亚裔英国病理学家弗洛里和德国生物化学家钱恩偶然读到弗莱明发表的论文。他们通过大量实验证明青霉素可以治疗细菌感染，具有治疗作用，并建立了从青霉菌培养液中提取青霉素的方法，才成功地从粗培养液中纯化分离出青霉素。经过工业化的生产，一时间，青霉素成了家喻户晓的黄金药物，快速进入了人类的生活。当时正值第二次世界大战，青霉素的大量临床使用挽救了成千上万人的生命。

青霉素的出现使人类与疾病的斗争进入了一个全新的时代。因对青霉素的研究，弗莱明与弗洛里、钱恩共同获得了1945年诺贝尔生理学或医学奖。

---

## 二、半合成青霉素类

天然青霉素具有杀菌力强、毒性低、价廉等优点，但其抗菌谱窄、不耐酸（胃酸）、不耐酶（β-内酰胺酶）等缺点，使其临床应用受到一定限制。因此，在青霉素母核6-APA上引入不同侧链，分别得到具有耐酸、耐酶、广谱、抗铜绿假单胞菌、抗革兰氏阴性菌等特点的半合成青霉素，后者的抗菌机制、不良反应与天然青霉素相同，并与天然青霉素具有交叉过敏反应，用药前仍需做皮试，对青霉素过敏者禁用。

**1.耐酸青霉素类**　以青霉素V（penicillinV）为代表。耐酸，口服吸收好，不耐酶，对产青霉素酶的金黄色葡萄球菌感染无效。抗菌谱与青霉素相似，但其抗菌活性弱，仅用于轻度敏感菌感染、恢复期的巩固治疗和防止感染复发的预防用药。

**2.耐青霉素酶的青霉素类**　主要有苯唑西林（oxacillin）、氯唑西林（cloxacillin）、双氯西林（dicloxacillin）和氟氯西林（flucloxacillin）等。这类药物的作用特点是：①对革兰氏阳性菌作用不如青霉素，对革兰氏阴性菌无效；②耐酸，可口服；③不易通过血脑屏障；④耐酶，对产青霉素酶的耐药金黄色葡萄球菌有效。目前主要用于耐青霉素的金黄色葡萄球菌感染，如肺炎、心内膜炎、败血症等。

**3.广谱青霉素类**　主要有氨苄西林（ampicillin）、阿莫西林（amoxicillin）等。这类药物的作用特点是：①抗菌谱广，对革兰氏阳性菌、革兰氏阴性菌均有杀灭作用，但对铜绿假单胞菌无效；②耐酸，可口服；③不耐酶，对产青霉素酶的金黄色葡萄球菌感染无效。主要用于敏感菌所致的伤寒、副伤寒、呼吸道、泌尿道和胆道感染等。阿莫西林对幽门螺杆菌有效，常用于与其他药物联合用药治疗慢性胃炎、消化道溃疡等疾病。

**4.抗铜绿假单胞菌青霉素类**　主要包括羧苄西林（carbenicillin）、磺苄西林（sulbenicillin）、替卡西林（ticarcillin）、呋苄西林（furbenicillin）、哌拉西林（piperacillin）、阿洛西林（azlocillin）、美洛西林（mezlocillin）等。这类药物的作用特点是：①抗菌谱广，对革兰氏阳性菌和革兰氏阴性菌均有作用，对铜绿假单胞菌的作用强；②不耐酸，均需注射给药；③不耐酶，对耐青霉素的金黄色葡萄球菌无效。主要用于铜绿假单胞菌、奇异变形杆菌、大肠埃希菌以及其他肠杆菌引起的感染，如腹腔感染、泌尿道感染、肺部感染及败血症等。与氨基糖苷类抗生素合用治疗烧伤继发铜绿假单胞菌感染有协同作用，但应避免在同一输液瓶中混合应用。

**5.抗革兰氏阴性菌青霉素类**　如替莫西林（temocillin）、匹美西林（pivmecillinam）、美西林

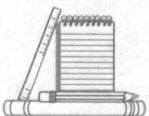

（mecillinam）等均属于这类药。这类药物对革兰氏阴性菌产生的 β- 内酰胺酶稳定，主要用于革兰氏阴性菌所致的泌尿道感染、软组织感染等。

# 任务二　头孢菌素类

## 案例导入

患儿，男，1 岁，出现发热、流涕、哭闹，随后烦躁加重，伴有抽搐和喷射状呕吐、神志不清，经腰椎穿刺取脑脊液检查，符合细菌性脑膜炎征象，并培养出流感嗜血杆菌，确诊为流感嗜血杆菌引起的脑膜炎，该菌 β- 内酰胺酶的试验结果（＋）。入院后按 70mg/kg 静脉滴注头孢曲松钠，1 日 2 次。并给予地塞米松辅助治疗以防止脑膜炎后遗症，及其他对症治疗。用药 3 天后退热，症状缓解，连续用药 14 天，痊愈出院。

请思考：

1. 头孢曲松属于第几代头孢菌素，其临床应用有哪些？

2. 请简单介绍四代头孢菌素类药的作用特点。

头孢菌素类抗生素是由母核 7- 氨基头孢烷酸（7-aminocephalos-poranicacid，7-ACA）通过连接不同侧链而得的半合成广谱抗生素。其化学结构中含有与青霉素相似的 β- 内酰胺环（图 34-1）。

【抗菌作用】本类药物具有抗菌谱广、杀菌力强、对 β- 内酰胺酶稳定、变态反应少等优点。目前临床应用的头孢菌素类药可分为五代（表 34-1）。

细菌对头孢菌素可产生耐药性，耐药机制同青霉素类。

**表 34-1　头孢菌素类药作用特点及临床用途比较**

| 名称 | 作用特点 | 临床应用 |
| --- | --- | --- |
| 第一代<br><br>头孢噻吩（cefalotin）<br>头孢氨苄（cefalexin）<br>头孢唑啉（cefazolin）<br>头孢拉定（cefradine）<br>头孢羟氨苄（cefadroxil） | ①对革兰氏阳性菌（包括耐青霉素的金黄色葡萄球菌）作用强于二、三、四代，对革兰氏阴性菌作用弱，对铜绿假单胞菌和厌氧菌无效；②对青霉素酶较稳定，但对革兰氏阴性菌产生 β- 内酰胺酶稳定性差；③组织穿透力差，脑脊液浓度低；④有一定肾毒性。 | 主要用于革兰氏阳性菌及耐青霉素的金黄色葡萄球菌引起的呼吸道、泌尿道及皮肤、软组织感染 |
| 第二代<br><br>头孢孟多（cefamandole）<br>头孢呋辛（cefuroxime）<br>头孢克洛（cefaclor）<br>头孢替安（cefotiam）<br>头孢尼西（cefonicid）<br>头孢雷特（ceforanide） | ①对革兰氏阳性球菌作用与第一代相仿或略差，对革兰氏阴性菌作用较第一代强，但对铜绿假单胞菌无效，头孢孟多对厌氧菌有效；②对多种 β- 内酰胺酶稳定，但不及第三代和第四代；③肾毒性较第一代小 | 主要用于敏感菌所致的呼吸道、胆道、皮肤等软组织感染、妇产科感染、泌尿道及耐青霉素的淋病奈瑟球菌感染 |

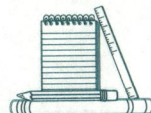

续表

| 名称 | 作用特点 | 临床应用 |
|---|---|---|
| **第三代** | | |
| 头孢噻肟（cefotaxime）<br>头孢曲松（ceftriaxone）<br>头孢他定（ceftazidime）<br>头孢哌酮（cefoperazone）<br>头孢唑肟（ceftizoxime）<br>头孢克肟（cefixime） | ①对厌氧菌及革兰氏阴性菌作用较强（包括铜绿假单胞菌），对革兰氏阳性菌作用不及第一代和第二代；②对多种 β- 内酰胺酶稳定性更好；③对肾脏基本无毒性；④可透过血脑屏障 | 主要用于严重耐药的革兰氏阴性杆菌感染及兼有厌氧菌或革兰氏阳性菌的混合感染 |
| **第四代** | | |
| 头孢匹罗（cefpirome）<br>头孢吡肟（cefepime）<br>头孢利定（ceflidin） | ①抗菌谱和抗菌活性与第三代相似，但对葡萄球菌属等革兰氏阳性球菌的作用较第三代强；②对产酶革兰氏阴性杆菌稳定性优于第三代；③无肾毒性；④药物 $t_{1/2}$ 趋向延长 | 主要用于对第三代耐药的革兰氏阴性杆菌引起的感染 |
| **第五代** | | |
| 头孢吡普（ceftobiprole）<br>头孢洛林酯（ceftarolinefosamil） | ①对革兰氏阳性菌的作用强于前四代，尤其对 MRSA 等耐药菌有效；对革兰氏阴性菌的作用与第四代相似，对某些厌氧菌也有良好抗菌活性；②对大部分 β- 内酰胺酶高度稳定；③无肾毒性 | 主要用于耐药金黄色葡萄球菌引起的皮肤与软组织感染，社区获得性肺炎和医院获得性肺炎 |

【不良反应与注意事项】

**1. 变态反应**　可出现药热、皮疹、荨麻疹等，严重者可发生过敏性休克，但发生率较青霉素低，与青霉素类有不完全交叉过敏现象，青霉素过敏者有 5%～10% 对头孢菌素类也过敏。头孢菌素给药前常规皮试对过敏反应的临床预测价值无充分循证医学证据支持，大多数头孢菌素类抗菌药的说明书、《抗菌药物临床应用指导原则》和《中华人民共和国药典临床用药须知》均未要求头孢菌素用药前常规进行皮试。但以下两种情况：既往有明确的青霉素或头孢菌素 I 型（速发型）过敏史患者及药品说明书中规定需进行皮试的仍需要做皮试。用药期间一旦发生变态反应，应立即停药。如发生过敏性休克，须立即就地抢救，给予肾上腺素等相关治疗。禁用于对任何一种头孢菌素类抗生素有过敏史及有青霉素过敏性休克史的患者。

**2. 肾毒性**　第一代头孢菌素类药物肾毒性较明显，大剂量应用可损害肾近曲小管细胞，出现肾毒性，表现为蛋白尿、血尿、血中尿素氮升高，甚至肾衰竭。避免与其他有肾毒性的药物（如氨基糖苷类抗生素、强效利尿药等）联用，肾功能不全者禁用。第一代中头孢拉定的肾毒性最小。

**3. 胃肠道反应**　口服给药可引起恶心、呕吐、食欲不振等胃肠道反应。

**4. 菌群失调症**　长期应用第三和第四代头孢菌素类药物可引起肠道菌群失调，导致二重感染，如肠球菌、铜绿假单胞菌和念珠菌的增殖现象。

**5. 其他**　长期大量应用头孢哌酮、头孢孟多等药物可引发低凝血酶原血症。当与抗凝药、水杨酸制剂等联合用药时，会有出血倾向，可用维生素 K 进行防治。肌内注射可能会有局部疼痛、硬结等情况；静脉注射时易发生静脉炎。还可见氨基转移酶、碱性磷酸酶、血胆红素升高等肝毒性表现。大剂量使用可致头晕、头痛、抽搐、可逆性中毒性精神病等中枢神经系统反应。此外，与乙醇同时应用会产生双硫仑样反应，故在使用本类药物期间或停药 3 天内应忌酒（包括饮酒、进食含乙醇制品或与含有乙醇的药物联合用药）。

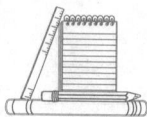

**知识链接**

## 双硫仑样反应

双硫仑（disulfiram）是一种戒酒药物，服用后即使饮用少量的酒，身体也会产生严重不适，培养饮酒者对酒精的厌恶条件反射，从而达到戒酒的目的。

双硫仑样反应（disulfiram-like reaction）指双硫仑或含有甲硫四氮唑基团的药物抑制肝脏乙醛脱氢酶，阻碍酒精代谢，导致即使少量饮酒也可引起乙醛中毒的反应，轻者出现软弱、眩晕、嗜睡、幻觉、全身潮红、头痛、恶心、呕吐、血压下降，重者可有呼吸抑制、虚脱、惊厥、心功能衰竭等剧烈反应，甚至发生过敏性休克危及生命。该反应的严重程度与用药剂量及饮酒量呈正比，症状一般持续 0.5～1h。由于乙醛脱氢酶活性被药物抑制后常需 4～5 天恢复，故停药后 5～7 天内仍需要避免饮酒。

引起双硫仑样反应的临床常用药物主要有：①头孢菌素类：头孢替安、头孢孟多、头孢哌酮、拉氧头孢等；②硝咪唑类：甲硝唑、替硝唑、奥硝唑等。③其他药物：酮康唑、呋喃唑酮、灰黄霉素、格列本脲、甲苯磺丁脲等。

# 任务三 其他类

包括碳青霉烯类、头霉素类、氧头孢烯类、单环 β- 内酰胺类和 β- 内酰胺酶抑制药。

## 一、碳青霉烯类

主要包括亚胺培南（imipenem）、美罗培南（meropenem）、法罗培南（faropenem）等。碳青霉烯类抗菌药的化学结构与青霉素相似，具有广谱、高效、耐酶、低毒等特点。该类药物可由特殊的外膜通道快速进入靶位，有强大的杀菌作用，作用机制与青霉素相似。亚胺培南在体内可被肾脏脱氢肽酶灭活而失效，故临床常与肾脱氢肽酶抑制药西司他丁（cilastatin）1：1 组成复方注射剂，称为泰能，用于多重耐药菌引起的严重感染、医院内感染、严重需氧菌与厌氧菌混合感染。常见不良反应有恶心、呕吐、药疹、静脉炎、一过性转氨酶升高，大剂量应用可致惊厥、意识障碍等中枢神经系统反应及肾损害。美罗培南对肾脱氢肽酶稳定，不需组成复方使用。

## 二、头霉素类

主要包括头孢西丁（cefoxitin）、头孢美唑（cefmetazole）、头孢米诺（cefminox）、头孢替坦（cefotetan）、头孢拉宗（cefbuperazone）等，目前临床广泛应用的是头孢西丁。本类药的化学结构与头孢菌素类相似，抗菌谱与抗菌活性与第二代头孢菌素相似，对 β- 内酰胺酶的稳定性高，对厌氧菌有效，对耐青霉素的金黄色葡萄球菌及头孢菌素类的耐药菌有较强活性。临床主要用于厌氧菌和需氧菌所致的盆腔、腹腔及妇科的混合感染。不良反应有皮疹、静脉炎、蛋白尿、嗜酸性粒细胞增多等。

## 三、氧头孢烯类

主要包括拉氧头孢（latamoxef）和氟氧头孢（flomoxef）。本类药物为广谱抗菌药，抗菌谱

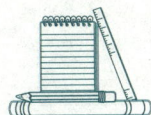

与抗菌活性与第三代头孢菌素类药相似，对革兰氏阳性球菌、革兰氏阴性杆菌、厌氧菌和脆弱类杆菌均有较强的抗菌活性，对 β- 内酰胺酶极其稳定，体内分布广泛。临床主要用于敏感菌所致的泌尿道、呼吸道、胆道、妇科感染及脑膜炎、败血症。不良反应以皮疹多见，偶可见低凝血酶原血症和出血症状，可用维生素 K 预防。忌与呋塞米联合用药，以免增加肾毒性。

### 四、单环 β- 内酰胺类

主要包括氨曲南（aztreonam）、卡芦莫南（carumonam）等。这类药物抗菌谱窄，主要对革兰氏阴性菌如大肠埃希菌、肺炎克雷伯菌、流感嗜血杆菌、铜绿假单胞菌、淋病奈瑟球菌等具有强大抗菌活性，对革兰氏阳性菌和厌氧菌作用差，体内分布广泛，具有耐酶、低毒、与青霉素、头孢菌素无交叉过敏反应等优点，故可用于青霉素过敏的患者。临床常用于革兰氏阴性杆菌所致的下呼吸道、尿路、软组织感染及脑膜炎、败血症等，尤其是常用药物耐药菌株所致的各种感染。不良反应少，有皮疹、转氨酶升高、胃肠道不反应等。

### 五、β- 内酰胺酶抑制药

包括克拉维酸钾（clavulanate potassium）、舒巴坦钠（sulbactam sodium）、他唑巴坦钠（tazobactam sodium）等。此类药物本身没有或只有很弱的抗菌活性，但与 β- 内酰胺类药联合应用，通过抑制 β- 内酰胺酶而发挥增效作用。对 β- 内酰胺酶不稳定的青霉素类和头孢菌素类与此类药物配伍，可扩大抗菌谱，增强抗菌作用。临床应用的 β- 内酰胺类与这类药物的复方制剂有：氨苄西林钠舒巴坦钠、阿莫西林钠克拉维酸钾、替卡西林钠克拉维酸钾、哌拉西林钠他唑巴坦钠、头孢哌酮钠舒巴坦钠等。

#### 复习思考题

1. 简述青霉素过敏性休克的防治措施。
2. 简述青霉素的抗菌谱与临床应用。

扫一扫，查阅
复习思考题
答案

# 项目三十五　大环内酯类、林可胺类及多肽类抗生素

扫一扫，查阅
本项目数字
资源

【学习目标】

　掌握：大环内酯类抗生素的分类及代表药；大环内酯类抗生素的抗菌作用、临床应用、不良反应。

　熟悉：林可胺类药物的抗菌作用、临床应用及不良反应。

　了解：多肽类药物的抗菌作用、临床应用及不良反应。

## 案例导入

患者，女，10 岁，1 周前无明显诱因出现发热，体温最高达 39.2℃，伴有咳嗽，无喘息及呼吸困难。在当地诊所给予退烧药及止咳药治疗，症状无明显缓解。支原体抗体 IgM 阳性，双肺纹理增多、紊乱，可见斑片状阴影。诊断：小儿支原体肺炎。

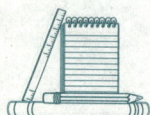

**请思考：**

1. 给予该患儿阿奇霉素口服给药是否合理，为什么？

2. 阿奇霉素临床用药应注意哪些问题？

# 任务一 大环内酯类抗生素

大环内酯类药物是由一个 14～16 元内酯环和连接在环上的糖基组成的抗生素。通过抑制菌体蛋白质合成，迅速发挥抑菌作用。本类药物之间有不完全交叉耐药性。包括天然大环内酯类和半合成大环内酯类两类。

天然大环内酯类是一些难溶于水的碱性药物，现耐药菌株增多，其作用特点有：①抗菌谱窄，主要作用于革兰氏阳性球菌、某些厌氧菌、军团菌、衣原体和支原体等；②对胃酸不稳定，口服生物利用度低，pH＜4 时几乎无抗菌活性；③血药浓度较低，某些组织器官（如皮下组织、肺、前列腺等）中浓度相对较高；④主要经胆汁排泄，对胆道感染效果好；⑤可透过胎盘屏障，不易透过血脑屏障。

## 一、天然大环内酯类

天然大环内酯类药物包括红霉素（erythromycin）、乙酰螺旋霉素（acetylspiramycin）、麦迪霉素（midecamycin）等，后两种因抗菌活性较弱，现临床已很少使用。

### 红霉素

【体内过程】红霉素不耐酸，口服为避免其被胃酸破坏，常制成肠溶片、琥乙红霉素、依托红霉素等制剂。在体内分布广泛，胆汁中浓度为血药浓度的 30 倍。大部分药物在肝脏代谢，经胆汁排泄，可形成肝肠循环，少量以原形由肾排出，$t_{1/2}$ 约 2h。

【抗菌作用】红霉素是抑菌药，对革兰氏阳性菌（如金黄色葡萄球菌、链球菌、肺炎球菌、白喉棒状杆菌等）作用较强；对部分革兰氏阴性菌（如脑膜炎球菌、淋病奈瑟球菌、百日咳鲍特菌、流感嗜血杆菌、弯曲杆菌、军团菌等）有强的抑制作用；对衣原体、肺炎支原体、立克次体、螺杆菌及某些螺旋体和除脆弱拟杆菌和梭形杆菌以外的厌氧菌等也有效。

【作用机制】可与细菌核糖体的 50S 亚基结合，阻碍细菌蛋白质合成。属于快效抑菌药。与 β- 内酰胺类抗生素等繁殖期杀菌药联合用药，可产生拮抗作用。

【耐药性】细菌对红霉素易产生耐药性，连用一周即可产生，停药数月后可恢复。与其他大环内酯类抗生素之间有不完全交叉耐药性。

【临床应用】主要用于对青霉素过敏的替代用药或对青霉素耐药的革兰氏阳性菌如金黄色葡萄球菌、肺炎球菌和其他链球菌引起的感染；对支原体肺炎、军团菌肺炎、白喉棒状杆菌带菌者、沙眼衣原体所致的婴儿肺炎和结膜炎、弯曲杆菌所致的肠炎或败血症等均有效；也可用于百日咳、厌氧菌和需氧菌引起的口腔感染。

【不良反应】

**1. 局部刺激** 口服给药可出现恶心、呕吐、腹痛、腹泻等胃肠道反应；静脉给药可引起血栓性静脉炎，滴注速度宜慢。且静脉给药只能用葡萄糖稀释，不能用生理盐水稀释。

**2. 肝毒性** 以酯化的红霉素如依托红霉素或琥乙酰红霉素最常见，主要表现为黄疸、胆汁淤积和转氨酶升高等，一般停药后可自行恢复。孕妇及慢性肝病患者不宜应用，婴幼儿慎用。用药期间注意监测肝功能。

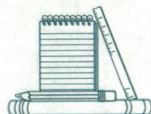

**3. 变态反应** 偶见药热、皮疹等。

## 二、半合成大环内酯类

本类药物的作用特点为：①耐酸，口服生物利用度高；②血药浓度高，组织渗透性好；③$t_{1/2}$ 较长，用药次数减少；④抗菌谱广，对革兰氏阴性菌抗菌活性增强；⑤对金黄色葡萄球菌、化脓性链球菌具有良好的抗菌后效应；⑥不良反应较天然品少。

### 罗红霉素

罗红霉素（roxithromycin）空腹服用吸收良好，血药浓度与组织浓度高，$t_{1/2}$ 12～14h。对肺炎支原体、衣原体作用强，对革兰氏阳性菌和厌氧菌作用与红霉素相近，对流感嗜血杆菌作用较红霉素弱。临床用于敏感菌所致呼吸道、泌尿生殖系统、皮肤软组织及耳鼻咽喉部位感染。不良反应以胃肠道反应为主，偶见皮疹、皮肤瘙痒、头痛、头昏等。

### 阿奇霉素

阿奇霉素（azithromycin）口服吸收迅速，生物利用度高，$t_{1/2}$ 长达 35～48h。耐酸，体内分布广泛，组织浓度高于血药浓度。抗菌活性强，抗菌谱较红霉素广，增加对革兰氏阴性菌抗菌作用，对流感嗜血杆菌、淋病奈瑟球菌、肺炎支原体、军团菌及卡他莫拉菌作用增强，与红霉素有交叉耐药性。临床用于敏感菌所致支气管炎、肺炎、扁桃体炎、咽炎、皮肤及软组织感染、沙眼等。不良反应主要是轻微胃肠道反应，偶见肝功能异常及白细胞减少。肝功能不全、孕妇和哺乳期妇女慎用，大环内酯类过敏者禁用。

### 克拉霉素

克拉霉素（clarithromycin）口服吸收迅速完全，广泛分布于组织，主要经肾排泄，$t_{1/2}$ 约为 3.5～4.9h。抗菌活性强于红霉素，对革兰氏阳性菌、嗜肺军团菌、肺炎衣原体作用强大，对沙眼衣原体、肺炎支原体、流感嗜血杆菌及厌氧菌作用也较红霉素强。主要用于呼吸道、泌尿生殖系统及皮肤软组织感染。不良反应轻，主要为胃肠道反应，偶见头痛、皮疹及皮肤瘙痒。

# 任务二　林可胺类抗生素

主要包括林可霉素（lincomycin）和克林霉素（clindamycin）。林可霉素是从链丝菌变异菌株的发酵液中提取的林可胺类抗生素，克林霉素是其半合成品。二者吸收后分布广泛，在大多数组织中可达有效浓度，但不能通过血脑屏障，在肝代谢，经胆汁和肾排泄。因克林霉素较林可霉素口服吸收好，抗菌作用强，且毒性低，故临床常用。

【抗菌作用】二者抗菌谱相同，对葡萄球菌、各型链球菌、肺炎球菌等革兰氏阳性球菌及厌氧菌具有强大抗菌作用，对白喉棒状杆菌、产气荚膜梭菌、人型支原体和沙眼衣原体、多数放线菌也有抑制作用，革兰氏阴性菌对本类耐药。

【作用机制】与细菌核糖体 50S 亚基结合，阻止肽链延伸，抑制细菌蛋白质合成。因与红霉素、氯霉素竞争细菌同一个结合位点而产生拮抗作用，故不宜联合用药。

【临床应用】林可胺类药的最大特点是易渗透到骨组织中，对急、慢性骨髓炎疗效较好，可作为治疗金黄色葡萄球菌所致骨髓炎的首选药；也可用于厌氧菌和需氧菌的混合感染，如腹膜炎、吸入性肺炎或肺脓肿等的治疗。

【不良反应】胃肠道反应轻微，表现为恶心、呕吐、食欲减退、腹泻等，以口服多见。也可

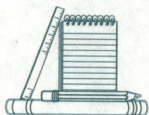

发生严重的假膜性小肠结肠炎，与难辨梭状芽孢杆菌大量繁殖和产生外毒素有关，可用万古霉素类和甲硝唑治疗。偶见皮疹、一过性中性粒细胞减少和血小板减少、肝功能异常等。新生儿及孕妇不宜选用。

---

**知识链接**

### 假膜性小肠结肠炎

假膜性小肠结肠炎一种主要发生于结肠和小肠的急性纤维素渗出性炎症。多在应用抗生素后导致正常肠道菌群失调，难辨梭状芽孢杆菌大量繁殖，产生毒素而致病。本病发病年龄多在中老年。起病大多急骤，病情轻者仅有轻度腹泻，重者呈暴发型，病情进展迅速，病情严重者可以致死。为常见医源性并发症之一，广谱抗生素，特别是林可霉素、克林霉素、氨苄西林、阿莫西林等的应用，抑制了肠道内的正常菌群，使难辨梭状芽孢杆菌得以迅速繁殖并产生毒素而致病。

主要临床表现为腹痛、腹泻和毒血症。腹泻为主要症状，腹泻程度和次数不一，轻者腹泻每日 2～3 次，可在停用抗生素后自愈。重者腹泻每日可 30 余次之多，少数病例可排出斑块状的伪膜，血便少见。治疗首先应立即中止使用所有抗菌药，难辨梭状芽孢杆菌对万古霉素和甲硝唑均较敏感，腹泻患者还应注意及时补液，防止脱水。

---

## 任务三　多肽类抗生素

### 一、万古霉素类

主要包括万古霉素（vancomycin）、去甲万古霉素（norvancomycin）和替考拉宁（teicoplanin）。万古霉素是从链霉菌培养液中分离获得，因其毒性较大，以往较少使用，但近年由于其能杀灭耐甲氧西林金黄色葡萄球菌（MRSA）和耐甲氧西林表皮葡萄球菌（MRSE）而备受关注。

【体内过程】口服不吸收，肌内注射可引起局部剧烈疼痛及组织坏死，故宜静脉注射。在体内分布广泛，可进入各组织、体液，但不易透过血脑屏障，90%以上由肾排泄。

【抗菌作用】对多重耐药金黄色葡萄球菌、表皮葡萄球菌、溶血性链球菌、甲型溶血性链球菌（草绿色链球菌）、肺炎球菌及肠球菌有强大抗菌作用，对厌氧的难辨梭状芽孢杆菌、炭疽杆菌、白喉棒状杆菌也有较好抗菌作用，但多数革兰氏阴性菌对其耐药，与其他抗生素之间无交叉耐药性。

【作用机制】与细菌细胞壁肽聚糖结合，抑制细菌细胞壁的合成，属于速效杀菌药。

【临床应用】临床主要用于耐药革兰氏阳性菌引起的严重感染，如败血症、肺炎、心内膜炎、结肠炎、脑膜炎、骨髓炎，特别是 MRSA 和 MRSE 所致感染。口服用于治疗由于长期服用广谱抗生素所致难辨梭状杆菌引起的假膜性小肠结肠炎或葡萄球菌性肠炎。

【不良反应】万古霉素和去甲万古霉素毒性较大，替考拉宁毒性较小。

**1. 耳毒性** 　较大剂量应用可出现耳鸣、听力减退，甚至耳聋。用药期间注意监测听觉功能，一旦出现耳鸣应停药。老年人、孕妇、哺乳期妇女、听力障碍慎用。

**2. 肾毒性** 　可损伤肾小管，出现蛋白尿、管型尿、少尿、血尿等。避免与氨基糖苷类抗生素、强效利尿药等联合用药，以免增加药物的肾毒性。

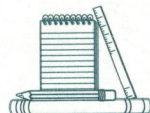

**3. 变态反应**　可出现寒战、药热、皮疹、皮肤瘙痒、血栓性静脉炎，甚至过敏性休克等。万古霉素还可引起"红人综合征"，即在其快速静脉滴注时，出现皮肤潮红、红斑、心动过速和低血压等特殊症状。

## 二、多黏菌素类

多黏菌素类是从多黏杆菌培养液中提取的碱性多肽类化合物，临床应用的是多黏菌素 B（polymyxin B）和多黏菌素 E（polymyxin E）。

【抗菌作用】本类药物对多数革兰氏阴性杆菌如铜绿假单胞菌、大肠埃希菌、流感嗜血杆菌、沙门菌属等有强大的杀灭作用，对革兰氏阴性球菌、革兰氏阳性菌和真菌无作用。多黏菌素 B 的抗菌作用较多黏菌素 E 略高。

【作用机制】本类药物可作用于细菌胞浆膜，使膜的通透性增加，菌体内重要成分外漏，导致细菌死亡。属慢效窄谱杀菌药，对繁殖期和静止期细菌均有作用。

【临床应用】因毒性较大，临床多局部用于敏感菌引起的眼、耳、皮肤、黏膜感染及烧伤后铜绿假单胞菌感染，或口服用于肠道术前消毒。

【不良反应】主要为肾损害及神经系统毒性。肾损害表现为蛋白尿、血尿等，肾功能不全者应减量或禁用，用药期间注意监测肾功能；神经系统的毒性表现为眩晕、手足麻木、共济失调等，停药后可消失。也可出现瘙痒、皮疹、药热等；偶可诱发粒细胞减少和肝毒性。

扫一扫，查阅复习思考题答案

### 复习思考题

试比较天然大环内酯类抗生素和半合成类大环内酯类抗生素的作用特点。

扫一扫，查阅本项目数字资源

# 项目三十六　氨基糖苷类抗生素

【学习目标】

掌握：氨基糖苷类抗生素的共性。

熟悉：链霉素、庆大霉素、依替米星、阿米卡星的抗菌特点及临床应用。

了解：其他氨基糖苷类抗生素的抗菌特点及临床应用。

## 案例导入

患者，男，28 岁。因腹痛，腹泻等，诊断为急性肠胃炎。给予阿米卡星注射液滴注。10min 后，病人出现皮肤瘙痒，寒颤，手足发冷，面色苍白。即给予葡萄糖酸钙静脉注射，症状未见好转。10min 后给予地塞米松 10mg 静脉注射。接着患者出现四肢抽搐，口唇发绀，心率 120 次 / 分，血压 90/67mmHg。立即给予吸氧、肾上腺素、地塞米松，约 10min 后患者好转。

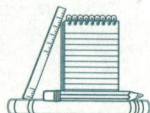

请思考：

1. 患者出现的症状是什么？

2. 抢救方案是否合理，应首选何药？

氨基糖苷类（aminoglycosides）抗生素因其化学结构中含有氨基环醇和氨基糖分子，并由苷键连接成的一类碱性抗生素。天然来源的由链霉菌和小单胞菌产生，有链霉素、卡那霉素（kanamycin）、庆大霉素、妥布霉素、巴龙霉素（paromomycin）、大观霉素（spectinomycin）、新霉素（neomycin）、小诺米星（micronomicin）、西索米星等（sisomicin）；半合成品有奈替米星（netilmicin）、依替米星、卡那霉素、异帕米星（isepamicin）、阿米卡星等。

本类药物为有机碱，尤其对需氧 G⁻ 杆菌有效。与 β-内酰胺类合用时不能混合于同一容器，否则易使氨基糖苷类药物失活。

## 任务一　氨基糖苷类抗生素的共性

氨基糖苷类抗生素的化学结构基本相似，因此该类抗生素在很多方面具有共性。

【体内过程】本类药物水溶性好，除链霉素外水溶液性质均稳定。口服吸收差，多采用肌内注射给药。血浆蛋白结合率低，主要分布于细胞外液、肾皮质及内耳淋巴液中，与其肾毒性和耳毒性直接相关；不易透过血脑屏障，脑脊液中浓度低，但可透过胎盘屏障。在体内不被代谢，约 90% 以原形经肾排泄，故尿中药物浓度高。

【抗菌作用】抗菌谱较广，对各种需氧革兰氏阴性杆菌包括大肠埃希菌、铜绿假单胞菌、变形杆菌属、克雷伯菌属、肠杆菌属、志贺菌属和枸橼酸杆菌属均具有强大抗菌活性；对沙雷菌属、沙门菌属、产碱杆菌属和嗜血杆菌属也有一定抗菌作用；但庆大霉素、阿米卡星等对产酶和不产酶的金黄色葡萄球菌及对 MRSA 和 MRSE 也有良好抗菌活性；链霉素和卡那霉素还对结核分枝杆菌有效。

【作用机制】氨基糖苷类抗菌机制主要是与核糖体的 30S 亚基结合，抑制细菌蛋白质合成，影响蛋白质合成的全过程，而呈现快速杀菌作用（见图 36-1）。此外，氨基糖苷类还能增加细菌胞浆膜通透性，使细菌细胞内重要物质外漏，从而导致细菌死亡。氨基糖苷类杀菌作用强大，对静止期细菌作用较强，故称为快速的静止期杀菌药。在碱性环境中抗菌作用增强。

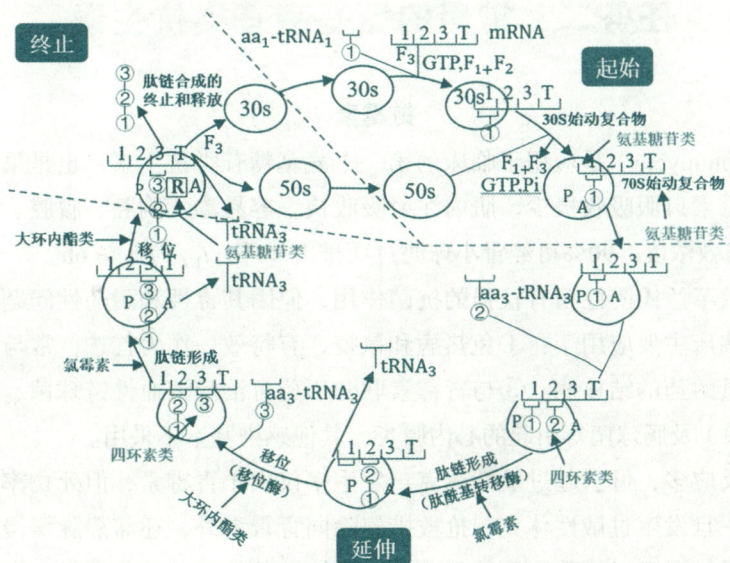

**图 36-1　核蛋白体循环及有关抗生素作用部位图解**

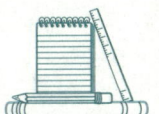

【耐药性】细菌对本类药物易产生不同程度的耐药性，药物之间可产生完全或部分交叉耐药性，产生耐药性的原因主要是细菌产生多种钝化酶，其次是核糖体靶位结构改变及胞浆膜通透性改变，阻碍药物的渗入。

【不良反应】本类药物的主要不良反应是耳毒性和肾毒性，尤其是老年人和儿童更易引起。毒性产生与服药剂量和疗程有关，也因药物不同而异，甚至在停药以后，还可出现不可逆的毒性反应。

**1. 耳毒性**　包括前庭神经和耳蜗听神经损伤。各种氨基糖苷类均有耳毒性，但各药毒性反应发生率及对前庭和耳蜗的选择性有所不同。前庭神经功能损伤表现为眩晕、恶心、呕吐、眼球震颤和共济失调等，其发生率依次为：新霉素＞卡那霉素＞链霉素＞西索米星＞阿米卡星≥庆大霉素≥妥布霉素＞奈替米星。耳蜗听神经损伤表现为耳鸣、听力减退甚至永久性耳聋，其发生率依次为：新霉素＞卡那霉素＞阿米卡星＞西索米星＞庆大霉素＞妥布霉素＞链霉素。用药期间应定期进行听力监测并注意观察有无耳鸣、眩晕等早期耳毒性症状，一旦出现症状应立即停药；为防止胎儿的先天性耳聋，孕妇禁用。

**2. 肾毒性**　氨基糖苷类主要经肾排泄并易在肾皮质蓄积，主要损害近曲小管上皮细胞，损害一般是可逆的，表现为蛋白尿、管型尿、血尿等，严重者可发生无尿、氮质血症和肾衰。各药对肾的毒性大小依次为：新霉素＞卡那霉素＞庆大霉素＞妥布霉素＞阿米卡星＞奈替米星＞链霉素。定期进行肾功能检查，如出现管型尿、蛋白尿、血尿、少尿、血尿素氮及肌酐升高现象应立即停药。有条件者可进行血药浓度监测。肾功能减退者、老年人及幼儿、哺乳妇慎用。

**3. 神经肌肉麻痹**　大剂量静脉滴注可引起肌肉麻痹，严重者可致呼吸肌麻痹而窒息死亡。同时应用骨骼肌松弛药和全身麻醉药或重症肌无力患者容易发生。其机制是药物与突触前膜上"钙结合部位"结合，从而阻止乙酰胆碱释放，阻滞神经肌肉接头的传递。静脉滴注不宜剂量过大或速度过快，用药过程中如出现神经肌肉麻痹，可立即静脉注射钙剂或新斯的明治疗。

**4. 变态反应**　本类药物可引起皮疹、发热、血管神经性水肿等变态反应症状，也可引起过敏性休克，尤以链霉素较为常见。对本类药物有过敏史者禁用。

## 任务二　常用的氨基糖苷类抗生素

### 链霉素

链霉素（streptomycin）是应用于临床的第一个氨基糖苷类抗生素，也是第一个用于治疗结核病的药物。链霉素口服吸收极少，肌内注射吸收快。容易渗入胸腔、腹腔、结核性脓腔和干酪化脓腔，并达有效浓度。90%可经肾小球滤过而排出体外，$t_{1/2}$ 为 5～6h。

链霉素对多数革兰氏阴性菌有较强的抗菌作用，但因其毒性和耐药性问题，临床应用受到较大限制。目前临床主要应用于：①兔热病和鼠疫，有特效，作为首选，常与四环素类抗生素联合用药。②多重耐药的结核病。③与青霉素联合用药可治疗溶血性链球菌、甲型溶血性链球菌（草绿色链球菌）及肠球菌等引起的心内膜炎。其他感染基本不采用。

链霉素不良反应多，可引起过敏性休克，发生率仅次于青霉素，但死亡率较青霉素高，用药前应做皮试。一旦发生过敏性休克，抢救措施除同青霉素外，还需静脉缓慢注射葡萄糖酸钙溶液；耳毒性常见，严重者可致永久性耳聋；肾毒性较其他氨基糖苷类低，毒性反应与用药剂量大小和疗程长短有关。

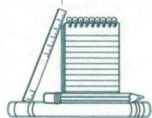

**知识链接**

### 鼠疫

鼠疫是由鼠疫耶尔森菌感染所致的烈性传染病，《中华人民共和国传染病防治法》将其列为甲类传染病，系广泛流行于野生啮齿动物间的一种自然疫源性疾病。临床上表现为发热、严重毒血症症状、淋巴结肿大、肺炎、出血倾向等。鼠疫在世界历史上曾有多次大流行，死者以千万计，我国在 1949 年前也曾发生多次流行，病死率极高。鼠蚤叮咬是主要的传播途径，也可通过呼吸道、皮肤、消化道途径传播。鼠疫的病原治疗原则是早期、联合、足量、应用敏感的抗菌药。链霉素对鼠疫有特效，可作为首选，常与四环素联合用药。

目前鼠疫在世界范围内已经得到有效控制，但在疫源地偶有零星爆发，需高度警惕。

### 庆大霉素

庆大霉素（gentamicin）水溶液稳定，口服吸收极少，肌内注射吸收迅速且完全，达峰时间为 1h，$t_{1/2}$ 为 4h，有 40% ~ 65% 以原形经肾脏排出。肾皮质中药物积聚浓度比血浆高数倍，停药 20 天后仍可在尿中检测到。是治疗革兰氏阴性杆菌感染的主要抗菌药，对沙雷菌属作用更强，为氨基糖苷类中的首选药。可与青霉素或其他抗生素联合用药，协同治疗严重的肺炎球菌、铜绿假单胞菌、肠球菌、葡萄球菌或甲型溶血性链球菌感染。还可用于肠道感染及肠道术前预防感染。局部用药可治疗皮肤、黏膜及耳、眼、鼻部感染。不良反应主要有耳毒性、肾毒性、神经肌肉阻滞，偶有变态反应。

### 卡那霉素

卡那霉素（kanamycin）有 A、B、C 三种成分，其中 A 组成分较为常用。口服吸收极差，肌内注射易吸收，在胸腔液和腹腔液中分布浓度较高。主要对多数常见革兰氏阴性菌和结核分枝杆菌有效，曾广泛用于肠道革兰氏阴性杆菌感染，但因不良反应大、疗效不突出、耐药菌多见，已被庆大霉素等药物取代。目前仅与其他抗结核药联合用于治疗对一线抗结核药有耐药性的结核病患者，也可口服用于肝性脑病患者或腹部术前准备。

### 妥布霉素

妥布霉素（tobramycin）口服难以吸收，肌内注射吸收迅速。可渗入胸腔、腹腔、滑膜腔能达有效治疗浓度。抗菌作用与庆大霉素相似，对铜绿假单胞菌的作用是庆大霉素的 2 ~ 5 倍，并且对庆大霉素耐药者仍有效。用于各种严重的革兰氏阴性杆菌感染，但是一般不作首选药。可与抗铜绿假单胞菌的青霉素类或头孢菌素类药物联合用药，用于治疗铜绿假单胞菌所致的各种感染。不良反应较庆大霉素轻。

### 阿米卡星

阿米卡星（amikacin）是卡那霉素的半合成衍生物。肌内注射给药，主要分布于细胞外液，不易透过血脑屏障。阿米卡星是抗菌谱最广的氨基糖苷类抗生素，对革兰氏阴性杆菌和金黄色葡萄球菌均有较强的抗菌活性，但作用弱于庆大霉素。其突出优点是对肠道革兰氏阴性杆菌和铜绿假单胞菌所产生的多种氨基糖苷类灭活酶稳定，故对一些氨基糖苷类耐药菌感染仍有效，常作为首选药。另一个优点是它与 β- 内酰胺类抗生素联合应用可获协同作用，联合用药用于粒细胞缺乏或其他免疫缺陷患者合并严重革兰氏阴性杆菌感染可获得满意效果。阿米卡星耳毒性强于庆大霉素，而肾毒性低于庆大霉素。

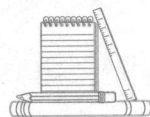

### 依替米星

依替米星（etimicin）是新的半合成水溶性氨基糖苷类抗生素，特点为抗菌谱广、抗菌活性强、毒性低。对大部分革兰氏阳性菌及革兰氏阴性菌均有良好的抗菌作用，尤其对大肠埃希菌、肺炎克雷伯菌、沙门菌属、葡萄菌属等有较高的抗菌活性。对部分耐药的葡萄球菌也有一定的抗菌活性。其耳毒性、肾毒性在目前应用的氨基糖苷类抗生素中最低。

扫一扫，查阅
复习思考题
答案

### 复习思考题

简述阿米卡星的抗菌作用特点。

扫一扫，查阅
本项目数字
资源

# 项目三十七　四环素类抗生素及氯霉素

【学习目标】

掌握：四环素类抗生素的抗菌作用、临床应用、主要不良反应及防治措施。

熟悉：其他四环素类药物的主要特点。

### 案例导入

患者，女性，32岁，患者自诉3天前无明显诱因出现尿频、尿急、尿痛，排尿次数明显增多，每次尿量较少，伴有下腹部坠胀感。同时出现发热，体温最高达38.5℃。自行服用退烧药后体温有所下降，但尿频、尿急等症状无缓解。无特殊病史。查体：体温38℃，脉搏85次/分，呼吸18次/分，血压120/80mmHg。神志清楚，心肺未见明显异常。腹软，无压痛及反跳痛，肾区叩击痛（＋）。实验室检查：尿常规：白细胞（＋＋＋），红细胞（＋），蛋白（－）。尿培养：检出衣原体。

诊断：衣原体性尿道炎。

请思考：

1.患者可选用哪一种四环素类抗生素进行治疗？

2.四环素类抗生素的不良反应有哪些？

## 任务一　四环素类抗生素

四环素类抗生素根据其来源可分为两类：①天然四环素类，包括四环素（tetracycline）、土霉素（oxytetracycline）、金霉素（chlortetracycline）和地美环素（demeclocycline）；②半合成四环素类，包括美他环素（metacycline）、多西环素（doxycycline）和米诺环素（minocycline）。四环素类药曾广泛应用于临床，但由于细菌对这类药的耐药性上升、严重的不良反应及其他类抗生素的出现，本类药物的临床适应证减少，目前临床应用较多的为半合成四环素类中的米诺环素及多西环素。

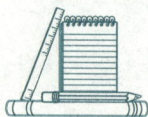

## 一、天然四环素类

### 四环素

【体内过程】口服易吸收，但不完全。药物与食物中的金属离子、碱性药物、抗酸药均可减少四环素吸收。因此不宜与牛奶、豆制品及某些药物如铁剂、抗酸药等同服，若必须合用时，至少相隔 $1 \sim 2h$ 服用为宜。四环素吸收后广泛分布于机体各组织中，胆汁中的浓度为血药浓度的 $10 \sim 20$ 倍，存在肝肠循环；可进入胎儿血循环及乳汁，并沉积于新形成的牙齿和骨骼中；不易通过血脑屏障。$20\% \sim 55\%$ 由肾脏排泄，可用于泌尿系统感染，碱化尿液可增加其排泄。$t_{1/2}$ 为 $6 \sim 9h$。

【药理作用】抗菌谱广，除了对革兰氏阳性菌、革兰氏阴性菌均有效外，对肺炎支原体、立克次体、螺旋体、放线菌也有抑制作用。对革兰氏阳性菌的抑制作用强于革兰氏阴性菌。对伤寒杆菌、副伤寒杆菌、铜绿假单胞菌、真菌和病毒无效。四环素是快速抑菌剂，高浓度时也有杀菌作用。其抗菌机制主要是与核糖体 30S 亚基的 A 位特异性结合，阻止氨基酰 tRNA 进入 A 位，抑制肽链延长和蛋白质合成（详见图 36-1）。此外，还可改变细菌细胞膜通透性，导致菌体内核苷酸及其他重要成分外漏，从而抑制细菌 DNA 复制。

【临床应用】可用于治疗立克次体病（包括流行性斑疹伤寒、地方性斑疹伤寒、恙虫病和 Q 热）、支原体感染、回归热、布鲁氏菌病、霍乱、兔热病、鼠疫等。治疗布鲁氏菌病和鼠疫时需与氨基糖苷类联合应用。由于四环素不良反应多，且耐药菌日益增多，疗效不理想，一般均不作首选药物。

【不良反应】

**1. 局部刺激**　药物直接刺激作用较大，口服可引起胃肠道症状，饭后服药可减轻。由于局部刺激性大，不宜肌注给药。可稀释后静脉给药，但长时间静脉滴注易引起静脉炎。

**2. 二重感染**　长期应用四环素类等广谱抗菌药，敏感菌被抑制，不敏感菌乘机大量繁殖，破坏了菌群共生的平衡状态，形成新的感染，称为二重感染或菌群交替症。二重感染多见于老年人、幼儿及机体抵抗力低下者。常见：①真菌病，致病菌以白色念珠菌最多见。②难辨梭状芽孢杆菌引起的假膜性小肠结肠炎。一旦发生应立即停药，并给予相应药物治疗，前者可用抗真菌药物治疗，后者可用有效抗生素（如万古霉素）或甲硝唑治疗。

**3. 骨及牙齿的损伤**　四环素类药物易在形成期的骨和牙釉中沉积并与钙结合，可使牙齿黄染、釉质发育不全或骨骼生长受抑制，故孕妇、哺乳期妇女和 8 岁以下儿童禁用。

**4. 其他**　变态反应少见，偶有皮疹、药热等。长期口服或大剂量静脉滴注（2g/d 以上），可引起严重肝损害或加剧原有的肾功能不全。长期用药可抑制肠道内合成维生素 B 族和维生素 K 的细菌，而引起维生素缺乏症，故长时间服药应注意补充这两类维生素。

## 二、半合成四环素类

### 多西环素

多西环素为长效的半合成四环素类药物，是本类药物的首选药。遇光不稳定。口服吸收迅速且完全，不易受食物影响。消除 $t_{1/2}$ 长达 $12 \sim 22h$，每日用药 1 次即可。大部分药物随胆汁排泄，肠道中的药物多以无活性的结合型或络合型存在，少量经肾脏排泄，肾功能减退时粪便中药物排泄增多，故肾衰竭时也可使用。

抗菌活性比四环素强 $2 \sim 10$ 倍，有强效、速效、长效的特点；抗菌谱同四环素，对土霉

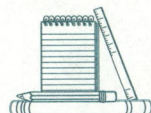

素或四环素耐药的金黄色葡萄球菌仍然敏感，但与其他同类药有交叉耐药。临床应用同四环素，特别适合肾外感染伴肾衰竭者（其他多数四环素类药物可能加重肾衰竭）以及胆道系统感染，也用于酒糟鼻、痤疮、前列腺炎和呼吸道感染如慢性气管炎、肺炎。

常见不良反应有胃肠道反应，如恶心、呕吐、腹泻等，宜饭后服药。服药后保持直立体位30min 以上以防食管炎。静脉注射可致舌头麻木及口腔特殊气味。易致光敏反应。

### 米诺环素

米诺环素抗菌谱与四环素相似，抗菌活性强于其他四环素类药物。对革兰氏阳性菌（包括四环素耐药的金黄色葡萄球菌、链球菌等）、脑膜炎球菌、淋球菌高度敏感，对革兰氏阴性杆菌作用较弱，对沙眼衣原体和溶血解脲支原体有较好抑菌作用。主要用于治疗酒糟鼻、痤疮、沙眼衣原体所致性传播疾病及耐药菌引起的感染，一般不作为首选药。除四环素类共有的不良反应外，米诺环素可产生独特前庭反应，首剂服药可迅速出现，女性多于男性，高达 12% ～ 52% 患者因严重前庭反应停药，停药 24 ～ 48h 后症状消失。

# 任务二　氯霉素

## 氯霉素

氯霉素（chloramphenicol）可抑制骨髓造血功能，使其临床应用受到极大限制。

氯霉素对革兰氏阴性菌的抗菌作用强于革兰氏阳性菌，属抑菌药；但对脑膜炎球菌、流感嗜血杆菌、肺炎链球菌具有杀灭作用；对革兰氏阳性菌的抗菌活性不如青霉素类和四环素类；对结核分歧杆菌、真菌和原虫无效。其作用机制是作用于细菌核糖体 50S 亚单位，抑制转肽酶，使肽链的延长受阻而影响蛋白质合成（详见图 36-1）。

临床应用目前限于：①耐药菌引起的严重感染：如无法使用青霉素类药物的脑膜炎、多药耐药的流感嗜血杆菌感染，且病情严重，危及生命者。②伤寒、副伤寒：首选氟喹诺酮类或第三代头孢菌素。氯霉素可作为备选药。③立克次体感染。④其他：作为眼科的局部用药，治疗敏感菌引起的眼内感染、全眼球感染、沙眼和结膜炎。

不良反应主要有骨髓抑制、溶血性贫血、灰婴综合征以及可诱发出血倾向、周围神经炎和视神经炎、胃肠道反应、变态反应、二重感染等。

---

### 知识链接

#### 灰婴综合征

灰婴综合征指新生儿、早产儿大量应用氯霉素所致。由于新生儿、早产儿肝药酶系统尚不完善，氯霉素代谢缓慢，在体内蓄积而引起中毒，出现循环衰竭、血压下降、呼吸困难、腹胀、呕吐及患儿面色苍白、发绀等症状。一般发生在治疗的第 2 ～ 9 天，症状出现两天内死亡率约 40%。故新生儿、早产儿禁用氯霉素，妊娠末期或分娩期的孕妇慎用。严重肝病和严重肝功能不全者，用药后也会出现类似的蓄积中毒症状。

---

扫一扫，查阅
复习思考题
答案

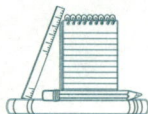

### 复习思考题

如何根据四环素类的抗菌作用特点指导临床用药？

# 项目三十八　人工合成抗菌药

扫一扫，查阅本项目数字资源

【学习目标】

掌握：氟喹诺酮类药的共同特性、抗菌作用、临床应用及不良反应。

熟悉：磺胺类抗菌药和甲氧苄啶的抗菌作用、临床应用、不良反应及联合用药的意义。

了解：硝基呋喃类的临床应用。

## 案例导入

患者，女，31岁。两天前因进食不洁食物后开始出现恶心、呕吐，伴腹痛、腹泻，里急后重，黏液便，乏力。检查：体温38.7℃，脉率108次/分，血压96/69mmHg，一般情况尚好，无明显脱水现象，腹平软，全腹压痛，其他检查无明显异常。实验室检查：大便冻状，镜下白细胞（+++），红细胞（+），大便培养显示痢疾杆菌生长。诊断为急性细菌性痢疾。

请思考：

1. 该患者应首选哪类药物进行治疗？为什么？

2. 这类药物的抗菌作用特点是什么？

## 任务一　氟喹诺酮类药

喹诺酮类药是人工合成的含有4-喹诺酮的母核结构的抗菌药（图38-1）。根据其化学结构、抗菌作用和问世先后等特点，可分为四代。第一代为1962年合成的萘啶酸，目前已淘汰；第二代为1973年合成的吡哌酸，对大多数革兰氏阴性菌有效，仅用于泌尿道和消化道感染，现已较少使用；第三代为20世纪70年代末至90年代中期研制的氟喹诺酮类，如诺氟沙星、环丙沙星、氧氟沙星、左氧氟沙星、洛美沙星、氟罗沙星、司帕沙星等；第四代为20世纪90年代后期至今研制的氟喹诺酮类，如莫西沙星、加替沙星等。

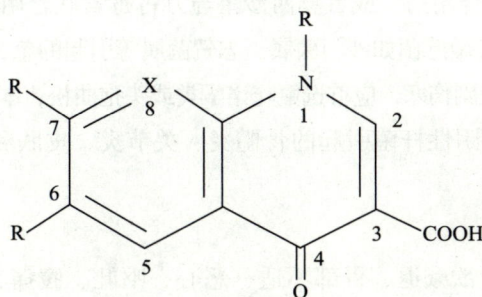

图38-1　喹诺酮类药基本结构

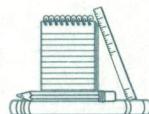

## 一、氟喹诺酮类药的共同特性

氟喹诺酮类药抗菌谱广、不良反应较少，目前已成为临床上治疗细菌感染性疾病的重要药物。氟喹诺酮类抗生素在体内过程、药理作用、临床应用及不良反应等方面均存在共性。

【体内过程】氟喹诺酮类药口服吸收良好，除诺氟沙星和环丙沙星外，多数药物的生物利用度超过80%。食物一般不影响药物的吸收，但与富含 $Ca^{2+}$、$Mg^{2+}$、$Fe^{3+}$ 的食物同服可降低药物的生物利用度。血浆蛋白结合率低，一般不超过40%（加雷沙星高达80%）。在体内广泛分布，肾脏、肺脏、前列腺组织、尿液、粪便、胆汁、中性粒细胞和巨噬细胞中的药物含量或浓度均高于血浆。血浆半衰期相对较长，大多数为 $3 \sim 7h$ 以上。大多数药物主要通过肝脏、肾脏两种方式消除；氧氟沙星、左氧氟沙星、洛美沙星和加替沙星等少数药物主要以原形经肾脏排泄；培氟沙星则主要在肝脏中代谢并通过胆汁排泄。

【药理作用】氟喹诺酮类药属于广谱杀菌药，对静止期和生长繁殖期细菌均有明显作用。第三代产品对革兰氏阴性菌，如沙门菌属、志贺菌属、克雷伯菌属、大肠埃希菌、淋病奈瑟球菌、流感嗜血杆菌、军团菌、变形杆菌、弯曲菌、铜绿假单胞菌等有强大杀菌作用；对金黄色葡萄球菌、链球菌、肠球菌等革兰氏阳性菌，以及支原体、衣原体、结核分枝杆菌也有抗菌活性。第四代氟喹诺酮类药除保留第三代对革兰氏阴性菌的良好抗菌活性外，还对革兰氏阳性菌、军团菌、结核分枝杆菌、支原体及衣原体的杀菌作用进一步增强，对厌氧菌的抗菌活性也有所提高，并具有明显抗菌后效应。

【抗菌机制】氟喹诺酮类药抗菌的作用机制主要是抑制细菌的 DNA 回旋酶和拓扑异构酶Ⅳ的活性，干扰细菌 DNA 的复制。

【耐药性】氟喹诺酮类药彼此之间存在交叉耐药性，临床常见的耐药菌主要包括金黄色葡萄球菌、肠球菌、肺炎链球菌、铜绿假单胞菌等。耐药菌因基因突变而导致：① DNA 回旋酶与药物的亲和力下降；②拓扑异构酶Ⅳ的变异；③细菌膜通过性降低，氟喹诺酮类药进入菌体内减少；④细菌主动外排系统作用增强，使菌体内喹诺酮类无法达到有效浓度。

【临床应用】

**1. 泌尿生殖道感染**　氟喹诺酮类可用于敏感菌引起的单纯性或复杂性尿路感染、细菌性前列腺炎、尿道炎和宫颈炎。治疗单纯性淋病奈瑟球菌性尿道炎或宫颈炎，环丙沙星、氧氟沙星与 β- 内酰胺类同为首选药。铜绿假单胞菌性尿道炎首选环丙沙星。

**2. 呼吸道感染**　常用于革兰氏阴性菌感染引起的肺炎、支气管炎。可代替大环内酯类，用于支原体、衣原体肺炎，嗜肺军团菌引起的军团菌病。青霉素高度耐药的肺炎链球菌感染，首选左氧氟沙星与万古霉素联合用药，或者莫西沙星与万古霉素联合用药。

**3. 肠道感染**　可用于治疗敏感菌如沙门菌属、志贺菌属等引起的急、慢性菌痢和中毒性菌痢、胃肠炎；对沙门菌引起的伤寒或副伤寒，应首选氟喹诺酮类或头孢曲松；本类药品也可用于旅行性腹泻。

**4. 其他**　可用于革兰氏阴性杆菌引起的骨髓炎、关节炎、皮肤和软组织感染；也可代替 β-内酰胺类药治疗全身感染。

【不良反应】

**1. 胃肠道反应**　常见食欲减退、胃部不适、恶心、呕吐、腹痛、腹泻、便秘等症状，一般患者可耐受。

**2. 神经系统反应**　轻者表现为失眠、头昏、头痛，重者可出现精神异常、抽搐、惊厥等，以失眠最多见。发生机制与本类药物抑制 GABA 与其受体结合，激动 NMDA 受体，导致中枢神

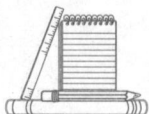

经兴奋有关。有精神病或癫痫病史，与茶碱或 NSAID 联合用药者易出现。

**3. 光敏反应**　司帕沙星、洛美沙星、氟罗沙星最常见，表现为光照部位皮肤出现瘙痒性红斑，严重者出现皮肤溃烂、脱落等。用药期间应避免阳光直射。

**4. 软骨损害**　可引起幼年动物负重区软骨组织损害；临床发现儿童用药后可出现关节肿痛，故儿童、孕妇、哺乳期妇女不宜使用。

**5. 其他**　可见跟腱炎、肝肾损害、白细胞减少、心脏毒性等。

---

**知识链接**

### 氟喹诺酮类的严重不良反应

氟喹诺酮类药为人工合成的抗菌药，是抗感染药家族中的重要成员。此类药品因抗菌谱广、疗效显著、使用方便等特点，在抗菌治疗领域发挥着重要作用。然而，随着氟喹诺酮类药的大量应用，一些新的不良反应或一些不良反应新的发生特点逐渐被认识：

1. 可加重重症肌无力。重症肌无力患者使用氟喹诺酮类药物可能导致死亡或需要辅助呼吸，因此重症肌无力患者应慎用此类药品。

2. 可能引发不可逆转的周围神经病变。2004 年，周围神经病变作为系统使用氟喹诺酮药物（口服和注射）的已知风险已写入产品说明书，但快速发生的特点和不可逆转性尚未被充分认知。

3. 会影响糖尿病患者的血糖控制水平。原国家食品药品监督管理总局（现国家药品监督管理局）已警示了加替沙星、洛美沙星、莫西沙星、氧氟沙星等氟喹诺酮类药物引起糖尿病患者血糖异常的风险。

---

## 二、常用氟喹诺酮类药

### 诺氟沙星

诺氟沙星（norfloxacin）是首个用于临床的氟喹诺酮类药物。口服生物利用度 35%～45%，约 30% 以原形经肾排泄。对包括铜绿假单胞菌在内的革兰氏阴性菌有极强的抗菌活性。对革兰氏阳性菌抗菌活性差。大多数厌氧菌对诺氟沙星耐药。临床主要用于敏感菌引起的泌尿道、胃肠道感染，也可外用治疗皮肤和眼部感染。

### 环丙沙星

环丙沙星（ciprofloxacin）口服吸收较好，穿透力强，体内分布广泛。对铜绿假单胞菌、流感嗜血杆菌、大肠埃希菌等革兰氏阴性菌的抗菌活性高于其他氟喹诺酮类，对氨基糖苷类或第三代头孢菌素类耐药的菌株仍有效，对链球菌、葡萄球菌也有较强作用，对多数厌氧菌不敏感。临床主要用于敏感菌引起的泌尿道、胃肠道、呼吸道、骨与关节、皮肤软组织感染。因可诱发跟腱炎和跟腱撕裂，老年人和运动员慎用。

### 氧氟沙星

氧氟沙星（ofloxacin）口服生物利用度高达 95%，体内分布广，80% 以上药物以原形经肾脏排泄，胆汁中药物浓度为血药浓度的 7 倍。除保留环丙沙星的抗菌特点和良好抗耐药菌特性外，对结核分枝杆菌、支原体和部分厌氧菌也有效。临床主要用于治疗敏感菌引起的呼吸道、胆道、泌尿道、皮肤软组织、盆腔等部位的感染。也是治疗结核病的二线药物。不良反应除诱发跟腱炎和跟腱撕裂外，偶见神经系统毒性反应和转氨酶升高。老年患者及肾功能异常者应减量。

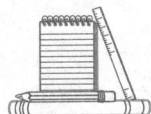

### 左氧氟沙星

左氧氟沙星（1evofloxacin）是氧氟沙星的左旋体，口服生物利用度接近100%，$t_{1/2}$为5～7h，85%的药物以原形经肾脏排泄。其抗菌活性是氧氟沙星的2倍，对葡萄球菌、链球菌、肠球菌、厌氧菌、支原体、衣原体等抗菌活性高，临床用于敏感菌引起的各种急慢性感染、难治性感染。不良反应发生率较低且轻微，主要为胃肠道反应。

### 洛美沙星

洛美沙星（lomefloxacin）口服吸收完全，$t_{1/2}$长达7h以上，70%以上的药物以原形经肾脏排出。对革兰氏阴性菌、表皮葡萄球菌、链球菌、肠球菌的抗菌活性与氧氟沙星相似；对多数厌氧菌的抗菌活性低于氧氟沙星。主要用于治疗敏感菌引起的呼吸道、泌尿道、消化道、皮肤软组织和骨组织感染。洛美沙星最易发生光敏反应，跟腱毒性发生率也较高。

### 氟罗沙星

氟罗沙星（fleroxacin）口服生物利用度可达100%，$t_{1/2}$长达10h以上，具有广谱、高效和长效的特点。对革兰氏阴性菌、革兰氏阳性菌、厌氧菌、支原体、衣原体均具有强大抗菌活性。50%～70%的药物以原形经肾脏排泄。中枢神经系统毒性、光敏反应等不良反应发生率在同类中较高，与布洛芬等联合用药可诱发惊厥和癫痫。

### 司帕沙星

司帕沙星（sparfloxacin）口服吸收良好，有肝肠循环，$t_{1/2}$超过16h。对革兰氏阳性菌、厌氧菌、结核分枝杆菌、衣原体、支原体的抗菌活性显著优于环丙沙星与氧氟沙星；对革兰氏阴性菌、军团菌的抗菌活性与氧氟沙星相近。主要用于治疗敏感菌引起的呼吸道、泌尿道、皮肤软组织感染及骨髓炎、关节炎。易产生光敏反应、心脏毒性和神经系统毒性反应，应严格控制使用。

### 莫西沙星

莫西沙星（moxifloxacin）属于第四代氟喹诺酮类，口服生物利用度约为90%，$t_{1/2}$为12～15h。对大多数革兰氏阴性菌作用与诺氟沙星相近。对大多数革兰氏阳性菌、厌氧菌、结核分枝杆菌、支原体、衣原体抗菌活性强于第三代氟喹诺酮类。用于治疗敏感菌所致呼吸系统、泌尿生殖系统和皮肤软组织感染。不良反应发生率低，胃肠道症状常见且轻微。有资料显示莫西沙星可致严重的皮肤反应、致死性肝损害，诱发心衰。

### 加替沙星

加替沙星（gatifloxacin）口服吸收快，生物利用度高，大部分药物以原形经肾脏排泄。抗菌谱广，对大多数革兰氏阳性菌、厌氧菌、结核分枝杆菌、支原体、衣原体抗菌活性与莫西沙星相近，对大多数革兰氏阴性菌作用强于莫西沙星。临床应用同莫西沙星。不良反应发生率低，中枢神经反应和光敏反应小，但有心脏毒性，还可致血糖紊乱。

## 任务二　磺胺类药及甲氧苄啶

### 一、磺胺类药

#### （一）磺胺类药的共同特性

磺胺类药是最早用于治疗全身性细菌感染的人工合成抗菌药。曾广泛用于临床，随着抗生素和喹诺酮类药物的快速发展，现其临床应用已明显减少。但是，由于磺胺类药具有抗菌谱广，

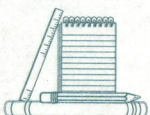

性质稳定，价格低廉，对鼠疫、流行性脑脊髓膜炎等感染性疾病疗效显著，与甲氧苄啶联合用药后抗菌活性显著增强等优点，故在抗感染治疗中仍有一定地位。根据磺胺类的药动学特点和临床应用情况分为治疗全身感染药物、治疗肠道感染药物和外用药物三类。

【体内过程】肠道易吸收，且吸收迅速而完全，血浆蛋白结合率为25%～95%。吸收后广泛分布于全身组织和体液中，血浆蛋白结合率低的易透过血脑屏障，脑脊液中药物浓度高，首选用于治疗流行性脑脊髓膜炎，如磺胺嘧啶；磺胺药物主要在肝脏经乙酰化代谢为无活性代谢产物，也可在肝脏与葡萄糖醛酸结合而失活。主要以原形和代谢产物经肾脏排出。脂溶性高的药物易被肾小管重吸收，排泄较慢。磺胺药及其乙酰化物在尿中溶解度较低，尤其在酸性尿液中易析出结晶而损伤肾脏。

肠道难吸收类在肠道内保持高浓度，经水解后释放出游离氨基后才具有抗菌活性，主要经肠道排出。

【药理作用】磺胺类药属于广谱抑菌药，对大多数革兰氏阳性菌和阴性菌都有良好的抗菌活性。其中对肺炎链球菌、溶血性链球菌、脑膜炎球菌、淋病奈瑟球菌、鼠疫杆菌、诺卡菌等病原体高度敏感；其次对大肠埃希菌、沙门菌属、变形杆菌、布鲁氏菌；对沙眼衣原体、疟原虫、放线菌、卡氏肺孢菌和弓形虫滋养体也有抑制作用。但对支原体、立克次体和螺旋体无效，甚至可促进立克次体生长。局部外用磺胺嘧啶银对铜绿假单胞菌有效。

【作用机制】磺胺药物通过干扰细菌的叶酸代谢而抑制细菌的生长繁殖。与人和哺乳动物细胞不同，对磺胺类敏感的细菌不能直接利用周围环境中的叶酸，只能利用对氨基苯甲酸（paraminobenzoic acid，PABA）、L-谷氨酸、二氢蝶啶在自身体内的二氢叶酸合成酶的催化下合成二氢叶酸，再经二氢叶酸还原酶作用转变为四氢叶酸。四氢叶酸活化后，可作为一碳单位的载体的辅酶参与嘧啶和嘌呤核苷酸的合成。磺胺类的化学结构与PABA相似，能与PABA竞争二氢叶酸合成酶，妨碍二氢叶酸的合成，进而影响细菌核酸的合成，抑制细菌的生长繁殖（图38-2）。

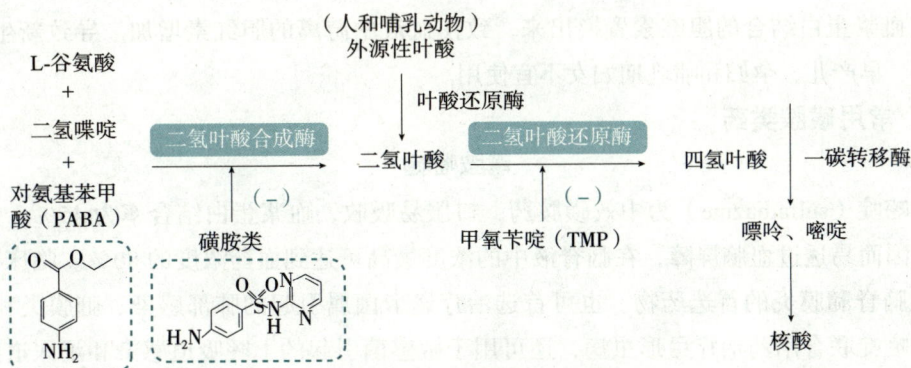

**图38-2 磺胺类及甲氧苄啶抗菌机制示意图**

由于PABA与二氢叶酸合成酶的亲和力比磺胺类药强数千倍以上，所以使用磺胺类药必须有足够的剂量和疗程。首剂加倍，可使血药浓度迅速达到有效抑菌浓度；脓液及坏死组织中含有大量PABA，能减弱磺胺类的抑菌作用，故用于局部感染时应清创排脓；局部麻醉药普鲁卡因在体内水解生成PABA，也能降低磺胺类药的疗效。

【耐药性】各磺胺类药之间存在交叉耐药性。细菌通过质粒介导或基因突变对磺胺类药产生耐药。主要机制包括：①耐药菌株可产生对磺胺类药亲和力低的二氢叶酸合成酶；②耐药菌株

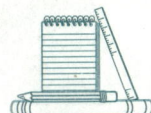

合成过量的 PABA 来竞争对抗磺胺类药的作用；③耐药菌降低对磺胺类药的通透性，使药物难以进入菌体；④某些耐药菌改变了代谢途径而直接利用外源性叶酸。磺胺类药之间有交叉耐药性，与甲氧苄啶（TMP）联合用药可增强磺胺类的疗效，延缓耐药性的产生。

【临床应用】用于治疗全身感染的磺胺类药根据 $t_{1/2}$ 长短分为：①短效类（ $t_{1/2} < 10h$ ）；②中效类（ $t_{1/2}$ 为 $10 \sim 24h$ ）；③长效类（ $t_{1/2} > 24h$ ）。长效磺胺药抗菌力弱，血药浓度低，且变态反应多见，许多国家已淘汰不用。目前临床应用的主要是短效和中效类，用于治疗流行性脑脊髓膜炎、泌尿系统感染、呼吸系统感染、肠道感染等。用于肠道感染的磺胺类药口服给药难吸收，在肠道内保持较高浓度，仅用于肠道感染或肠道手术前消毒。外用的磺胺类药可用于眼科及烧伤或大面积创伤后感染的患者。

【不良反应】

**1. 泌尿系统损害**　某些磺胺类药如磺胺嘧啶及其乙酰化物在酸性尿液中溶解度低，易析出结晶，引起尿道刺激和梗阻症状，如结晶尿、血尿、尿痛和尿闭等，甚至引起肾功能损伤。用药期间可与等量碳酸氢钠联合用药，以碱化尿液，增加磺胺类药及其乙酰化物的溶解度，并嘱咐患者增加饮水量，使每天排尿量不少于 1500mL，以降低药物浓度，利于排泄。服药超过一周者，应定期检查尿液。

**2. 变态反应**　药热、皮疹多见，局部用药容易发生。严重者可出现多形性红斑、剥脱性皮炎。本类药物有交叉过敏反应，有过敏史者禁用。

**3. 血液系统反应**　长期用药可抑制骨髓造血功能，引起粒细胞减少、血小板减少甚至再生障碍性贫血。发生率虽低但可致死，用药期间必须定期检查血常规。葡萄糖 –6– 磷酸脱氢酶缺乏的患者应用磺胺类药易引起溶血性贫血。

**4. 神经系统反应**　少数患者出现头晕、头痛、乏力、精神不振和失眠等症状，驾驶员和高空作业者禁用。

**5. 其他**　口服引起恶心、呕吐、上腹部不适等胃肠道反应，饭后服或同服碳酸氢钠可减轻症状；可出现黄疸、肝功能减退，严重者可发生急性肝坏死，肝功能损害者避免使用。磺胺类药可将与血浆蛋白结合的胆红素置换出来，致使血液中游离的胆红素增加，导致新生儿黄疸，故新生儿、早产儿、孕妇和哺乳期妇女不宜使用。

## （二）常用磺胺类药

### 磺胺嘧啶

磺胺嘧啶（sulfadiazine）为中效磺胺药，口服易吸收，血浆蛋白结合率为 45%，为磺胺药中最低，因而易透过血脑屏障，在脑脊液中的浓度最高可达到血药浓度的 80%。临床可作为防治流行性脑脊髓膜炎的首选药物。也可首选治疗诺卡菌属引起的肺部感染、脑膜炎和脑脓肿。可与乙胺嘧啶联合用药治疗弓形虫病，还可用于敏感菌引起的上呼吸道感染和泌尿道感染。使用时应增加饮水量，必要时同服等量碳酸氢钠碱化尿液。与甲氧苄啶联合用药产生协同抗菌作用。

### 磺胺异噁唑

磺胺异噁唑（sulfafurazole）为短效磺胺药，血浆消除 $t_{1/2}$ 为 $5 \sim 7h$，乙酰化率低，不易在尿中形成结晶而损伤肾脏。药物在尿中浓度高，可达 $1000 \sim 2000mg/L$，适用于尿路感染。每日需服药 4 次，胃肠道反应多见。

### 磺胺甲噁唑

磺胺甲噁唑（sulfamethoxazole）是中效磺胺药，消除 $t_{1/2}$ 为 $10 \sim 12h$。脑脊液中浓度低于磺

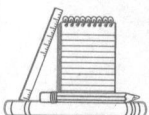

胺嘧啶，但仍可用于流行性脑脊髓膜炎的预防。尿中浓度与磺胺嘧啶相似，也适用于大肠埃希菌等敏感菌诱发的泌尿系统感染，如肾盂肾炎、膀胱炎、单纯性尿道炎等。常与甲氧苄啶联合用药，产生协同抗菌作用，扩大临床适应证范围。

### 柳氮磺吡啶

柳氮磺吡啶（sulfasalazine）口服生物利用度 $10 \sim 20\%$，药物大部分集中在小肠远端和结肠。本身无抗菌活性，在肠道分解成磺胺吡啶和 5- 氨基水杨酸盐；磺胺吡啶有较弱的抗菌作用，5- 氨基水杨酸具有抗炎和免疫抑制作用。柳氮磺吡啶是治疗溃疡性结肠炎的一线药。也广泛用于治疗强直性脊柱炎、银屑病性关节炎、肠道或泌尿生殖道感染所致的反应性关节炎。此外，最新的国内外治疗指南均将柳氮磺吡啶列为治疗类风湿关节炎的有效药物；长期服药产生较多不良反应，如恶心、呕吐、厌食、消化不良、头痛、皮疹、药热、粒细胞减少、溶血性贫血以及肝肾功能损害等，尚可影响精子活力而致可逆性不育症。

### 磺胺嘧啶银

磺胺嘧啶银（sulfadiazine silver）具有磺胺嘧啶的抗菌作用和银盐的收敛作用。磺胺嘧啶银抗菌谱广，对多数革兰氏阳性菌和阴性菌有良好的抗菌活性，抗菌作用不受脓液 PABA 的影响；对铜绿假单胞菌抑制作用强大。临床用于预防和治疗Ⅱ度、Ⅲ度烧伤或烫伤的创面感染，并可促进创面干燥、结痂及愈合。

### 磺胺醋酰钠

磺胺醋酰钠（sulfacetamide sodium）溶液呈中性，局部应用几乎不具有刺激性，穿透力强；适用于眼科感染性疾患如沙眼、角膜炎和结膜炎。

---

**知识链接**

#### 磺胺药的发现

20 世纪初，人们对细菌性疾病尚无对策。1932 年德国人 Domagk 用一种叫"百浪多息"的橘红色染料注射并治愈了链球菌感染的小白鼠。

此间，Domagk 的小女儿因偶然的针刺发展为严重的葡萄球菌感染，有死亡的危险。在采用各种方法医治无效后，Domagk 对她注射了大剂量的百浪多息，结果他的女儿得救了。1935 年初，他发表论文报告了应用"百浪多息"的效果。不久，法国特利弗尔等研究表明，上述染料的抗菌消炎作用，是由于它在体内分解为磺胺的缘故，于是磺胺的名字迅即广为传播。此后，人类制造出种类繁多的磺胺类药，给许多有致命危险的急性疾病提供了有效的治疗手段，也使不少慢性疾病得以更早治愈。多马克也因其突出贡献而获得 1939 年诺贝尔生理学或医学奖。

---

## 二、甲氧苄啶

### 甲氧苄啶

甲氧苄啶（trimethoprim）口服吸收迅速而完全，$t_{1/2}$ 约为 10h，与磺胺甲噁唑（$t_{1/2}$ 为 $10 \sim 12h$）相似。体内分布广泛，脑脊液中药物浓度较高，在炎症时接近血药浓度。

甲氧苄啶是细菌二氢叶酸还原酶抑制药，抗菌谱与磺胺类相似，但抗菌作用较强，单用易产生耐药性。与磺胺类药联合用药，可使细菌的叶酸代谢受到双重阻断，起到增效作用，使磺胺类抗菌作用增强数倍至数十倍，甚至出现杀菌作用，并可减少耐药性的出现，对已耐药菌

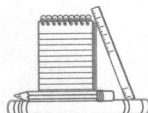

株也有作用。临床常与磺胺甲噁唑或磺胺嘧啶合用组成复方制剂，如磺胺甲噁唑和甲氧苄啶按5∶1比例制成复方新诺明，可用于治疗敏感菌引起的泌尿道、呼吸道、胃肠道感染，还可用于卡氏肺孢菌肺炎、诺卡菌病、伤寒、细菌性痢疾等。

不良反应主要有恶心、呕吐、皮疹等，长期用药或某些敏感患者可引起叶酸缺乏，导致巨幼细胞贫血、白细胞减少、血小板减少等，必要时可用甲酰四氢叶酸钙治疗。有致畸作用，孕妇禁用。

## 任务三　硝基呋喃类药和硝基咪唑类药

### 呋喃妥因

呋喃妥因（nitrofurantoin）属硝基呋喃类药。口服吸收迅速，但在血液中迅速被破坏，$t_{1/2}$大约为30min，不能用于全身性感染。给药量的40%～50%以原形随尿液排出，血药浓度低而尿中浓度高。抗菌谱广，对多数革兰氏阳性菌和阴性菌有杀菌作用，对铜绿假单胞菌及变形杆菌属无效。临床用于敏感菌所致的泌尿系统感染。主要不良反应为胃肠道反应，偶见皮疹、药热等变态反应。大剂量使用可引起周围神经炎，长期使用可发生间质性肺炎和肺纤维化。葡萄糖-6-磷酸脱氢酶缺乏患者用药可发生溶血性贫血，此类患者禁用。肾衰竭者也禁用。

### 呋喃唑酮

呋喃唑酮（furazolidone）属硝基呋喃类药，口服不易吸收，肠道内药物浓度高。主要用于治疗肠炎、痢疾、霍乱等肠道感染性疾病；抗幽门螺杆菌，可治疗胃、十二指肠溃疡。栓剂可用于治疗阴道滴虫病。不良反应同呋喃妥因，但较轻微。

### 甲硝唑

甲硝唑（metronidazole）属硝基咪唑类药，口服吸收良好，体内分布广泛。对革兰氏阳性和革兰氏阴性厌氧菌都有较强的抗菌作用，对脆弱杆菌敏感。对其他病原体如滴虫、阿米巴、蓝氏贾第鞭毛虫等也有杀灭作用，对需氧菌无效。可用于厌氧菌引起的败血症、盆腔炎、骨髓炎、中耳炎、口腔感染等，也可作为肠内、肠外阿米巴病的首选，也是治疗阴道滴虫病的首选药物。不良反应主要是胃肠道反应、变态反应、外周神经炎等，一般较轻微。用药期间和停药1周内，禁用含乙醇饮料，并减少钠盐摄入量。

扫一扫，查阅
复习思考题
答案

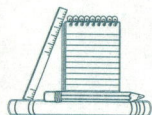

### 复习思考题

1. 简述磺胺类药对泌尿系统损害的防治措施。

2. 试述第三代氟喹诺酮类药的抗菌谱、抗菌机制和临床应用。

# 项目三十九　抗结核药

扫一扫，查阅本项目数字资源

【学习目标】

掌握：抗结核药的分类及代表药；异烟肼和利福平的药理作用、临床应用及不良反应。

熟悉：抗结核药的用药原则。

了解：其他抗结核药的作用特点。

## 案例导入

患者，男，31岁。因反复咳嗽、低热10天伴消瘦入院。体格检查：体温37.8℃，脉搏92次/min，呼吸20次/min，血压110/70mmHg。神志清楚，自动体位，全身浅表淋巴结未触及。左上肺背部可闻及少量湿啰音，心率90次/min，律齐。腹软，肝脾肋下未触及，四肢及脊柱正常。辅助检查：血常规正常，血沉37mm/h。痰涂片查抗酸杆菌阳性。后前位胸片示左上肺野斑片状密度增高影，其间可见透光区。左侧位片示病灶位于左上叶背段，可见空洞。诊断：左上叶背段浸润型肺结核。

请思考：

1. 该患者可选用哪些抗结核药？它们的特点是什么？

2. 该患者治疗期间应遵循哪些临床应用原则？

结核病是由结核分枝杆菌引起的慢性传染病，可累及全身多个脏器，但以肺结核最为常见。抗结核药种类很多，临床上将疗效高、不良反应少、患者易耐受的称为一线抗结核药，如异烟肼、利福平、乙胺丁醇、吡嗪酰胺、链霉素等；而将疗效较差或毒性较大，对一线药耐药或与其他药物配伍使用的，称为二线抗结核药，如对氨基水杨酸、丙硫异烟胺、阿米卡星、左氧氟沙星等。此外，近几年又研制出一些疗效好、不良反应较小的抗结核新药，如利福喷汀、利福定、洛美沙星等。

## 任务一　常用的抗结核药

### 一、一线抗结核药

#### 异烟肼

异烟肼（isoniazid）口服吸收快而完全，分布广，穿透力强，易透过血脑屏障、骨关节、胸腹水、纤维化或干酪样病灶中。主要经肝脏乙酰化代谢灭活，其乙酰化速度存在个体差异，临床用药应注意调整给药方案。

【药理作用】异烟肼对结核分枝杆菌有高度选择性，抗菌力强，低浓度抑菌、高浓度杀菌。

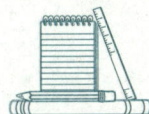

对生长旺盛的结核分枝杆菌有杀菌作用，对静止期的结核分枝杆菌只有抑菌作用。具有高效、低毒、口服方便、价格低廉等特点，但单独使用易产生耐药性，宜联合用药。

抗菌机制可能是抑制结核分枝杆菌细胞壁的分枝菌酸的生物合成，最终使细菌死亡。

【临床应用】目前可作为治疗各型结核病的首选药物。可单独用于治疗早期轻度结核病或预防结核病，除此之外，需要与其他抗结核药联合使用，规范化治疗结核病，防止或延缓耐药性的出现。

【不良反应】

1. 神经系统　长期、大剂量使用可引起周围神经炎和中枢神经系统症状，表现为手脚麻木、步态不稳、肌肉震颤和中枢兴奋、失眠、精神失常、惊厥等。补充维生素 $B_6$ 可防治，癫痫或精神病患者慎用。

2. 肝损害　出现转氨酶升高、黄疸，严重者发生肝小叶坏死，故应定期检查肝功能，肝功不良者慎用。

3. 其他　可发生胃肠道反应，偶见皮疹、药热等变态反应。

### 利福平

利福平（rifampicin）口服吸收迅速，体内分布广，穿透力强。由于药物和代谢产物呈橘红色，可使尿、粪、痰液、泪液及汗液染成橘红色，应事先告知患者。

【药理作用】抗菌谱广且作用强大，对结核分枝杆菌、麻风杆菌、革兰氏阳性菌（特别是耐药的金黄色葡萄球菌）、革兰氏阴性菌（如大肠埃希菌、变形杆菌等）以及沙眼衣原体和某些病毒都有效。抗菌机制是抑制细菌依赖 DNA 的 RNA 多聚酶，阻碍 mRNA 的合成，对人和动物细胞内的 RNA 多聚酶则无影响。利福平的抗结核作用与异烟肼相似，单独使用易产生耐药性。

【临床应用】利福平常与其他抗结核药联合治疗各型结核病。也用于治疗麻风病和耐药金黄色葡萄球菌及其他敏感菌引起的感染。外用可以治疗沙眼等眼部感染。

【不良反应】

1. 胃肠道反应　常见恶心、呕吐、腹痛、腹泻等。

2. 肝损害　长期用药可出现黄疸、肝肿大等症状，老年人、慢性肝病患者、酒精中毒者等易发生，故应定期检查肝功能。肝功不良者慎用。

3. 其他　大剂量可出现发热、寒战、头痛、肌肉酸痛等"流感综合征"。还可出现药热、皮疹等变态反应。有致畸作用，孕妇禁用。

### 乙胺丁醇

乙胺丁醇（ethambutol）对结核分枝杆菌有较强的抗菌作用，包括对耐药的结核分枝杆菌也有效。但单独使用易产生耐药性，主要与其他抗结核药联合用药治疗各型结核病。目前没有与其他药物出现交叉耐药现象。不良反应较少，长期、大剂量使用可致球后视神经炎，表现为视力模糊、红绿色盲、视力下降、视野缩小等，停药后可恢复，故用药期间应定期做眼科检查。偶见胃肠道反应、肝损害等。

### 吡嗪酰胺

吡嗪酰胺（pyrazinamide）在酸性环境下对结核分枝杆菌有较强的抗菌作用，单独使用易产生耐药性，但与其他抗结核药无交叉耐药性。常与其他抗结核药联合用药治疗各型结核病。长期、大剂量用药可产生肝损害，故应定期检查肝功能，肝功不良者慎用。此外，吡嗪酰胺还可抑制尿酸排泄，诱发痛风，故痛风患者禁用。

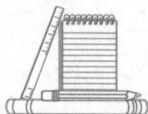

### 链霉素

链霉素（streptomycin）是最早用于临床的抗结核药。抗结核作用较异烟肼、利福平弱，穿透力弱，且耐药株多见、毒性大，临床主要与其他抗结核药联合用药。

---

**知识链接**

#### 耐药结核病

结核病是一种经呼吸道传播的慢性传染病，在全球范围内广泛流行。当患者感染的结核分枝杆菌经体外药敏试验证实对一种或多种抗结核药物产生耐药性时，即为耐药结核病。耐药种类可分为单耐药、多耐药、耐多药、广泛耐药和利福平耐药。单耐药是指对一种一线抗结核药物耐药；多耐药是对一种以上一线抗结核药物耐药，但不包括同时耐异烟肼和利福平；耐多药为同时对异烟肼和利福平两种抗结核药物耐药；广泛耐药（XDR-TB）则是除同时耐异烟肼、利福平外，还对任何氟喹诺酮类药物耐药，以及对三种二线注射类抗结核药（卷曲霉素、卡那霉素、阿米卡星）中至少一种耐药。据估算，我国每年新发耐多药结核病患者约 12 万例，占全球每年新发总数的 24%，位居全球第二位。

---

## 二、二线抗结核药

### 对氨基水杨酸钠

对氨基水杨酸钠（sodium aminosalicylate）穿透力差，仅对细胞外的结核分枝杆菌有抑菌作用，主要用作二线抗结核药。适用于结核分枝杆菌所致的肺及肺外结核病。单独应用时结核分枝杆菌对此药能迅速产生耐药性，因此必须与其他抗结核药联合用药。与链霉素、异烟肼等合用时能延缓结核分枝杆菌对前二者耐药性的产生。胃肠道反应、变态反应较常见，胃溃疡及其出血、血尿、蛋白尿、肝功损害及粒细胞减少发生率少。

### 丙硫异烟胺

丙硫异烟胺（protionamide）为异烟肼的衍生物，抗结核作用较异烟肼、利福平弱，但穿透力强，易到达结核病灶内，主要与其他抗结核药联合用于一线药治疗无效者。不良反应以精神忧郁发生率高，也可引起周围神经炎和肝损害。

### 乙硫异烟胺

乙硫异烟胺（ethionamide）是异烟肼的衍生物。单独使用易产生耐药性。仅用于对其他抗结核药不能耐受者或联合用药以增强疗效和避免结核菌产生耐药性。不良反应多且发生率高，胃肠道反应常见，表现为食欲缺乏、恶心、呕吐、腹痛和腹泻，患者难以耐受。对乙硫异烟胺过敏者禁用。

### 卷曲霉素

卷曲霉素（capreomycin）是多肽类抗生素，其抗菌机制是抑制细菌蛋白质合成。单用易产生耐药性，且与新霉素、卡那霉素有交叉耐药性。临床用于复治的结核患者。不良反应与链霉素相似，但较链霉素轻。对卷曲霉素过敏者及孕妇禁用。

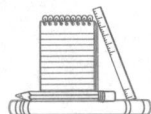

### 三、抗结核新药

#### 贝达喹啉

贝达喹啉（bedaquiline）是新型二芳基喹啉类抗分枝杆菌药物，抑制结核分枝杆菌 ATP 合成酶质子泵的活性，进而影响结核分枝杆菌的 ATP 合成而发挥作用。其作用机制与传统抗结核药不同，无交叉耐药性，且对敏感菌株、多药耐药菌株以及休眠菌均有较高的抗菌活性。此药属于时间依赖性和峰浓度依赖性的杀菌药，具有迟发的杀菌效果，与吡嗪酰胺有协同杀菌作用。常见不良反应包括恶心、关节痛等，用药期间 Q-T 可能延长间期及引起肝毒性，需定期检查心电图和肝功能。

#### 德拉马尼

德拉马尼（delamanid）是一种硝基咪唑类衍生物，抑制分枝杆菌细胞壁成分甲氧基分枝菌酸和酮基分枝菌酸的合成。自然耐药发生率类似异烟肼、比利福平高，耐药机制与基因突变有关。与现有抗结核药无交叉耐药性，用于成人耐多药肺结核患者的治疗。心悸、Q-T 间期延长等心血管不良反应较常见，需定期监测心电图。

#### 利福喷丁和利福布汀

利福喷丁（rifapentine）是利福霉素衍生物，抗菌谱和机制与利福平类似，抗菌活性更强。1987 年我国率先将其用于结核病治疗。利福喷丁半衰期长，为利福平的 4～5 倍，每周用 1 次可达到利福平效果且服用方便。但因其不能透过血脑屏障，不能用于结核性脑膜炎治疗。利福喷丁长效、低毒，是结核潜伏感染患者首选方案。其不良反应发生率较利福平低，若服用利福平出现肝损伤或严重胃肠道反应可选用利福喷丁替代。

利福布汀（rifabutin）与利福平相比，抗菌活性更强、作用时间更长、毒性更低。对结核分枝杆菌的抑菌作用约为利福平的 4 倍，且约 30% 的利福平耐药株对利福布汀仍敏感。故利福平耐药株不宜选用利福喷汀，可酌情使用利福布汀。常作为 HIV 感染患者抗分枝杆菌治疗方案中首选的利福霉素类药物，也在耐多药结核病的联合治疗中发挥作用。利福布汀的不良反应发生率与利福平类似，白细胞减少、肝功能异常、胃肠道反应以及皮疹等。但它对肝药酶诱导作用是三种利福霉素类药物中最低的，药物相互作用发生率低。

#### 氟喹诺酮类

这类药物包括氧氟沙星（ofloxacin）、洛美沙星（lomefloxacin）、左氧氟沙星（levofloxacin）、加替沙星（gatifloxacin）、莫西沙星（moxifloxacin）等，对结核分枝杆菌有较强的杀灭作用，与其他抗结核药联合使用时有协同效应，且耐药性和不良反应较为少见，适用于对一线抗结核药耐药或无法耐受的患者。世界卫生组织推荐的含氟喹诺酮类药的三线抗结核方案如氧氟沙星、阿米卡星、丙硫异烟胺、吡嗪酰胺等联合用药。患者对该方案耐受性良好，长期应用较为安全。高剂量氟喹诺酮类药是治疗耐多药结核核心方案中最重要组成部分，能够显著提升成年人耐多药结核的治疗效果。

## 任务二　抗结核药的用药原则

抗结核药的应用是治疗结核病的主要手段。合理应用抗结核药，能够提高药物的疗效，延

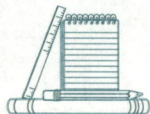

缓耐药性的产生，减轻不良反应。

**1. 早期用药**  早期病灶渗出多见，病灶内结核分枝杆菌生长旺盛，对抗结核药敏感，易被抑制或杀灭，药物此时容易渗入病灶中，发挥最佳疗效。

**2. 联合用药**  单用抗结核药易产生耐药性，联合两种或两种以上药物可提高疗效，延缓耐药性产生并降低毒性。一般在异烟肼基础上加用利福平、吡嗪酰胺等药物，进行二联或三联，甚至四联的治疗。

**3. 适量用药**  剂量不足，达不到疗效且易产生耐药性；剂量过大，易发生严重不良反应，故应选择合适的剂量。

**4. 全程规律用药**  结核病是一种易复发的慢性病，过早停药会使疾病复发或加重而导致治疗失败。因此，结核病的治疗必须做到长期规律用药，不能随便更改用药量或改变药物品种，若用药不规律则易致耐药和复发。轻症肺结核应持续治疗 9～12 个月，中度和重度肺结核持续治疗 18～24 个月，或根据患者的病情调整用药方案。

### 复习思考题

一线抗结核药有哪些？分别有哪些主要不良反应？

扫一扫，查阅
复习思考题
答案

# 项目四十  抗真菌药和抗病毒药

扫一扫，查阅
本项目数字
资源

【学习目标】

掌握：常用的抗真菌药和抗病毒药的分类及代表药。

熟悉：常用的抗真菌药和抗病毒药的作用机制、临床应用和不良反应。

了解：其他抗真菌药和抗病毒药的作用特点和临床应用。

### 案例导入

患者，女，35 岁，因长期发热、咳嗽、体重下降就医。经详细检查，胸部 X 光和 CT 显示肺部存在多发结节和团块性病变，伴有胸膜反应。痰液培养结果显示为白色念珠菌感染。结合患者临床表现及实验室检查结果，诊断为隐球菌性肺炎，属深部真菌感染。

**请思考：**

1. 该患者使用两性霉素 B 后病情是否能得到改善，为什么？

2. 使用两性霉素 B 时应注意哪些问题？

## 任务一  抗真菌药

真菌感染可分为浅部真菌感染和深部真菌感染两类。浅部真菌感染常见致病菌是各种癣菌，多侵入皮肤、毛发、指（趾）甲等部位，引起体癣、头癣、手足癣、甲癣等，发病率高，危险

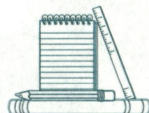

性小。深部真菌感染常见致病菌是白色念珠菌和新型隐球菌，主要侵犯深部组织和内脏器官，如肺部、中枢神经系统、血液等。虽然发生率虽低，但可能导致严重的健康问题，甚至危及生命。近年来，由于广谱抗菌药、免疫抑制药等广泛使用，以及艾滋病的传播，使深部真菌感染发病率呈现上升趋势。

抗真菌药是一类能抑制真菌生长繁殖或杀灭真菌的药物，主要用于真菌感染性疾病，常用药物有抗生素类、唑类、丙烯胺类及嘧啶类抗真菌药等。

## 一、抗生素类

### 两性霉素 B

【药理作用和临床应用】两性霉素 B（amphotericinB）为多烯类抗生素，属广谱抗真菌药，对多种深部真菌如白色念珠菌、新型隐球菌、组织胞浆菌、粗球孢子菌等有强大的抑制作用，高浓度时有杀菌作用，但对浅部真菌无效。两性霉素 B 可选择性与真菌细胞膜中的麦角固醇结合，改变细胞膜的通透性，导致真菌细胞内的氨基酸、电解质等物质外渗，从而引起真菌生长的停止或死亡。

主要用于治疗全身性深部真菌引起的感染，如真菌性肺炎、心内膜炎、脑膜炎及尿路感染等。口服用于肠道真菌感染。

【不良反应】不良反应较多，毒性较大。静脉滴注可出现高热、寒战、头痛、恶心、呕吐、厌食等，静滴过快可引起心律失常。事先给予解热镇痛药、抗组胺药或糖皮质激素，可减轻高热、寒战等反应。也会出现不同程度的肾损害，表现为蛋白尿、无尿、管型尿等。少数患者可能出现低钾血症和贫血等。用药期间应定期检查血尿常规、肝肾功能及心电图，以便及时调整剂量。

### 制霉菌素

制霉菌素（nystatin）为多烯类抗生素，对白色念珠菌及隐球菌等各种真菌均有抑制作用，抗菌作用、抗菌机制和两性霉素 B 相似，不易产生耐药性。因毒性大，不宜注射用药，主要局部用于治疗皮肤、口腔及阴道念珠菌感染和阴道滴虫病，也可口服用于肠道真菌感染，如白色念珠菌等。

口服可出现恶心、呕吐、食欲减退等胃肠道反应，阴道用药可出现白带增多。

### 灰黄霉素

灰黄霉素（griseofulvin）对各种浅表皮肤癣菌有较强抑制作用，如表皮癣菌属、小芽孢菌属、毛菌属等。灰黄霉素通过干扰敏感真菌的有丝分裂来抑制其生长，但对深部真菌无效。因药物不直接杀菌，需持续用药直至被感染的毛发、皮肤或指甲脱落，症状才得以消除，故治疗时间长达数周乃至数月。灰黄霉素不易穿透表皮角质层，故外用无效。

临床主要用于治疗多种皮肤癣菌感染，以头癣疗效最好，对体股癣和手足癣也有效，对指（趾）甲癣疗效较差。

不良反应较多，常见恶心、呕吐、嗜睡、眩晕、失眠等。偶见白细胞减少、黄疸等。有致畸、致癌作用，用药期间应定期做肝功能和血常规检查。孕妇、哺乳期妇女禁用。

## 二、唑类

唑类抗真菌药属于人工合成的广谱抗真菌药，包括咪唑类和三唑类。前者有克霉唑、咪康唑、酮康唑等；后者有氟康唑、伊曲康唑、伏立康唑等。作用机制是通过抑制真菌细胞膜麦角固醇的合成，使细胞膜破损，膜通透性增加，最终导致真菌死亡。

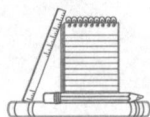

## 克霉唑

克霉唑（clotrimazole）口服吸收较少，毒性较大。抗浅表真菌作用与灰黄霉素接近，对深部真菌作用不及两性霉素 B。临床常局部外用治疗皮肤癣菌引起的体癣、手足癣等浅部真菌感染，但对头癣无效。

## 咪康唑

咪康唑（miconazole）口服吸收差，生物利用度低。临床主要局部用于治疗阴道、皮肤或指甲的真菌感染。咪康唑静脉滴注主要用于不能耐受两性霉素 B 或两性霉素 B 治疗无效的深部真菌感染。不良反应可见血栓性静脉炎、恶心、呕吐、皮疹等。

## 酮康唑

酮康唑（ketoconazole）口服易吸收，分布广，不易透过血脑屏障。口服生物利用度因个体差异较大，与食物、抗酸药或抑制胃酸分泌药同服可降低酮康唑的生物利用度。口服广泛用于治疗浅表真菌感染和深部真菌感染，亦可局部用药治疗浅表真菌感染。由于有肝毒性，故全身应用受限，外用有较好疗效。

不良反应常见有恶心、呕吐等胃肠道反应，以及皮疹、头晕、嗜睡等，肝毒性较大，用药期间应定期检查肝功能。偶见内分泌异常，如男性乳房发育等。

## 氟康唑

氟康唑（fluconazole）可口服和注射使用。口服易吸收，生物利用度高。分布广，脑脊液中浓度约为血浓度的60%。肝脏内代谢较少，主要由肾排出。体内抗菌活性比酮康唑强 5 ～ 20 倍。临床常用于治疗各种念珠菌、隐球菌以及各种真菌引起的脑膜炎、消化道念珠菌感染、泌尿道念珠菌感染等，是治疗艾滋病患者隐球菌性脑膜炎的首选药。

不良反应发生率较低，常见有轻度胃肠道反应、头痛、头晕、皮疹及肝功能异常等。可导致胎儿发育缺陷，孕妇禁用。

## 伊曲康唑

伊曲康唑（itraconazole）口服吸收较好，生物利用度较高，能广泛分布到皮肤、指（趾）甲部位。对多种深部真菌及皮肤浅部真菌感染均有效，抗菌活性比酮康唑强。临床主要用于治疗白色念珠菌性阴道炎、指（趾）甲部癣症、对灰黄霉素耐药的浅表真菌感染以及深部真菌引起的系统感染，是治疗罕见真菌如芽生菌感染的首选药物。

不良反应较少，主要有胃肠道反应，饭后服用可减轻。偶见头痛、头晕、皮肤瘙痒、血管神经性水肿、肝毒性等。

## 伏立康唑

伏立康唑（voriconazole）口服吸收好，生物利用度可达90%。在体内分布广，主要在肝脏代谢，经肾脏随尿液排出。抗菌活性是氟康唑的 10 ～ 500 倍，对多种真菌都有杀菌作用，如念珠菌属、隐球菌、镰刀菌属、曲霉菌属、足放线病菌属等。临床主要用于治疗对氟康唑、两性霉素 B 耐药的深部真菌感染、曲霉菌感染、镰刀菌属和足放线病菌属所引起的严重真菌感染以及免疫功能缺陷患者的严重致命性真菌感染。

不良反应有胃肠道反应、发热、皮疹、视觉障碍等，偶见严重肝损害。

# 三、其他类

## 特比萘芬

特比萘芬（terbinafine）为丙烯胺类广谱抗真菌药。口服吸收好，在毛囊、皮肤、毛发、甲

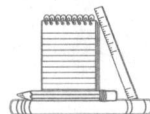

板等部位维持较高的药物浓度。临床主要用于治疗浅表真菌感染引起的体癣、股癣、手足癣、甲癣等。不良反应较少，主要有胃肠道反应，也可出现皮疹、荨麻疹等，偶见肝损伤。

### 氟胞嘧啶

氟胞嘧啶（flucytosine）为嘧啶类广谱抗真菌药。口服吸收良好，生物利用度高。体内分布广，易通过血脑屏障，脑脊液中浓度高。能进入真菌细胞内，脱去氨基形成 5- 氟尿嘧啶，抑制胸腺嘧啶核苷合成酶，影响 DNA 的合成。临床主要用于念珠菌、隐球菌等引起的深部真菌感染，但疗效不如两性霉素 B。常与两性霉素 B 联合用药，可增加疗效。

不良反应有胃肠道反应、皮疹、发热、肝损害、贫血、白细胞和血小板减少等。用药期间应注意检查血象和肝肾功能，如有异常立即停药。孕妇禁用。

# 任务二  抗病毒药

病毒是一类以核酸为核心、以蛋白质为外壳的微小的致病性病原体，不具备完整的细胞结构，必须进入宿主细胞，利用宿主的代谢系统进行增殖复制。常见的致病病毒包括 DNA 和 RNA 病毒两类。病毒的增殖复制过程包括吸附、穿入与脱壳、生物合成与组装、成熟与释放四个阶段。病毒感染性疾病的发病率高，传播快，流行广。

凡是能抑制病毒增殖复制过程中任何一个阶段的药物，都有抗病毒作用。由于病毒具有严格的胞内寄生特性，致使抗病毒药物发展相对缓慢，疗效确切、安全低毒的高选择性抗病毒药很少。

## 一、抗流感病毒药

### 金刚烷胺

金刚烷胺（amantadine）口服吸收良好，分布广。作用于病毒复制早期，特异性抑制甲型流行性感冒病毒的吸附、穿入和脱壳过程。主要用于甲型流感的防治，常作为治疗感冒的复方制剂的成分之一。还可用于治疗帕金森病。

不良反应有恶心、呕吐、厌食、头晕等表现，大剂量可致共济失调、惊厥等，有致畸报道，故孕妇、幼儿、癫痫患者禁用。

### 利巴韦林

利巴韦林（ribavirin）为广谱抗病毒药，对多种 RNA 和 DNA 病毒都有抑制作用，包括甲型流感病毒、乙型流感病毒、呼吸道合胞病毒、流感病毒、腺病毒、疱疹病毒、肝炎病毒等。临床可用于甲、乙型流感、疱疹、麻疹、甲型肝炎、病毒性肺炎等疾病。

不良反应有头痛、乏力、腹泻等，长期大剂量使用可致贫血、白细胞减少、心肌损害。有较强的致畸作用，孕妇禁用。

### 奥司他韦

奥司他韦（oseltamivir）为神经氨酸酶抑制剂，对甲型和乙型流感病毒均有抑制作用，通过阻断病毒在宿主细胞内的复制和释放，从而减轻流感症状并缩短病程，是目前治疗流感的首选抗病毒药之一。用于成人和 1 岁及 1 岁以上儿童的甲型和乙型流感治疗，也可用于成人和 13 岁及 13 岁以上青少年的甲型和乙型流感的预防。

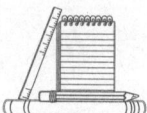

不良反应有恶心、呕吐、腹泻等消化系统症状，少数患者可能出现过敏反应、头痛、头晕等。长期或大量使用可能增加不良反应的风险。只有在预期利益大于潜在危险时妊娠期、哺乳期妇女才可在医生指导下用药。

### 扎那米韦

扎那米韦（zanamivir）通过抑制病毒表面的神经氨酸酶活性，阻止病毒从感染细胞中释放，从而减缓病毒在体内的扩散，减轻流感症状并缩短病程。可用于成人和 7 岁及 7 岁以上儿童的甲型和乙型流感治疗。

不良反应主要包括头痛、咳嗽、咽痛、鼻塞等呼吸系统症状，少数患者可能出现恶心、呕吐、腹泻等消化系统症状。虽然没有致畸证据，妊娠期间仍不可用药。哺乳女性慎用。

## 二、抗疱疹病毒药

### 碘苷

碘苷（idoxuridine）能竞争性抑制胸苷酸合成酶，抑制 DNA 病毒的合成，但对 RNA 病毒无效。由于全身应用毒性大，仅限于局部使用，主要用于单纯疱疹病毒感染引起的眼部、皮肤感染，对疱疹性角膜虹膜炎无效。不良反应有眼部刺痛、眼睑水肿等，偶见变态反应。

### 阿糖腺苷

阿糖腺苷（vidarabine）为广谱抗病毒药物，可用于治疗单纯疱疹病毒性脑炎、免疫缺陷患者的水痘和带状疱疹病毒感染，局部用于单纯疱疹病毒性角膜炎。由于其疗效低、毒性大，临床已少用。

不良反应常见有胃肠道反应、眩晕等，大剂量可致骨髓抑制、血小板减少、白细胞减少等。孕妇及婴儿禁用。

### 阿昔洛韦

阿昔洛韦（aciclovir）为人工合成的核苷类抗 DNA 病毒药物，对 RNA 病毒和牛痘病毒无效。通过竞争性抑制病毒 DNA 多聚酶，使病毒 DNA 合成受阻。临床作为单纯性疱疹病毒感染的首选药，也可用于治疗带状疱疹、生殖器疱疹和疱疹性角膜炎等，还可与其他药物联合用药治疗乙型肝炎。

不良反应较少，局部应用可有轻微疼痛，口服后有恶心、呕吐、腹泻等胃肠道反应，偶有发热、皮疹等，静脉注射可发生静脉炎、肌酐升高、尿素氮升高等。对阿昔洛韦过敏者、孕妇禁用，肾功能不全者慎用。

### 更昔洛韦

更昔洛韦（ganciclovir）口服吸收较差，常采用静脉滴注。对单纯性疱疹病毒和水痘－带状疱疹病毒的抑制作用与阿昔洛韦相似，但对巨细胞病毒的抑制作用较之阿昔洛韦强。临床主要用于艾滋病、器官移植、恶性肿瘤等的严重巨细胞病毒感染。

常见的不良反应有骨髓抑制，还可致皮疹、药热、恶心、呕吐、肝功能异常等症状。

### 伐昔洛韦

伐昔洛韦（valaciclovir）在体内水解为阿昔洛韦后发挥作用，特点是口服吸收好，作用持续时间较长，作用和适应证与阿昔洛韦相同。偶见恶心、腹泻、头痛等。

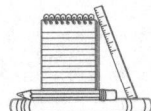

### 三、抗肝炎病毒药

#### 干扰素

干扰素（interferon）是机体细胞在病毒感染及其他诱导剂的刺激下产生的一类具有生物活性的糖蛋白物质，具有广谱抗病毒、免疫调节和抗恶性肿瘤作用。口服无效，需要注射给药。临床主要用于治疗慢性病毒性肝炎（乙型、丙型）、呼吸道病毒感染、病毒性心肌炎、流行性腮腺炎、乙型脑炎、巨细胞病毒感染、血源性恶性肿瘤等。

不良反应常见有倦怠、头痛、肌痛、全身不适等，也可引起白细胞和血小板减少。大剂量可出现共济失调、精神失常等。

#### 聚肌胞

聚肌胞（polyinosinic–polycytidylicacid）为干扰素诱导剂，能诱导机体产生内源性干扰素，具有广谱抗病毒作用和免疫调节作用。局部用于治疗单纯疱疹性角膜炎、带状疱疹，肌内注射治疗流行性出血热、乙型肝炎等。

不良反应少，少数病人可有低热，偶见变态反应，如出现，应立即停药。孕妇禁用。

#### 拉米夫定

拉米夫定（lamivudine）口服易吸收，生物利用度高，不受食物影响。主要以原形经肾脏排泄，肾功能不全患者需减少用量。拉米夫定是核苷类逆转录酶抑制药，对乙肝病毒和艾滋病病毒有抑制作用，临床用于乙肝和艾滋病的治疗。其毒性较低，常见不良反应有头痛、失眠、疲劳、腹泻等。

#### 恩替卡韦

恩替卡韦（entecavir）是鸟嘌呤核苷类似物，对乙肝病毒（HBV）多聚酶有抑制作用，是慢性乙型肝炎病毒感染治疗的重要药物之一，尤其适用于病毒复制活跃、血清丙氨酸氨基转移酶（ALT）持续升高或肝脏组织学显示有活动性病变的慢性成人乙型肝炎病毒感染。恩替卡韦可显著降低血清 HBV 的 DNA 水平，改善肝功能，降低肝硬化和肝癌风险。不良反应相对较少，常见的有头痛、疲劳、恶心、眩晕等，症状多轻微且短暂。长期大剂量使用安全性良好，但少数患者可能出现肝功能异常、肌酸激酶升高等不良反应。恩替卡韦对妊娠期和哺乳期妇女的安全性尚未确定，此类人群使用前应咨询医生。

### 四、抗人类免疫缺陷病毒药

#### 齐多夫定

齐多夫定（zidovudine）是脱氧胸苷衍生物，为首个上市的抗人类免疫缺陷病毒（HIV）的药物。口服吸收快，能透过血脑屏障。通过竞争性抑制 HIV 反转录酶，阻止病毒复制，降低 HIV 感染患者发病率并延长存活期，是治疗艾滋病的首选药物之一，可减轻或缓解艾滋病及相关症候群。常见不良反应有头痛、恶心、呕吐、味觉改变、牙龈出血、肌痛等，连续用药可能自行消退，也可出现肝功能异常、癫痫发作、骨髓抑制等。孕妇及肝功能不全者慎用，哺乳期妇女禁用。

#### 扎西他滨

扎西他滨（zalcitabine）是核苷类逆转录酶抑制药，通过干扰病毒逆转录过程，阻止病毒DNA 合成和复制，降低病毒载量，延缓疾病进展。临床用于治疗艾滋病病毒感染，常与其他抗逆转录病毒药联合用药以提高疗效、减少耐药性产生。

最严重不良反应为外周神经病变，约 1/3 用药者出现，胰腺炎罕见但可能致死，需特别警

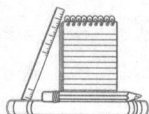

惕。其他不良反应有口炎、皮疹、恶心、呕吐、腹部不适、厌食、腹痛、咽下困难、瘙痒、头痛、头晕、肌痛、疲劳、肝功能异常及可能的过敏反应。血液系统毒性常可逆。出现外周神经病变时若立即停药，神经病可能逆转；若持续用药，症状可能无法逆转。

### 司他夫定

司他夫定（stavudine）是胸苷类似物，对体外人类细胞中 HIV 的复制有抑制作用。司他夫定干扰 HIV 的逆转录过程，阻止病毒 DNA 的合成，从而减少病毒载量并改善患者的免疫功能。适合 HIV 感染者的联合用药。不良反应与扎西他滨类似。

### 奈韦拉平

奈韦拉平（nevirapine）为非核苷类反转录酶抑制药。口服有效，生物利用度高。通过与 HIV 反转录酶的活性中心结合，抑制反转录酶活性，进而抑制 HIV 的复制。单独使用易产生耐药性，临床常与其他药物联合用药治疗艾滋病。

不良反应有皮疹、头痛、腹泻、转氨酶升高等。在使用过程中，需定期监测肝功能。

### 利托那韦

利托那韦（ritonavir）为蛋白酶抑制药。通过抑制 HIV 蛋白酶活性，产生无感染性的不成熟病毒颗粒，抑制病毒的复制。临床常与其他逆转录酶抑制药联合用药治疗艾滋病。

不良反应有全身乏力、恶心、呕吐、腹泻、头痛、头晕、皮疹等。

---

**知识链接**

#### 鸡尾酒疗法

目前临床常采用"鸡尾酒疗法"治疗艾滋病。"鸡尾酒疗法"是将作用于 HIV 不同环节的药物联合应用，即将包括逆转录酶抑制药和蛋白酶抑制药在内的两种或多种药物的联合使用，能较强地抑制病毒的复制，延缓耐药性产生。长期治疗对艾滋病患者可取得显著成效，能减慢艾滋病的发展速度、降低死亡率。

---

**复习思考题**

哪些药物可以用于治疗流行性感冒？

扫一扫，查阅
复习思考题
答案

扫一扫，查阅
本项目数字
资源

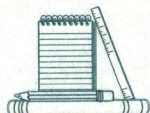

# 项目四十一　抗寄生虫药

【学习目标】

　掌握：抗疟药的分类及代表药；

　熟悉：氯喹、伯氨喹、乙胺嘧啶、阿苯达唑、甲苯咪唑的药理作用、临床应用、不良反应。

　了解：其他抗寄生虫药的种类、作用特点以及临床应用。

## 案例导入

患者，男，34 岁，既往健康状况良好，否认糖尿病、高血压等慢性病史，否认肝炎、结核

等传染病史。患者于 3 日前日出现间断发热，体温最高达 40.5℃，追问患者曾有非洲旅居史，同行人员有疟疾确诊患者，于患者发热寒战时再次采集外周血涂片，结果显示：人工显微镜检成熟红细胞内易见疟原虫环状体，结合其形态特点考虑为恶性疟。进一步进行疟原虫抗原检测，提示恶性疟抗原阳性。最终诊断：恶性疟原虫感染。

请思考：

1. 对恶性疟原虫感染的治疗应选用什么药物？治疗上应注意哪些问题？

2. 请对抗疟药的分类及各类代表药进行简要概括。

# 任务一　抗疟药

疟疾是疟原虫引起的，由雌性按蚊叮咬而传播的一种传染病，流行于热带、亚热带地区，临床表现为间歇性寒战、高热、出汗等。可分为恶性疟和良性疟（间日疟、三日疟）。临床常用的抗疟药分为主要用于控制症状的药物（如氯喹）、主要用于控制复发和传播的药物（如伯氨喹）和主要用于病因性预防的药物（如乙胺嘧啶）等。

## 一、主要用于控制症状的药物

### 氯喹

氯喹（chloroquine）是人工合成的 4- 氨喹啉类衍生物。

【体内过程】口服吸收快而完全，1 ～ 2h 可达血药浓度高峰，抗酸药会影响其吸收。体内分布广，主要浓集在被疟原虫入侵的红细胞中。经肝脏代谢，随尿液排出，酸化尿液能促进其排泄。

【药理作用和临床应用】

**1. 抗疟作用**　氯喹能杀灭红细胞内期的各种疟原虫裂殖体，具有起效快、疗效强、作用时间长的特点。用药后 1 ～ 2 天，患者出现的发热、寒战等不适症状大多消退，3 ～ 4 天后血中的疟原虫消失。是临床控制各型疟疾症状的首选药，对无继发性红细胞外期的恶性疟有根治作用，与伯氨喹联合用药可根治良性疟。

**2. 抗肠外阿米巴病作用**　氯喹在肝脏中药物浓度高，能杀死阿米巴滋养体，用于治疗阿米巴肝脓肿。但在肠壁内分布少，对肠内阿米巴病无效。

**3. 免疫抑制作用**　大剂量氯喹有免疫抑制作用，可用于治疗类风湿性关节炎、系统性红斑狼疮等自身免疫性疾病。

【不良反应】治疗剂量下不良反应较少，偶见轻度头晕、恶心、呕吐、皮肤瘙痒、皮疹等，停药后可消失。大剂量或长期使用，可出现粒细胞减少、视觉障碍、心律失常等。

### 奎宁

奎宁（quinine）是奎尼丁的左旋体，是从金鸡纳树皮中提取得到的一种生物碱，是临床最早用于控制疟疾症状的药物。

【药理作用和临床应用】奎宁的作用与氯喹相似，但疗效比氯喹弱，且不良反应严重，不作为控制疟疾发作的首选药。主要用于对氯喹耐药或对多种抗疟药耐药的恶性疟。

【不良反应】

**1. 金鸡纳反应**　表现为恶心、呕吐、头痛、耳鸣、视力下降等，停药后可恢复。

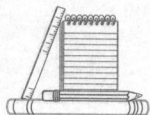

**2.心血管反应** 用药量过大或静脉滴注速度过快，可导致心肌抑制、血压下降、心律失常等，故应缓慢滴注，密切观察患者的血压和心脏变化。

**3.特异质反应** 少数恶性疟患者和先天缺乏葡萄糖–6–磷酸脱氢酶的患者即使应用小剂量也可诱发严重的急性溶血性贫血。

**4.其他** 可兴奋子宫平滑肌，诱发早产、流产，孕妇禁用；可刺激胰岛素分泌，引起低血糖。

### 青蒿素

青蒿素（artemisinin）是我国科学家根据传统医学"青蒿截疟"的记载研发的抗疟药。口服吸收快，脂溶性高，易透过血脑屏障，主要经肾和肠道排出。

抗疟作用与氯喹相似，对各种疟原虫红细胞内期的裂殖体均有快速杀灭作用，与氯喹的交叉耐药性不明显，但作用时间短，复发率较高，与其他抗疟药联合用药可降低复发率。临床主要用于对氯喹耐药或对多种药物耐药的恶性疟。

不良反应较少，偶见恶心、呕吐、腹痛、腹泻、四肢麻木、转氨酶升高，未见对重要脏器的损害作用。动物实验发现有胚胎毒性，孕妇慎用。

---

**知识链接**

#### 青蒿素的发现

青蒿素是我国科学家屠呦呦从复合花序植物黄花蒿（*artemisia annua* L.）中提取的一种有过氧基团的倍半萜内酯药物，随后又合成三种衍生物——蒿甲醚、青蒿琥酯和双氢青蒿素，现已成为临床不可缺少的抗疟药物，挽救了全球特别是发展中国家数百万人民的生命，受到国内外的广泛重视。2011年9月，屠呦呦获得拉斯克临床医学奖。2015年获诺贝尔生理学或医学奖。不仅如此，还发现青蒿素还可以抗肿瘤、抗纤维化和调节免疫等。

---

### 蒿甲醚和青蒿琥酯

蒿甲醚（artemether）和青蒿琥酯（artesunate）分别为青蒿素的脂溶性和水溶性衍生物，能杀灭红内期的裂殖体，具有速效、高效、低毒的特点，用于各种类型的疟疾治疗，尤其适用于对抗氯喹疟原虫感染以及对氯喹产生耐药性的病例。二者抗疟的机制与青蒿素相同，效果强于青蒿素。

### 双氢青蒿素

双氢青蒿素（dihydroartemisinin）为青蒿素、蒿甲醚及青蒿琥酯的代谢产物，临床用于各种类型的疟疾的症状控制，尤其是对抗氯喹恶性及凶险型疟疾有较好疗效。推荐剂量未见不良反应，少数病例有轻度网织红细胞一过性减少。在动物生殖毒性方面的研究证明，能增加妊娠小鼠胚胎吸收，但未见致畸作用。孕妇慎用。

## 二、主要用于控制复发与传播的药物

### 伯氨喹

伯氨喹（primaquine）是人工合成的8–氨基喹啉类衍生物。口服吸收快，2h可达到血药浓度高峰。分布广，体内代谢迅速，代谢产物经肾脏排出。

伯氨喹能杀灭继发性红细胞外期的疟原虫迟发型子孢子和各种疟原虫的配子体，阻止疟疾

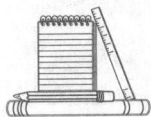

的传播，但对红细胞内期的疟原虫无效，不能用于控制疟疾症状，可与红细胞内期抗疟药联合用药，根治良性疟，减少耐药性的产生。目前是临床用于控制疟疾复发和传播的有效药物。

伯氨喹毒性较大。治疗量可出现恶心、呕吐、腹痛、头晕、发绀等不适症状，停药后可恢复。少数特异质患者可发生急性溶血性贫血和高铁血红蛋白血症，葡萄糖-6-磷酸脱氢酶缺乏者禁用。

### 三、主要用于病因性预防的药物

#### 乙胺嘧啶

【药理作用和临床应用】乙胺嘧啶（pyrimethamine）是二氢叶酸还原酶抑制药，可阻止二氢叶酸转变为四氢叶酸，阻碍核酸的合成，从而抑制疟原虫的增殖，对已经发育成熟的裂殖体无效，故起效缓慢。虽不能直接杀灭配子体，但能阻止疟原虫在按蚊体内发育产生配子体，可控制疟疾传播。因其能抑制疟原虫的红细胞外期速发型子孢子，在临床作为疟疾病因性预防的首选药。

【不良反应】长期大剂量使用会影响人体叶酸代谢，引发巨幼细胞贫血，及时停药或用甲酰四氢叶酸治疗可逐渐恢复。乙胺嘧啶略带甜味，易被儿童大量误服而中毒，表现为恶心、呕吐、发热、发绀、惊厥甚至死亡，应加强管理。因其有致畸作用，孕妇禁用。

# 任务二　抗阿米巴药和抗滴虫药

## 一、抗阿米巴药

阿米巴病是由溶组织阿米巴感染人体导致的疾病，可分为：①肠内阿米巴，表现为阿米巴痢疾、阿米巴肠炎；②肠外阿米巴，表现为各脏器脓肿，以阿米巴肝脓肿和肺脓肿多见。

### （一）治疗肠内、肠外阿米巴病药物

#### 甲硝唑

甲硝唑（metronidazole）为人工合成的5-硝基咪唑类化合物。

【体内过程】口服吸收好，分布广泛，在各组织和体液中均能达到有效浓度，主要在肝脏代谢，代谢产物和原形经肾脏排泄，可使尿液呈红棕色，也可经乳汁排泄。

【药理作用和临床应用】

**1.抗阿米巴作用**　甲硝唑对肠内、肠外的阿米巴滋养体均有强大的杀灭作用，是临床治疗肠内、肠外阿米巴病的首选药。由于在肠腔内的药物浓度偏低，单独治疗肠内阿米巴病复发率较高，应与治疗肠内阿米巴病药物联合用药。

**2.抗滴虫作用**　对阴道毛滴虫有较强的杀灭作用，不影响阴道内的正常菌群。毒性小、疗效好，是临床治疗阴道滴虫病的首选药，对男女感染患者均有良好的疗效。

**3.抗厌氧菌作用**　甲硝唑对大多数革兰氏阳性或革兰氏阴性厌氧杆菌和球菌均有较强的杀灭作用，对脆弱类杆菌尤为敏感。临床常用于厌氧菌感染引起的败血症、盆腔炎、腹腔感染、口腔感染、骨髓炎等。

**4.抗蓝氏贾第鞭毛虫作用**　甲硝唑是最有效药物，治愈率可达90%。

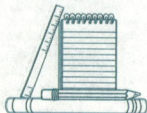

【不良反应】

**1. 胃肠道反应** 口服有苦味、金属味感，表现为恶心、呕吐、厌食、腹痛、腹泻、舌炎等，停药可减轻。

**2. 神经系统反应** 偶见头痛、眩晕、肢体麻木、共济失调等，服药期间禁止饮酒。

**3. 变态反应** 少数患者可有荨麻疹、面色潮红、白细胞减少等症状，停药后可恢复。

**4. 其他** 动物实验显示有致畸作用，妊娠3个月内和哺乳期妇女禁用。

### （二）治疗肠内阿米巴病药物

#### 二氯尼特

二氯尼特（diloxanide）为二氯乙酰胺类衍生物。口服吸收快，1h血药浓度可达高峰，体内分布广。二氯尼特是目前最有效的杀阿米巴包囊药物，对无症状带阿米巴包囊患者有良好疗效，与甲硝唑联合用药治疗肠内阿米巴感染，但对肠外阿米巴感染无效。不良反应轻，偶见恶心、呕吐、皮疹等。

#### 巴龙霉素

巴龙霉素（paromomycin）为氨基糖苷类抗生素。口服不吸收，在肠腔内药物浓度高，抑制肠内阿米巴生长繁殖需要的共生菌，间接抑制阿米巴滋养体，高浓度也能直接杀灭阿米巴滋养体。主要用于治疗急性阿米巴痢疾。不良反应有恶心、呕吐等胃肠道反应。

#### 卤化喹啉类

本类药物包括双碘喹啉（diiodohydroxyquinoline）和氯碘羟喹（clioquinol）。口服吸收较少，在肠腔内药物浓度高，通过释放出碘，抑制阿米巴生长繁殖需要的共生菌，抑制滋养体。大剂量也能杀灭肠腔内的滋养体和包囊。临床主要用于治疗慢性阿米巴痢疾和无症状的带包囊患者。

不良反应常见有腹泻症状。长期大剂量应用，可引起亚急性脊髓-视神经病，导致视觉障碍，许多国家已禁止或限制使用。对碘过敏者禁用。

### （三）治疗肠外阿米巴病药物

氯喹是治疗肠外阿米巴药物，详见本项目任务一。

## 二、抗滴虫药

滴虫病是由阴道毛滴虫感染引起，可导致滴虫性阴道炎、尿道炎和前列腺炎。目前抗滴虫药有甲硝唑、替硝唑、乙酰胂胺等。其中，甲硝唑是治疗滴虫病的首选药物。

#### 乙酰胂胺

乙酰胂胺（acetarsol）为五价砷剂，毒性较大，常局部置于阴道后穹窿部直接杀灭滴虫，临床常用于对甲硝唑耐药的滴虫感染。具有局部刺激性，可使阴道分泌物增加。

# 任务三 抗血吸虫药

血吸虫病是由于人体感染血吸虫所导致的一种严重寄生虫病，主要寄生在肠系膜静脉和门静脉的血液中，严重危害人体健康。在我国主要是由日本血吸虫感染引起，主要分布在长江流域及以南地区。

#### 吡喹酮

吡喹酮（praziquantel）为人工合成的吡嗪异喹啉衍生物，是广谱抗血吸虫药。

【体内过程】口服吸收快，2h左右血药浓度可达高峰，门静脉中药物浓度高。在肝脏内代谢

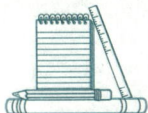

和肾脏排泄速度较快，不易蓄积。

【药理作用和临床应用】

**1. 抗血吸虫作用**　吡喹酮对多种血吸虫有较强的杀灭作用，如日本血吸虫、曼氏血吸虫、埃及血吸虫等。有效浓度时，可使虫体发生痉挛性麻痹，失去吸附能力，致使虫体脱离宿主组织，转移至肝脏；较高浓度时，还可引起虫体损伤，导致虫体形成空泡、破溃致死。临床用于治疗各型血吸虫病。

**2. 抗绦虫作用**　吡喹酮对各种绦虫感染、囊尾蚴、棘球蚴都有一定的疗效。

**3. 其他作用**　吡喹酮可用于治疗华支睾吸虫病、肠吸虫病、肺吸虫病等。

【不良反应】不良反应少。口服可出现恶心、腹痛、头痛、眩晕、肌肉颤动、嗜睡等，偶见心律失常。用药期间应避免驾车或高空作业。

# 任务四　抗丝虫药

## 乙胺嗪

乙胺嗪（diethylcarbamazine）可驱使班氏丝虫和马来丝虫的微丝蚴集中至肝微血管内，使其被吞噬细胞消灭。对成虫作用弱，需大剂量、长疗程治疗。临床仅用于治疗丝虫病。

不良反应较轻。常见有恶心、呕吐、厌食、头痛、乏力等。治疗过程中因微丝蚴和成虫的死亡，会释放大量异体蛋白质引起变态反应，表现为皮疹、淋巴结肿大、发热、畏寒、血管神经性水肿、哮喘、心率加快等，可用抗变态反应药缓解。

# 任务五　抗蠕虫药

在肠道寄生的蠕虫包括线虫、绦虫和吸虫。其中，线虫有蛔虫、蛲虫、钩虫和鞭虫。我国肠蠕虫以肠道线虫感染多见。

## 一、抗线虫药

### 甲苯咪唑

甲苯咪唑（mebendazole）为苯并咪唑类衍生物。口服吸收少，首过消除明显，在肠道内药物浓度高，大部分在肝脏代谢，随粪便排出体外。

【药理作用和临床应用】甲苯咪唑属于广谱驱肠蠕虫药。通过抑制虫体对葡萄糖的摄取，减少 ATP 的产生，导致糖原耗竭，致使虫体不能生长、繁殖而死亡，对蛔虫、蛲虫、钩虫、鞭虫、绦虫等均有效。但这种干扰作用需要一定时间，故显效缓慢，数日后才能将虫体排尽。临床主要用于治疗蛔虫、蛲虫、钩虫、鞭虫和绦虫等寄生虫病。

【不良反应】不良反应轻。少数患者出现短暂腹痛、腹泻。偶见转氨酶升高、粒细胞减少、脱发等。有致畸可能，孕妇、哺乳期妇女、2 岁以下婴幼儿禁用。

### 阿苯达唑

阿苯达唑（albendazole）是甲苯咪唑的同类药物，具有高效、低毒、广谱的特点。能杀灭蛔虫、钩虫、蛲虫、鞭虫、绦虫、吸虫的成虫和虫卵，杀虫机制同甲苯咪唑。临床用于多种线虫

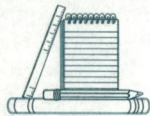

引起的混合性感染，疗效较甲苯咪唑好。阿苯达唑还对囊虫病、华支睾吸虫病、肺吸虫病、棘球蚴病也有较好的疗效。

不良反应较少。可见轻微的恶心、呕吐等胃肠道反应以及头晕、头痛、嗜睡等。有致畸作用和胚胎毒性，孕妇、2 岁以下婴幼儿禁用。

### 哌嗪

哌嗪（piperazine）为常用的驱蛔虫、蛲虫药，对其他寄生虫无效。通过改变虫体的肌细胞膜对离子的通透性，使细胞膜发生超极化，阻滞神经冲动的传导，导致虫体发生迟缓性麻痹，随粪便排出体外。

不良反应较轻。可出现恶心、呕吐、腹泻、上腹部不适等胃肠道反应。大剂量会引起神经系统反应，如眩晕、肌颤、共济失调、癫痫小发作等，有癫痫病史者禁用。

### 左旋咪唑

左旋咪唑（levamisole）属于广谱驱肠虫药，对蛔虫、钩虫、蛲虫均有驱逐作用，其中对蛔虫疗效最好。临床用于治疗蛔虫、钩虫和蛲虫感染。此外，左旋咪唑还具有免疫增强作用，临床可用于改善类风湿性关节炎、系统性红斑狼疮等疾病的症状。

不良反应轻。治疗量时偶见恶心、呕吐、腹痛等胃肠道反应。大剂量或长期用药，个别患者会出现粒细胞减少、肝功能减退等。妊娠早期、肝肾功能不全者禁用。

### 噻嘧啶

噻嘧啶（pyrantel）为人工合成的四氢嘧啶衍生物，属于广谱驱肠虫药。抑制胆碱酯酶对寄生虫的神经肌产生阻滞作用，使虫体肌肉麻痹松弛，不能附着于肠壁而随粪便排出体外，不引起胆道梗阻或肠梗阻。对蛔虫、钩虫、蛲虫以及肠蠕虫的混合性感染有效，但对鞭虫、绦虫无效。不良反应少而短暂。偶见胃肠道反应、头痛、发热、眩晕等。

## 二、抗绦虫药

### 氯硝柳胺

氯硝柳胺（niclosamide）为水杨酰胺类衍生物。对多种绦虫都有杀灭作用，如猪肉绦虫、牛肉绦虫、阔节裂头绦虫、短膜壳绦虫等，其中对牛肉绦虫感染疗效最好。但氯硝柳胺不能杀灭虫卵，且猪肉绦虫的死亡节片被消化后，会释放出虫卵逆流入胃，有引起囊虫病的危险。因此，在服药后 2 ～ 3h 内口服硫酸镁导泻，可防止囊虫病。

不良反应少。偶见胃肠道反应。

**表 41-1　常用抗蠕虫药的合理选药**

| 寄生虫 | 首选药物 | 次选药物 |
| --- | --- | --- |
| 蛔虫 | 阿苯达唑、甲苯咪唑 | 哌嗪、左旋咪唑、噻嘧啶 |
| 蛲虫 | 阿苯达唑、甲苯咪唑 | 哌嗪、噻嘧啶 |
| 钩虫 | 阿苯达唑、甲苯咪唑 | 噻嘧啶 |
| 鞭虫 | 甲苯咪唑 | |
| 绦虫 | 吡喹酮 | 氯硝柳胺 |
| 囊虫 | 吡喹酮、阿苯达唑 | |
| 包虫 | 阿苯达唑 | 吡喹酮、甲苯咪唑 |

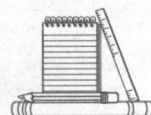

**复习思考题**

依据作用环节的不同，抗疟药分别有哪些？

# 项目四十二　抗恶性肿瘤药

【学习目标】
掌握：抗恶性肿瘤药的分类及代表药；抗恶性肿瘤药的药理作用、临床应用及不良反应。
熟悉：抗恶性肿瘤药的作用机制。
了解：细胞增殖周期。

## 案例导入

患者，男，42岁，两个月前突然高烧不退，在烧退后，经省内某三甲医院确诊为鼻腔后的恶性肉芽肿。

**请思考：**

1. 该患者可选用哪些化学治疗药进行治疗？
2. 这些药物的不良反应有哪些？

恶性肿瘤常称癌症，是严重威胁人类健康的常见病、多发病之一。目前治疗恶性肿瘤的主要方法为外科手术、放射治疗和化学治疗。化学治疗是一种全身性治疗，有别于外科手术和放射治疗的局部肿瘤治疗。传统化疗药物有两大缺陷，一是对正常组织细胞的毒性反应，二是肿瘤细胞容易对药物产生耐药性。近年来，随着恶性肿瘤分子生物学和肿瘤药理学的发展，抗肿瘤药正从传统的细胞毒药物向能针对肿瘤发生、发展过程众多环节的新药方向拓展，以分子靶向的药物为代表的新型抗肿瘤药物的治疗作用愈发突出。

# 任务一　概述

## 一、细胞增殖周期与抗恶性肿瘤药的基本作用

### （一）细胞增殖周期

细胞从一次分裂结束到下一次分裂完成的过程，称为细胞增殖周期。根据其生长繁殖特点不同可将肿瘤组织细胞群体分为三类。

**1. 增殖细胞群**　这类细胞不断按指数分裂，代谢活跃、增殖迅速，是肿瘤组织不断增大的根源。增殖细胞群对多数抗恶性肿瘤药的敏感性高。增殖期分为四期：$G_1$期，即DNA合成前期；S期，即DNA合成期；$G_2$期，即DNA合成后期；M期，即有丝分裂期。

**2. 静止细胞群（$G_0$期）**　这类细胞为有增殖力、但暂时不进行分裂的细胞，当增殖细胞群被

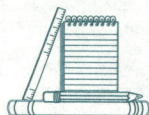

药物杀灭后，$G_0$ 期细胞即可进入增殖状态。这类细胞对药物敏感性低，是肿瘤复发的主要根源。

**3.无增殖能力细胞群** 这类细胞不能进行分裂繁殖，细胞老化后死亡，所占比例很小，无临床意义。

### （二）抗恶性肿瘤药的基本作用

抗恶性肿瘤药是通过通过影响细胞周期的生化事件或细胞周期调控对不同周期或时相的肿瘤细胞产生细胞毒作用并延缓细胞周期的时相过渡。细胞周期非特异性药物主要杀灭增殖细胞群中各时相细胞甚至包括 $G_0$ 期细胞，对非增殖期细胞群作用弱；细胞周期特异性药物仅对增殖周期中的某些时相有较强的作用，对 $G_0$ 期细胞不敏感。

---

**知识链接**

**肿瘤药物的 7 大耐药机制**

肿瘤细胞主要有以下七大耐药机制：①药物外流增加。外排转运蛋白的过度表达与长春碱、阿霉素、柔红霉素及紫杉醇等众多化疗药物的耐药相关。②药物摄取减少。如甲氨蝶呤、5-氟尿嘧啶和顺铂等会降低细胞环境中药物的浓度，限制其对靶肿瘤的疗效。③药物灭活。细胞色素 P450 家族的药物代谢活性也参与这一耐药机制。拓扑异构酶 I 的抑制药伊立替康用于结肠癌治疗，P450 的浓度可以在药物治疗过程中被诱导或上调，从而导致抑制药的大量代谢并降低患者的药物暴露量。此外，药物与谷胱甘肽结合也参与这一耐药机制。④靶点突变。基因突变会对蛋白质的特性和行为产生多种影响，如空间位阻、亲和力改变，导致构象变化。⑤信号通路改变。在某些情况下，癌细胞可以通过改变驱动基因来实现对治疗的抵抗，可能涉及被靶向的信号通路的再激活，或激活另一个替代通路来规避靶向抑制。⑥凋亡缺陷。凋亡机制的破坏可能会影响对抗癌药物的耐药性，尤其某些化疗耐药似乎与细胞死亡机制的缺陷有关。⑦表型转换也称为细胞可塑性。这是多种细胞形态之间的变化，可作为一种独立于药物靶向途径的耐药机制。肿瘤细胞的这种可塑性可能导致表型转变，使细胞状态不再依赖于药物靶向的途径。

---

## 二、抗恶性肿瘤药的分类

### （一）根据化学结构和来源分类

1.烷化剂如氮芥类、乙撑亚胺类、亚硝脲类、甲磺酸酯类等。

2.抗代谢药如叶酸类似物，嘧啶类似物，嘌呤类似物等。

3.抗肿瘤抗生素如蒽环类抗生素、丝裂霉素、博来霉素、放线菌素类等。

4.抗肿瘤植物药如长春碱类、喜树碱类、三尖杉酯碱类、鬼臼毒素衍生物等。

5.杂类如铂类配合物和酶等。

### （二）根据药物作用于肿瘤细胞周期分类

1.细胞周期非特异性药物如烷化剂等。

2.细胞周期特异性药物如长春碱类药物作用于 M 期等。

### （三）根据抗肿瘤作用生化机制分类

1.影响核酸生物合成的药物如氟尿嘧啶、巯嘌呤、羟基脲、阿糖胞苷等。

2.影响 DNA 结构与功能的药物如烷化剂、丝裂霉素、博来霉素等。

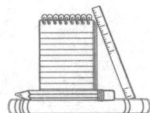

3. 干扰转录过程和阻止 RNA 合成的药物如放线菌素 D、柔红霉素等。

4. 影响蛋白质合成的药物如长春碱类、三尖杉酯碱、门冬酰胺酶等。

5. 调节体内激素平衡的药物如糖皮质激素、雌激素等。

### 三、抗恶性肿瘤药的毒性反应

抗恶性肿瘤药对肿瘤细胞和正常细胞的选择性差别不大，故对某些正常的组织也有一定的损害，表现为毒性反应，可将其分为近期毒性和远期毒性两种。

#### （一）近期毒性

##### 1. 共有的毒性反应

（1）骨髓抑制　大多数抗恶性肿瘤药均有不同程度的骨髓抑制，表现为白细胞、红细胞、血小板减少及全血细胞减少，甚至再生障碍性贫血。

（2）胃肠道反应　恶心、呕吐是最常见毒性反应。可损害消化道黏膜组织，引起口腔炎、舌炎、食管炎等，严重的可引起胃肠出血。餐时服用可减轻，必要时应用止吐药。

（3）脱发　可引起不同程度的脱发，用药后 1～2 个月最明显，停止药后可再生。

##### 2. 特有的毒性反应

（1）器官毒性　心脏毒性，如多柔比星，可引起心肌退行性病变和心肌间质水肿；呼吸系统毒性，如长期应用博来霉素可引起肺纤维化；肝毒性，如环磷酰胺可引起肝脏损害；肾和膀胱毒性，如顺铂，可引起肾损害，大剂量的环磷酰胺可引起出血性膀胱炎。

（2）其他　长春新碱易引起周围神经病变，博来霉素等静脉注射后可致变态反应。

#### （二）远期毒性

烷化剂长期用药有致突变、致癌和抑制免疫的作用。在化疗中，部分患者会面临着第二种原发恶性肿瘤的风险。此外，还可影响生殖细胞的产生和内分泌功能，导致男性不育，女性患者可致永久性卵巢功能障碍和闭经，孕妇则可致流产或畸胎。

## 任务二　常用的抗恶性肿瘤药

### 一、影响核酸生物合成的药物

#### 甲氨蝶呤

甲氨蝶呤（methotrexate）主要用于儿童急性白血病和绒毛膜上皮癌，不良反应有胃肠道反应、骨髓抑制，也有脱发、皮炎等。孕妇可致畸胎、死胎。大剂量长期用药有肝肾毒性。在用大剂量甲氨蝶呤后，要用甲酰四氢叶酸钙进行解救，以保护骨髓造血功能。

#### 氟尿嘧啶

氟尿嘧啶（fluorouracil）对消化道癌症和乳腺癌疗效较好，对卵巢癌、宫颈癌、绒毛膜上皮癌、膀胱癌等也有效。不良反应主要为骨髓抑制和胃肠道反应，严重的可出现血性腹泻或便血，应立即停药。

#### 巯嘌呤

巯嘌呤（mercaptopurine）对急性淋巴细胞性白血病疗效好，也可用于绒毛膜上皮癌。不良反应多见胃肠道反应和骨髓抑制，少数患者可出现黄疸和肝功能障碍。

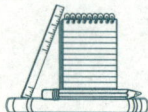

### 阿糖胞苷

阿糖胞苷（cytarabine）主要治疗成人急性粒细胞性白血病或单核细胞白血病，对多数实体瘤无效。骨髓抑制作用较严重，胃肠道反应也较明显，少数患者出现肝功能异常、皮疹等，静脉注射可出现血栓性静脉炎。

## 二、影响 DNA 结构与功能的药物

### 环磷酰胺

环磷酰胺（cyclophosphamide）抗瘤谱广，是目前应用最广的烷化剂，对恶性淋巴瘤疗效显著，对多发性骨髓瘤、急性淋巴细胞白血病、小细胞肺癌、卵巢癌、乳腺癌等也有效。也可用于类风湿关节炎、儿童肾病综合征以及自身免疫性疾病的治疗。常见的不良反应有骨髓抑制、胃肠道反应、脱发等。大剂量使用环磷酰胺可引起出血性膀胱炎，可能与其代谢产物丙烯醛经泌尿道排泄有关，同时应用巯乙磺酸钠可预防。

### 塞替派

塞替派（thiotepa）抗瘤谱较广，主要用于乳腺癌、卵巢癌，也可治疗肝癌、恶性黑色素瘤和膀胱癌等。不良反应主要是骨髓抑制，可引起白细胞和血小板减少。

### 白消安

白消安（busulfan）小剂量即可明显抑制粒细胞生成，对慢性粒细胞白血病疗效显著，用于慢性期的缓解治疗，对慢性粒细胞白血病急性发作无效。对其他肿瘤疗效不明显。胃肠道反应轻，对骨髓有抑制作用，久用可致闭经或睾丸萎缩。

### 卡莫司汀

卡莫司汀（carmustine）脂溶性高，能通过血脑屏障。对脑瘤、脑转移瘤有效，也可用于恶性淋巴瘤、多发性骨髓瘤、急性白血病等。不良反应有胃肠道反应、骨髓抑制、肺纤维化、肝肾损害等。

### 丝裂霉素

丝裂霉素（mitomycin）是一种广谱抗肿瘤抗生素。其抗瘤谱广，可用于消化道癌、肺癌、乳腺癌、恶性淋巴瘤等。不良反应主要是明显且持久的骨髓抑制，也常有胃肠道反应，少数出现间质性肺炎、肝肾损害。注射时局部刺激性较大，静脉注射时若漏出血管，可引起局部疼痛、坏死和溃疡。

### 博来霉素

博来霉素（bleomycin）主要用于鳞状上皮癌，还可用于恶性淋巴瘤的联合治疗。不良反应中最严重的是肺毒性，可引起间质性肺炎或肺纤维化。对骨髓抑制及胃肠道反应均不严重，用药后也可有发热、脱发等，少数患者可有皮肤色素沉着。

### 顺铂

顺铂（cisplatin）抗瘤谱广，对厌氧肿瘤细胞有效。对非精原细胞性睾丸瘤效果显著，对卵巢癌、肺癌、鼻咽癌、乳腺癌、膀胱癌等也有效。主要不良反应有肾毒性、胃肠道反应、骨髓抑制，还能致耳鸣、听力减退及周围神经炎等。存在交叉过敏反应，对顺铂或其他铂制剂过敏者禁用。

### 卡铂

卡铂（carboplatin）主要用于治疗卵巢癌、睾丸肿瘤、头颈部鳞癌、小细胞肺癌等。不良反应主要是骨髓抑制。卡铂在水溶液中不稳定，静脉滴注时应避免日光直接照射，最好用黑纸遮

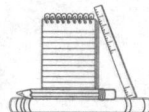

光，否则易分解失效。

## 鬼臼毒素

鬼臼毒素（podophyllotoxin）与顺铂能进行联合用药，治疗肺癌及睾丸肿瘤，有良好效果，也可用于恶性淋巴瘤的治疗。不良反应主要有骨髓抑制及胃肠道反应。

## 喜树碱类

喜树碱（camptothecin）和羟喜树碱（hydroxycamptothecin），都是从喜树中提取的生物碱。临床上用于治疗胃癌疗效较好，也可用于治疗急、慢性粒细胞白血病，绒毛膜上皮癌，肝癌，膀胱癌等。不良反应有泌尿道刺激，表现为血尿、尿频、尿急等症状，还有骨髓抑制、胃肠道反应、脱发等。

# 三、干扰转录过程和阻止 RNA 合成的药物

## 放线菌素 D

放线菌素 D（dactinomycin）抗瘤谱较窄。对恶性葡萄胎、绒毛膜上皮癌、霍奇金病、恶性淋巴瘤、肾母细胞瘤、骨骼肌肉瘤及神经母细胞瘤等疗效较好。不良反应常见胃肠道反应，骨髓抑制表现为先是血小板减少，后出现全血细胞减少，且有局部刺激作用，注射可致疼痛和脉管炎，还致脱发、皮炎、畸胎等。

## 多柔比星

多柔比星（doxorubicin）抗瘤谱广，疗效高，用于对常用抗肿瘤药耐药的急性淋巴细胞白血病或粒细胞白血病以及恶性淋巴瘤、乳腺癌、卵巢癌、小细胞肺癌、胃癌、肝癌、膀胱癌等。不良反应最严重的是心脏毒性，表现为心肌退行性病变和心肌间质水肿。此外，还有骨髓抑制、胃肠道反应、脱发等。

## 柔红霉素

柔红霉素（daunorubicin）常用于抗肿瘤药耐药的急性淋巴细胞白血病或粒细胞白血病，不良反应有骨髓抑制、心脏毒性、胃肠道反应、皮疹及脱发等。静脉注射时，外漏可导致局部坏死。

# 四、影响蛋白质合成的药物

## 长春碱类

主要有长春碱（vinblastine）和长春新碱（vincristine），为夹竹桃科长春花植物提取的一种生物碱。长春碱常用于急性白血病、恶性淋巴瘤及绒毛膜上皮癌。不良反应有骨髓抑制、脱发、胃肠道反应，偶有神经毒性，静脉注射可导致血栓性静脉炎；长春新碱对儿童急性淋巴细胞白血病疗效较好，起效快，常与泼尼松联合用药作诱导缓解药。对骨髓抑制不明显，主要引起外周神经病变，表现为指、趾麻木，腱反射迟钝或消失等。

## 三尖杉酯碱和高三尖杉酯碱

三尖杉酯碱（harringtonine）和高三尖杉酯碱（homoharringtonine）是从三尖杉属植物的枝、叶和树皮中提取的生物碱。对急性粒细胞白血病疗效较好，对急性单核细胞白血病及慢性粒细胞白血病等也有效。不良反应有骨髓抑制及胃肠道反应，偶有心脏毒性。

## 门冬酰胺酶

门冬酰胺酶（asparaginase）主要用于急性淋巴细胞白血病，缓解率较高，但不持久。常见的不良反应有胃肠道反应，偶见变态反应，应做皮试。

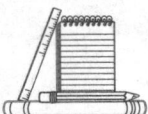

### 紫杉醇

紫杉醇（paclitaxel）是从短叶紫杉或我国红豆杉的树皮中提取的有效成分。临床上主要对卵巢癌和乳腺癌有独特的疗效，对肺癌、大肠癌、淋巴瘤等有一定疗效。不良反应有骨髓抑制、神经毒性和变态反应等。

## 五、调节体内激素平衡的药物

### 糖皮质激素类

临床上常用的是泼尼松（prednisone）、泼尼松龙（prednisolone）等，能抑制淋巴组织，使淋巴细胞溶解。对急性淋巴细胞白血病及恶性淋巴瘤的疗效较好。对其他恶性肿瘤无效，且可能因抑制免疫功能而促进恶性肿瘤扩展。仅在恶性肿瘤引起发热不退、毒血症状明显时，可少量短期应用糖皮质激素并联合用药抗癌药及抗菌药来改善症状。

### 雌激素类

常用的是己烯雌酚（diethylstilbestrol），可抑制下丘脑及脑垂体，减少促间质细胞激素的分泌，从而抑制睾丸间质细胞分泌雄激素，也可以直接对抗雄激素。临床用于不能进行手术的乳腺癌、前列腺癌的治疗。

### 雄激素类

常用的有甲睾酮（methyltestosterone）、丙酸睾酮（testosteronepropionate）和氟甲睾酮（fluoxymesterone），可抑制促卵泡激素的分泌，导致雌激素分泌减少，也可以直接对抗雌激素。临床上对晚期乳腺癌、尤其是骨转移者效果佳。

### 他莫昔芬（tamoxifen）

他莫昔芬（tamoxifen）为人工合成抗雌激素药，是雌激素受体的部分激动药，具有雌激素样作用，但强度仅为雌二醇的 1/2；也有抗雌激素的作用，从而抑制雌激素依赖性肿瘤细胞生长。主要用于治疗晚期乳腺癌，雌激素受体阳性患者疗效较好。

# 任务三 抗恶性肿瘤药的联合应用原则

为了提高疗效、降低毒性及延缓耐药性的产生，临床上常根据抗恶性肿瘤药的作用机制和肿瘤的增殖动力学，合理设计联合化学治疗方案。联合用药有先后使用的序贯法，也有同时应用的联合疗法。一般原则如下：

## 一、根据细胞动力学规律用药

**1. 交替应用周期非特异性和周期特异性药物** 增长缓慢的实体瘤 $G_0$ 期细胞较多，一般先用周期非特异性药物，杀灭增殖期及部分 $G_0$ 期细胞，使瘤体缩小而驱动 $G_0$ 期细胞进入增殖周期，再用周期特异性药物将肿瘤细胞杀灭。对增长较快的肿瘤，如急性白血病，则先用细胞周期特异性药物杀灭 S 期和 M 期的肿瘤细胞，然后再用周期非特异性药物杀灭其他各期细胞。

**2. 联合应用作用于不同时相的药物** 先用细胞周期特异性药物，将肿瘤细胞阻滞于某一时相（如 $G_1$ 期），待药物作用消失后，肿瘤细胞即同步进入下一时相，再应用作用于后一时相的药物。

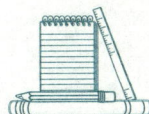

## 二、根据抗恶性肿瘤药的作用机制用药

针对肿瘤的发病机制，联合应用作用于不同生化环节的抗肿瘤药，可以分别杀灭各期细胞，提高疗效。如甲氨蝶呤和巯嘌呤的联合用药。

## 三、根据药物的毒性用药

大多数抗恶性肿瘤药均有骨髓抑制作用，而泼尼松、长春新碱、博来霉素无明显抑制作用，联合用药可以提高疗效、降低毒性，并且要注意减少药物相同毒性的重叠。

## 四、根据抗瘤谱用药

胃肠道癌宜用氟尿嘧啶、塞替派、环磷酰胺、丝裂霉素、羟基脲等；鳞癌宜用博来霉素、甲氨蝶呤等；肉瘤可用环磷酰胺、顺铂、阿霉素等。

## 五、给药方法

常采用机体能耐受的最大剂量，特别是对病期较早、健康状况较好的肿瘤患者应用环磷酰胺、阿霉素、甲氨蝶呤等，大剂量一次用药往往比小剂量连续用药的效果好。因为前者杀灭瘤细胞数更多，而且大剂量用药后的间歇期也有利于造血系统、消化道等组织的修复，有利于提高机体的抗病能力及减少耐药性。

扫一扫，查阅
复习思考题
答案

### 复习思考题

1. 抗恶性肿瘤药按作用机制可分为哪些类别？每类各列举 1 ～ 2 个代表药物。
2. 简要谈谈抗恶性肿瘤药的联合应用原则。

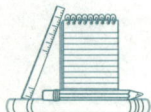

# 模块八　影响自体活性物质的药物和影响免疫功能的药物

## 项目四十三　拟组胺药和抗组胺药

扫一扫，查阅本项目数字资源

【学习目标】

掌握：组胺受体拮抗药的分类及代表药；$H_1$ 组胺受体拮抗药的药理作用、临床应用及不良反应。

了解：组胺受体在体内的分布及其效应。

### 案例导入

患者，女，39 岁，自诉每到秋季就出现频繁打喷嚏、流鼻涕、鼻塞、眼睛瘙痒等症状，已经持续三年。入秋以来，患者的过敏症状逐渐加重。起初是偶尔打喷嚏，随后发展为连续打喷嚏，每天可达数十次。流鼻涕呈清水样，量多，鼻塞严重时影响呼吸。

诊断：秋季过敏性鼻炎。

请思考：

1. 是否可以用氯雷他定片口服治疗？

2. 请对患者介绍一下这类药物的不良反应及禁忌证？

### 任务一　拟组胺药

组胺（histamine）是广泛存在于人体各组织中的自体活性物质。外周组胺以肥大细胞、酸碱性粒细胞、皮肤、胃肠和肺组织中含量较多，而中枢神经系统组胺则由特定的神经细胞合成。天然组胺以无活性形式（结合型）存在，在组织损伤、炎症、神经刺激、某些药物或一些抗原-抗体反应条件下，以活性形式（游离型）释放，与靶细胞上组胺受体（$H_1$、$H_2$、$H_3$ 和 $H_4$）结合，产生广泛的生物效应。组胺在生理功能调节、炎症和变态反应等病理过程中均有着重要作用，是体内非常重要的自体活性物质。

$H_1$ 组胺受体，分布广，以皮肤、结缔组织、肠黏膜及肺中的含量最高。可使支气管、胃

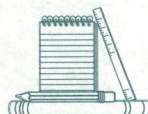

肠、子宫平滑肌收缩；皮肤毛细血管通透性增加和部分血管扩张；心房、房室结收缩增强、传导减慢。

$H_2$ 组胺受体，可刺激胃腺分泌大量胃酸。同时，$H_2$ 组胺受体的兴奋还可引起唾液、泪液、肠液和支气管腺体等分泌增加，但作用较弱。另外，使血管扩张；心室、窦房结收缩增强、心率加快。

$H_3$ 组胺受体，是一种新型组胺受体，广泛分布于中枢和外周神经末梢，调节中枢和外周器官的活动。$H_3$ 组胺受体与阿尔茨海默病、注意力缺陷多动症、帕金森病等神经行为失调有关。$H_3$ 组胺受体拮抗药，目前正在进行临床试验。

$H_4$ 组胺受体，是新发现的组胺受体，可能是一种重要的炎症性受体，参与粒细胞的分化、肥大细胞和嗜酸性粒细胞的趋化等。

组胺本身无治疗用途，主要用于鉴别胃癌和恶性贫血患者是否发生真性胃酸缺乏症。晨起空腹皮下注射磷酸组胺，若无胃酸分泌，即为真性胃酸缺乏症。目前临床多用五肽促胃酸激素代替，组胺已少用。

倍他司汀（betahistine）是组胺 $H_1$ 组胺受体激动药，具有扩张血管作用，可促进脑干和迷路的血液循环，纠正内耳血管痉挛，减轻膜迷路积水。临床上用于：①内耳眩晕病，能减除眩晕、耳鸣、恶心及头痛等症状，近期治愈率较高。②多种原因引起的头痛。③慢性缺血性脑血管病。不良反应较少，偶有恶心、头晕等症状。溃疡病患者慎用，支气管哮喘患者禁用。

英普咪定（impromidine）为选择性 $H_2$ 组胺受体激动药，能刺激胃酸分泌，用于胃功能检查。还可增强心室收缩功能，试用于心力衰竭的治疗。

# 任务二　抗组胺药

组胺本身无治疗作用，但其拮抗药却被广泛应用于临床，目前常用的有 $H_1$ 组胺受体拮抗药和 $H_2$ 组胺受体拮抗药。

## 一、$H_1$ 组胺受体拮抗药

分为第一代和第二代药物，第一代药物如苯海拉明（diphenhydramine，苯那君）、异丙嗪（promethazine）、氯苯那敏（chlorpheniramine）、曲吡那敏（tripelennamine）、赛庚啶（cyproheptadine）等，具有选择性低、脂溶性高、能通过血脑屏障、部分药物有抗胆碱作用、半衰期短、价格廉等特点；第二代药物如阿司咪唑（astemizole）、特非那定（terfenadine）、氯雷他定（loratadine）、西替利嗪（Cetirizine）、左卡巴斯汀（levocabastine）等，具有选择性高、脂溶性低、不能通过血脑屏障、无明显抗胆碱作用、半衰期长、较安全等特点。（表 43-1）。

【药理作用】

**1. 拮抗外周 $H_1$ 组胺受体作用**　通过拮抗 $H_1$ 组胺受体，对抗组胺所致的毛细血管扩张、通透性增加、渗出增多；并能对抗支气管、胃肠道等平滑肌的痉挛性收缩，故能缓解或消除部分变态反应症状。

**2. 中枢作用**　第一代 $H_1$ 组胺受体拮抗药易透过血脑屏障，对中枢产生不同程度的抑制，具有镇静、嗜睡作用，以苯海拉明、异丙嗪作用最强；第二代 $H_1$ 组胺受体拮抗药难于通过血脑屏障，几乎无中枢神经系统抑制作用，不引起嗜睡。

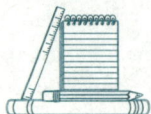

**3. 抗胆碱作用** 苯海拉明、异丙嗪具有明显的中枢抗胆碱作用，能防晕、止吐，同时，在外周还呈现出阿托品样作用。

【临床应用】

**1. 治疗皮肤黏膜变态反应性疾病** 对皮肤黏膜的变态反应性疾病如荨麻疹、过敏性鼻炎、血管神经性水肿、花粉症、昆虫叮咬所致的皮肤瘙痒和水肿等效果好；对药疹、接触性皮炎、血清病有一定疗效；但对支气管哮喘和过敏性休克几乎无效。

**2. 止吐** 用于晕动病、放射病及妊娠等引起的呕吐。

**3. 治疗失眠症** 第一代 $H_1$ 组胺受体拮抗药如异丙嗪、苯海拉明等可用于治疗失眠症，尤其适用于过敏性疾病引起的焦虑性失眠患者。

表 43-1 常用 $H_1$ 组胺受体拮抗药

| 药物 | $H_1$ 组胺受体拮抗 | 镇静、嗜睡 | 防晕、止吐 | 抗胆碱 | 适应证 |
|------|------|------|------|------|------|
| 第一代 | ++ | +++ | ++ | +++ | 皮肤黏膜过敏、失眠、晕动病 |
| 苯海拉明 | +++ | +++ | ++ | +++ | 皮肤黏膜过敏、失眠、晕动病 |
| 异丙嗪 | +++ | + | - | ++ | 皮肤黏膜过敏、失眠 |
| 氯苯那敏 | ++ | ++ | - | - | 皮肤黏膜过敏、失眠 |
| 曲吡那敏 | +++ | + | + | ++ | 皮肤黏膜过敏 |
| 赛庚啶 | +++ | + | + | ++ | 皮肤黏膜过敏 |
| 第二代 | +++ | - | - | - | 皮肤黏膜过敏 |
| 特非那定 | +++ | - | - | - | 皮肤黏膜过敏 |
| 氯雷他定 | +++ | - | - | - | 皮肤黏膜过敏 |
| 西替利嗪 | +++ | - | - | - | 皮肤黏膜过敏 |
| 左卡巴斯汀 | +++ | - | - | - | 皮肤黏膜过敏 |

注：-、+、++、+++分别表示作用无、弱、较强、强

【不良反应】

**1. 中枢神经系统反应** 第一代 $H_1$ 组胺受体拮抗药可致头晕、嗜睡、乏力等症状，少数人（尤其是儿童）可出现失眠、烦躁不安等中枢兴奋症状。

**2. 胃肠反应** 可见口干、厌食、恶心、呕吐、腹泻或便秘等。

**3. 其他** 偶见皮肤过敏、粒细胞减少、血小板减少和溶血性贫血等。特非那定、阿司咪唑过量使用可引起心律失常。

青光眼、前列腺肥大、幽门梗阻者禁用，儿童、孕妇、哺乳期妇女慎用。

---

**知识链接**

**第二代抗组胺药的心脏毒性**

第二代抗组胺药可引起不同类型的心律失常，严重者可致心性猝死，尤其以特非那定、阿司咪唑报道最多。目前，美国食品与药品监督管理局（FDA）将特非那定、阿司咪唑划为 C 类用药（较不安全类）。使用时应注意：①须在医师指导下使用，不可滥用或过量使用；②有心脏病者避免使用；③电解质紊乱者（如低钾血症、低钙血症、低镁血症等）避免使用；④避免与大环内酯类抗生素（如红霉素、阿奇霉素等）、唑类抗真菌药（如酮康唑、伊曲康唑、氟康唑等）、抗心律失常药（如奎尼丁、氟卡尼等）、钙拮抗药（如普尼拉明）、镇静催眠药（如水合氯醛）等联合用药。

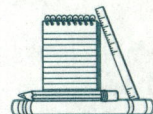

## 二、H₂组胺受体拮抗药

H₂组胺受体拮抗药可选择性拮抗胃壁细胞上的 H₂组胺受体，抑制胃酸分泌，用于消化性溃疡的治疗，常用药物有西咪替丁（cimetidine）、雷尼替丁（ranitidine）、法莫替丁（famotidine）、尼扎替丁（nizatidine）、罗沙替丁（roxatidine）等（详见项目二十六）。

### 复习思考题

H₁组胺受体拮抗药有哪些临床应用、不良反应？

# 项目四十四　影响免疫功能的药物

【学习目标】

熟悉：免疫抑制药环孢素和免疫调节药左旋咪唑的药理作用和临床应用。

了解：影响免疫功能药物的分类及作用特点。

### 案例导入

患者，女，48岁，患急性淋巴细胞性白血病，进行了骨髓移植手术，为避免术后排斥反应，手术前 3 天应用环孢素，术后出现血清尿素氮升高，肌酐升高。

请思考：

1. 该患者出现术后异常的原因是什么？
2. 应用环孢素时的注意事项有哪些？

免疫系统的主要生理功能是识别、破坏和清除异物，维持机体内环境稳定，包括参与免疫反应的各种细胞、组织和器官。免疫系统在抗原刺激下发生免疫应答反应，分为感应期、增殖分化期和效应期。正常免疫功能对机体防御反应、自我稳定及免疫监视必不可少。免疫功能异常时，可出现免疫病理反应，如变态反应、自身免疫性疾病、免疫缺陷病和免疫增殖病等，严重可致死亡。

影响免疫功能的药物有两类：免疫抑制药可抑制免疫活性过强者的免疫反应；免疫调节药能增强免疫功能低下者的免疫功能。

## 任务一　免疫抑制药

免疫抑制药临床上主要用于器官移植的排斥反应和自身免疫性疾病。大多数免疫抑制药主要作用于免疫反应的感应期，抑制淋巴细胞增殖，少数作用于免疫反应的效应期。药物有环孢素（ciclosporin）、他克莫司（tacrolimus）、糖皮质激素、硫唑嘌呤等。

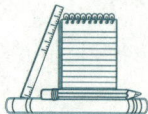

## 环孢素

【体内过程】口服吸收慢而不完全，服后 3～4h 血浆浓度达峰值，也可静脉注射给药。其 $t_{1/2}$ 约 24h，主要在肝脏代谢，自胆汁排出，有明显的肝肠循环。

【药理作用】可选择性抑制 T 细胞活化；抑制 T 细胞介导的细胞免疫作用；可部分抑制 T 细胞依赖的 B 细胞反应；还可间接通过干扰素的产生而影响 NK 细胞的活性。

【临床应用】主要用于防治器官移植时的排斥反应，用于肾、肝、胰、心、肺、皮肤、角膜及骨髓移植等。适用于其他药物无效的难治性自身免疫性疾病，如类风湿性关节炎、系统性红斑狼疮、银屑病、皮肌炎等。

【不良反应】发生率较高，其严重程度和持续时间与剂量、血药浓度相关，多为可逆性。最常见不良反应为肾毒性，用药期间应定期检查肾功能，若出现血清肌酐与尿素氮水平呈剂量依赖性升高，及时停药可恢复，也可用甘露醇预防。其次是肝毒性，用药早期可出现一过性肝损害。此外还有变态反应、食欲减退、嗜睡、多毛症、震颤、齿龈增生等。

---

**知识链接**

### 器官移植

　　器官移植是将健康的器官移植到自体或另一个人体内使之迅速恢复功能的手术，目的是代偿受者相应器官因致命性疾病而丧失的功能。广义的器官移植包括细胞移植和组织移植。若献出器官的供者和接受器官的受者是同一个人，则这种移植称自体移植；供者与受者虽非同一人，但供受者有着完全相同的遗传素质，这种移植叫作同质移植。人与人之间的移植称为同种（异体）移植；不同种的动物间的移植，属于异种移植。

---

## 他克莫司

他克莫司是强效免疫抑制药，可口服或静脉注射给药。用于器官移植，在减少急性排斥反应方面比环孢素更具有优越性。对自身免疫性疾病也有一定的疗效。主要的不良反应有神经毒性和肾毒性，大剂量时还对生殖系统产生毒性，也可引起高脂血症。

## 糖皮质激素

常用的有泼尼松（prednisone）、泼尼松龙（prednisolone）、地塞米松（dexamethasone）等。它们作用于免疫反应的各个时期，对免疫反应的许多环节均有影响。临床上用于器官移植的排斥反应、自身免疫性疾病、变态反应性疾病及肿瘤治疗等。

## 抗代谢药类

常用的抗代谢类药有硫唑嘌呤（azathioprine）、甲氨蝶呤（methotrexate）和巯嘌呤（mercaptopurine）。药物抑制 DNA、RNA 和蛋白质合成而抑制 T、B 两类细胞及 NK 细胞。硫唑嘌呤的毒性较小，故最常用。本类药物对 T 细胞的抑制较明显，能抑制细胞免疫和体液免疫反应。临床上用于肾移植的排斥反应和自身免疫性疾病如类风湿关节炎和系统性红斑狼疮等。最主要的不良反应是骨髓抑制，此外还有胃肠道反应、肝功能损害、皮疹等。

## 烷化剂

环磷酰胺（cyclophosphamide）、白消安（busulfan）、塞替派（thiotepa）等均为烷化剂。环磷酰胺最为常用，其选择性地抑制 B 淋巴细胞，降低 NK 细胞的活性。临床上用于防止排斥反应、移植物抗宿主反应和糖皮质激素不能长期缓解的多种自身免疫性疾病。

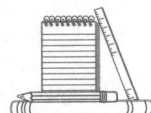

### 单克隆抗体

单克隆抗体常用的有巴利昔单抗（basiliximab）和达克珠单抗（daclizumab）。可用于治疗肾移植后的急性排斥反应和预防同种骨髓移植时并发的移植物抗宿主效应。不良反应有寒战、发热、呕吐和呼吸困难等。可静脉注射给药，偶可引起严重的变态反应。

### 抗淋巴细胞球蛋白

抗淋巴细胞球蛋白可以选择性地与 T 淋巴细胞结合，在血清补体的共同作用下，使外周血淋巴细胞裂解。可用于器官移植的排斥反应，临床上还可用于白血病、多发性硬化症、重症肌无力、系统性红斑狼疮等疾病。常见的不良反应有寒战、发热、血小板减少、关节疼痛和血栓性静脉炎等。注射前需做皮试。

---

**知识链接**

#### 排斥反应的几种类型和特点

器官移植时的排斥反应是接受移植器官的患者体内免疫系统对移植器官的自然反应，因为免疫系统将其识别为外来组织并试图清除。排斥反应的主要类型：超急性排斥反应、急性排斥反应、慢性排斥反应、血管排斥反应、细胞介导的排斥反应、抗体介导的排斥反应、同种异体反应等。

排斥反应是器官移植后患者需要长期管理的主要问题之一。通过免疫抑制治疗和密切监测，许多患者能够控制排斥反应，保持移植器官的功能。然而，长期的免疫抑制治疗也可能带来感染和恶性肿瘤等风险，因此需要在医生的指导下仔细平衡治疗方案。

---

# 任务二　免疫调节药

免疫调节药是提高机体免疫功能，纠正免疫功能低下的药物。如卡介苗、胸腺肽、干扰素等。主要用于治疗免疫缺陷疾病、慢性感染和作为肿瘤的辅助治疗药物。

### 卡介苗

卡介苗（bacillus Calmette–Guérin vaccine）为非特异性免疫调节药，是牛型结核分枝杆菌的减毒活菌苗。具有免疫佐剂作用，即增强与其联合用药的各种抗原的免疫原性。能增强巨噬细胞的吞噬功能。可阻止自发、诱发或移植肿瘤的生长，致部分肿瘤消退。主要用于预防结核病、肿瘤的复发和作为肿瘤的辅助治疗药物。

### 干扰素

干扰素（interferon）具有高度的种属特异性，故动物的干扰素对人无效，现已采用 DNA 重组技术生产重组人干扰素。干扰素具有抗病毒、调节免疫及抗肿瘤作用。对感冒、乙型肝炎、带状疱疹和腺病毒性角膜炎等感染有预防作用。亦适用于肿瘤的治疗，对成骨肉瘤的疗效较好。不良反应主要有发热、流感样症状和神经系统症状等。

### 人白细胞介素 –2

人白细胞介素 –2（human interleukin–2，人白介素 –2）主要用于治疗黑色素瘤、肾细胞癌、霍奇金病等，可控制肿瘤发展。不良反应主要有寒战、发热、胃肠道反应、神经系统症状、皮肤弥漫性红斑等。

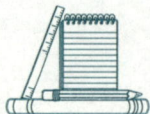

## 左旋咪唑

左旋咪唑（levamisole）是一种口服有效的免疫调节药，也是广谱驱虫药。它能促进抗体生成，故有免疫增强作用，但是对于免疫功能正常的人和动物的抗体生成无影响。主要用于免疫功能低下者，恢复免疫功能后，可增强机体的抗病能力。多种自身免疫性疾病，如类风湿关节炎用药后可得到改善。不良反应主要有恶心、呕吐、腹痛、头晕等，少数有发热、乏力等，偶见肝功能异常、白细胞及血小板减少等。

## 转移因子

转移因子（transfer factor）主要用于先天性或获得性细胞免疫缺陷病的替代治疗，还可用于病毒和真菌感染及恶性肿瘤的辅助治疗等。不良反应少，注射局部有酸胀的痛感，少数出现皮疹、短暂发热等。

## 胸腺肽

胸腺肽（thymopetidum）主要成分为胸腺 $\alpha_1$ 及其它小分子多肽，用于各种原发性或继发性 T 细胞缺陷病、某些自身免疫性疾病、各种细胞免疫功能低下的疾病及肿瘤的辅助治疗。除少数变态反应外，一般无严重不良反应。

### 复习思考题

1. 环孢素的主要不良反应有哪些？
2. 请分别列举 2～3 种免疫抑制药和调节药。

扫一扫，查阅
复习思考题
答案

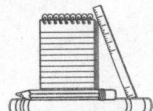

# 附录　处方、医嘱中常用的外文缩写与中文对照表

| 外文缩写词 | 中文 | 外文缩写词 | 中文 | 外文缩写词 | 中文 |
|---|---|---|---|---|---|
| amp. | 安瓿剂 | q.d. | 每日 1 次 | i.m. | 肌内注射 |
| caps. | 胶囊剂 | b.i.d. | 每日 2 次 | i.v. | 静脉注射 |
| syr. | 糖浆剂 | t.i.d. | 每日 3 次 | i.v.gtt. | 静脉滴注 |
| tab. | 片剂 | q.i.d. | 每日 4 次 | p.o. | 口服 |
| ung. | 软膏剂 | q. h. | 每小时 1 次 | i.h. | 皮下注射 |
| inj. | 注射剂 | q.4h. | 每 4 小时 1 次 | i.d. | 皮内注射 |
| pil. | 丸剂 | q.n. | 每晚 | i.p. | 腹腔注射 |
| gtt. | 滴、滴剂 | q.m. | 每晨 | p.r. | 灌肠 |
| mist. | 合剂 | hs. | 临睡时 | p.t.c | 皮试后 |
| oint. | 油膏 | s.o.s./ p.r.n. | 必要时 | g | 克 |
| aq. | 水，水剂 | Stat（st.）! | 立即 | mg | 毫克 |
| dil. | 稀释（的） | cito ! | 急速地 | mL | 毫升 |
| liq. | 液，溶液 | Co. | 复方（合）的 | μg | 微克 |
| sol. | 溶液 | sig. 或 s. | 用法 | ss. | 一半 |
| supp. | 栓剂 | a | 各、各个 | q.s. | 适量 |
| lot. | 洗剂 | add. | 加至 | c.c. | 立方厘米 |
| O.D. | 右眼 | a.m. | 上午，午前 | I.U. | 国际单位 |
| O.S. | 左眼 | p.m. | 下午 | U. | 单位 |
| O.L. | 左眼 | a.c. | 饭前 | ad us. ext | 外用 |
| O.U. | 双眼 | p.c. | 饭后 | ad us. int | 内服 |

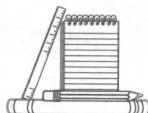

# 参考书目

［1］国家药典委员会. 中华人民共和国药典（2020 年版）［M］. 北京：中国医药科技出版社，2020.

［2］姜国贤，曹红. 药理学［M］. 第 2 版. 北京：中国中医药出版社，2018.

［3］杨宝峰，陈建国. 药理学［M］. 第 10 版. 北京：人民卫生出版社，2024.

［4］孙建宁. 药理学［M］. 第 4 版. 北京：中国中医药出版社，2016.

［5］葛均波，徐永健，王辰. 内科学［M］. 第 9 版. 北京：人民卫生出版社，2018.

［6］刘克辛. 药理学［M］. 第 2 版. 北京：人民卫生出版社，2018.

［7］张硕峰，方晓艳. 药理学［M］. 北京：中国中医药出版社，2021.

［8］李俊. 临床药理学［M］. 第 6 版. 北京：人民卫生出版社，2018.

［9］杨宝峰，陈建国. 药理学［M］. 第 3 版. 北京：人民卫生出版社，2018.

［10］杨俊卿，陈立. 药理学［M］. 第 5 版. 北京：人民卫生出版社，2022.

［11］吴基良，姚继红. 药理学（案例版）［M］. 第 3 版. 北京：科学出版社，2015.

［12］王开贞，李卫平. 药理学［M］. 第 8 版. 北京：人民卫生出版社，2019.

［13］李全斌. 护理药理学［M］. 北京：人民卫生出版社，2022.

［14］朱依淳，殷明. 药理学［M］. 第 9 版. 北京：人民卫生出版社，2015.

［15］《抗菌药物临床应用指导原则》修订工作组编. 抗菌药物临床应用指导原则（2015 年版）［M］. 北京：人民卫生出版社，2015.

［16］刘金义，李融. 药理学［M］. 第 2 版. 长沙：中南大学出版社，2019.

［17］刘敏，高春艳. 药理学［M］. 西安：西安交通大学出版社，2020.

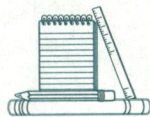

全国中医药行业职业教育"十四五"规划教材

# 教材目录

注：凡标☆者为"十四五"职业教育国家规划教材。

| 序号 | 书 名 | 主 编 | | 主编所在单位 | |
|------|------|------|------|------|------|
| 1 | 医古文 | 刘庆林 | 江 琼 | 湖南中医药高等专科学校 | 江西中医药高等专科学校 |
| 2 | 中医药历史文化基础 | 金 虹 | | 四川中医药高等专科学校 | |
| 3 | 医学心理学 | 范国正 | | 娄底职业技术学院 | |
| 4 | 中医适宜技术 | 肖跃红 | | 南阳医学高等专科学校 | |
| 5 | 中医基础理论 | 陈建章 | 王敏勇 | 江西中医药高等专科学校 | 邢台医学院 |
| 6 | 中医诊断学 | 王农银 | 徐宜兵 | 遵义医药高等专科学校 | 江西中医药高等专科学校 |
| 7 | 中药学 | 李春巧 | 林海燕 | 山东中医药高等专科学校 | 滨州医学院 |
| 8 | 方剂学 | 姬水英 | 张 尹 | 渭南职业技术学院 | 保山中医药高等专科学校 |
| 9 | 中医经典选读 | 许 海 | 姜 侠 | 毕节医学高等专科学校 | 滨州医学院 |
| 10 | 卫生法规 | 张琳琳 | 吕 慕 | 山东中医药高等专科学校 | 山东医学高等专科学校 |
| 11 | 人体解剖学 | 杨 岚 | 赵 永 | 成都中医药大学 | 毕节医学高等专科学校 |
| 12 | 生理学 | 李开明 | 李新爱 | 保山中医药高等专科学校 | 济南护理职业学院 |
| 13 | 病理学 | 鲜于丽 | 李小山 | 湖北中医药高等专科学校 | 重庆三峡医药高等专科学校 |
| 14 | 药理学 | 李全斌 | 卫 昊 | 湖北中医药高等专科学校 | 陕西中医药大学 |
| 15 | 诊断学基础 | 杨 峥 | 姜旭光 | 保山中医药高等专科学校 | 山东中医药高等专科学校 |
| 16 | 中医内科学 | 王 飞 | 刘 菁 | 成都中医药大学 | 山东中医药高等专科学校 |
| 17 | 西医内科学 | 张新鹃 | 施德泉 | 山东中医药高等专科学校 | 江西中医药高等专科学校 |
| 18 | 中医外科学☆ | 谭 工 | 徐迎涛 | 重庆三峡医药高等专科学校 | 山东中医药高等专科学校 |
| 19 | 中医妇科学 | 周惠芳 | | 南京中医药大学 | |
| 20 | 中医儿科学 | 孟陆亮 | 李 昌 | 渭南职业技术学院 | 南阳医学高等专科学校 |
| 21 | 西医外科学 | 王龙梅 | 熊 炜 | 山东中医药高等专科学校 | 湖南中医药高等专科学校 |
| 22 | 针灸学☆ | 甄德江 | 张海峡 | 邢台医学院 | 渭南职业技术学院 |
| 23 | 推拿学☆ | 涂国卿 | 张建忠 | 江西中医药高等专科学校 | 重庆三峡医药高等专科学校 |
| 24 | 预防医学☆ | 杨柳清 | 唐亚丽 | 重庆三峡医药高等专科学校 | 广东江门中医药职业学院 |
| 25 | 经络与腧穴 | 苏绪林 | | 重庆三峡医药高等专科学校 | |
| 26 | 刺法与灸法 | 王允娜 | 景 政 | 甘肃卫生职业学院 | 山东中医药高等专科学校 |
| 27 | 针灸治疗☆ | 王德敬 | 胡 蓉 | 山东中医药高等专科学校 | 湖南中医药高等专科学校 |
| 28 | 推拿手法 | 张光宇 | 吴 涛 | 重庆三峡医药高等专科学校 | 河南推拿职业学院 |
| 29 | 推拿治疗 | 唐宏亮 | 汤群珍 | 广西中医药大学 | 江西中医药高等专科学校 |

| 序号 | 书 名 | 主 编 | | 主编所在单位 | |
|---|---|---|---|---|---|
| 30 | 小儿推拿 | 吕美珍 | 张晓哲 | 山东中医药高等专科学校 | 邢台医学院 |
| 31 | 中医学基础 | 李勇华 | 杨 频 | 重庆三峡医药高等专科学校 | 甘肃卫生职业学院 |
| 32 | 方剂与中成药☆ | 王晓戎 | 张 彪 | 安徽中医药高等专科学校 | 遵义医药高等专科学校 |
| 33 | 无机化学 | 叶国华 | | 山东中医药高等专科学校 | |
| 34 | 中药化学技术 | 方应权 | 赵 斌 | 重庆三峡医药高等专科学校 | 广东江门中医药职业学院 |
| 35 | 药用植物学☆ | 汪荣斌 | | 安徽中医药高等专科学校 | |
| 36 | 中药炮制技术☆ | 张昌文 | 丁海军 | 湖北中医药高等专科学校 | 甘肃卫生职业学院 |
| 37 | 中药鉴定技术☆ | 沈 力 | 李 明 | 重庆三峡医药高等专科学校 | 济南护理职业学院 |
| 38 | 中药制剂技术 | 吴 杰 | 刘玉玲 | 南阳医学高等专科学校 | 娄底职业技术学院 |
| 39 | 中药调剂技术 | 赵宝林 | 杨守娟 | 安徽中医药高等专科学校 | 山东中医药高等专科学校 |
| 40 | 药事管理与法规 | 查道成 | 黄 娇 | 南阳医学高等专科学校 | 重庆三峡医药高等专科学校 |
| 41 | 临床医学概要 | 谭 芳 | 向 军 | 娄底职业技术学院 | 毕节医学高等专科学校 |
| 42 | 康复治疗基础 | 王 磊 | | 南京中医药大学 | |
| 43 | 康复评定技术 | 林成杰 | 岳 亮 | 山东中医药高等专科学校 | 娄底职业技术学院 |
| 44 | 康复心理 | 彭咏梅 | | 湖南中医药高等专科学校 | |
| 45 | 社区康复 | 陈丽娟 | | 黑龙江中医药大学佳木斯学院 | |
| 46 | 中医养生康复技术 | 廖海清 | 艾 瑛 | 成都中医药大学附属医院针灸学校 | 江西中医药高等专科学校 |
| 47 | 药物应用护理 | 马瑜红 | | 南阳医学高等专科学校 | |
| 48 | 中医护理 | 米健国 | | 广东江门中医药职业学院 | |
| 49 | 康复护理 | 李为华 | 王 建 | 重庆三峡医药高等专科学校 | 山东中医药高等专科学校 |
| 50 | 传染病护理☆ | 汪芝碧 | 杨蓓蓓 | 重庆三峡医药高等专科学校 | 山东中医药高等专科学校 |
| 51 | 急危重症护理☆ | 邓 辉 | | 重庆三峡医药高等专科学校 | |
| 52 | 护理伦理学☆ | 孙 萍 | 张宝石 | 重庆三峡医药高等专科学校 | 黔南民族医学高等专科学校 |
| 53 | 运动保健技术 | 潘华山 | | 广东潮州卫生健康职业学院 | |
| 54 | 中医骨病 | 王卫国 | | 山东中医药大学 | |
| 55 | 中医骨伤康复技术 | 王 轩 | | 山西卫生健康职业学院 | |
| 56 | 中医学基础 | 秦生发 | | 广西中医学校 | |
| 57 | 中药学☆ | 杨 静 | | 成都中医药大学附属医院针灸学校 | |
| 58 | 推拿学☆ | 张美林 | | 成都中医药大学附属医院针灸学校 | |